Real Food for Pregnancy

孕产营养

〔美〕莉莉·尼科尔斯◎著　　周　雯◎译

U0217470

北京科学技术出版社

读者须知

营养学与医学是随着我们科研成果与经验的积累不断发展的。本书中所有的建议都由作者审慎提出。虽然如此，读者仍应根据自身情况和医生的建议来选择适合自己的饮食和治疗方案。

因本书相关内容造成的直接或间接不良影响，出版社和作者概不负责。

著作权合同登记号　图字：01-2022-1762

图书在版编目（CIP）数据

孕产营养 /（美）莉莉·尼科尔斯著；周雯译 . — 北京：北京科学技术出版社，2023.6
书名原文：Real Food for Pregnancy
ISBN 978-7-5714-2872-3

Ⅰ . ①孕… Ⅱ . ①莉… ②周… Ⅲ . ①孕妇 – 营养卫生 – 基本知识②产妇 – 营养卫生 – 基本知识 Ⅳ . ① R153.1

中国国家版本馆 CIP 数据核字 (2023) 第 011170 号

策划编辑：袁艳艳	邮政编码：	100035
责任编辑：田　恬	电　　话：	0086-10-66135495（总编室）
文字编辑：吴佳慧		0086-10-66113227（发行部）
营销编辑：葛冬燕　潘　茜　张　宁	网　　址：	www.bkydw.cn
责任校对：贾　荣	印　　刷：	三河市华骏印务包装有限公司
图文制作：旅教文化	开　　本：	710 mm×1000 mm　1/16
责任印制：李　茗	字　　数：	392千字
出 版 人：曾庆宇	印　　张：	24.5
出版发行：北京科学技术出版社	版　　次：	2023年6月第1版
社　　址：北京西直门南大街16号	印　　次：	2023年6月第1次印刷

ISBN 978-7-5714-2872-3

定　　价：98.00元

　　每一所医学院和产科诊室都应该有一本这样的书。莉莉·尼科尔斯的第一本书《妊娠糖尿病营养》（*Real Food for Gestational Diabetes*）是我在西弗吉尼亚大学教书时的必备教材，它改变了我们学院许多人对营养的看法。这是她的第二本书。这本书包罗万象、旁征博引，内容比许多教科书的都更加深刻。如果准妈妈们都能好好遵循书中的建议，那么也许下一代的许多人就能免受肥胖症和糖尿病之苦。

马克·库库泽拉，医学博士，

美国家庭医生学会成员，

美国西弗吉尼亚大学医学院教授

　　终于有一本关于孕期营养的书看了不会无聊到让人打瞌睡了，它甚至可能让你口水直流！莉莉绝不是什么"孕期警察"，她把科学性和趣味性完美地融合在了一起。作为一名助产士，我会把这本书推荐给我认识的每一位准妈妈。

特蕾西·多尼根，轻孕公司创始人，助产士

　　每一位已经怀孕或正在备孕的女性都应该读一读这本书。我读过的所有孕期营养书中，没有一本的深度和广度能与之媲美。本书的与众不同之处在于，它清晰地阐述了挑战现代营养学的科学证据，并将传统研究引向新的方向。莉莉·尼科尔斯在书中精心引用了大量文献，因此本书不仅能让读者快速获得相关知识，还为那些希望深入挖掘的读者指明了方向。这本书可能会在营养学和医疗护理领域掀起变革。即使工作再忙碌，我也要把这本书推荐给我的病人。

阿米特·巴夫萨，医学博士，

美国专业协会认证妇产科医生

（执业范围不包括美国得克萨斯州奥斯汀）

莉莉·尼科尔斯创作的这本书是每一位对孕期营养感兴趣的女性或健康领域从业者的必读书。在我第一次怀孕的时候，我花了非常多的时间去搜索相关知识，而这些知识都被漂亮地呈现在本书中。莉莉挑战常规理念，提出了新颖、实用、循证的指导建议，这些建议对准妈妈和宝宝的健康极其重要。我希望这本书能促进现行的常规孕期营养指南的革新。

香农·韦斯顿，公共卫生硕士研究生，

注册营养师，持牌营养师，注册糖尿病教育者，

来自美国得克萨斯州休斯敦市

这本书完全取代了我此前使用的孕期营养教科书。书中给出的营养方案都是基于天然食物提出的，能满足每一位准妈妈的需求。

罗谢勒·安扎尔多，

美国加利福尼亚州贝克斯菲尔德市某产科门诊注册营养师

莉莉·尼科尔斯就是孕期营养领域的迈克尔·波伦[①]。这本书内容丰富、引人思考，更关注食物的营养质量而非热量。我曾与莉莉共事，她是一位令我信任的、尊重科学、尊重事实和应用的营养师，她所提出的观点常常让我耳目一新。

布里塔尼·莫恩，注册营养师，

来自美国得克萨斯州诺克斯维尔市

作为一名有 30 多年工作经验的助产士，读到莉莉的这本书，我感到非常

---

① 迈克尔·波伦，美国著名美食作家，其作品多次获得具有"美食界奥斯卡"之称的詹姆斯·比尔德奖。——译者注

开心。我们将常备这本书，并在孕早期课程中讲授其中的知识。我非常喜欢书中关于从食物中获取维生素和矿物质的观点。根据我的经验，太多人误以为孕期服用营养补充剂就能保证孩子健康了。

谢里尔·海特坎普，高级执业注册护士，注册助产士，

美国明尼苏达州明尼阿波利斯市杨柳助产中心主席

我最近刚刚怀孕（我曾不幸流产一次），这就是我一直在寻找的书。对我来说，这是一本需要花精力去仔细阅读的好书。它让长期素食的我直面自己的饮食习惯，我这才意识到我的饮食根本无法满足我孕期的需求。尽管阅读这本书使我的内心产生了激烈的冲突，但它仍赋予了我巨大的能量。阅读的过程中我记下了很多问题，但我发现这些问题的答案就在后续的章节中。莉莉提供了各种各样的方案，准妈妈完全可以立即着手改善自己的饮食。她不仅阐明了科学道理，还把它们转化为一系列可操作的方案，供准妈妈自行选择。

安娜·加耶夫斯基，公共卫生硕士研究生，研究助理，

来自尼加拉瓜马那瓜市

从对有关脂肪的常见错误观念的剖析，到对微量元素的重要性及其食物来源、孕期相关实验室检查的讲解，以及有关令人大开眼界的毒性物质的介绍，这本书涵盖了太多的内容。对特定食物的厌恶和渴望是每一位孕妇都会遇到的烦恼，我很喜欢莉莉对这部分内容的讨论，她在鼓励孕妇选择健康食物的同时，告诉她们偶尔偏离正轨也没有关系。这本书为孕妇提供了详细、积极的指导。每一家妇产科医院都需要一本这样的书。

凯蒂·米勒，注册营养师，

来自美国亚利桑那州吉尔伯特市

作为一名专攻妊娠和妊娠糖尿病的营养师，每当我需要循证的营养信息时，我就会翻阅这本书（以及莉莉的上一本书——《妊娠糖尿病营养》）。我也曾质疑过常规孕期营养指南，但苦于没有精力和时间进行深入探究。莉莉不仅完成了我（以及和我一样的你）想做的事情，而且成果非凡。本以为我在这

个领域工作了这么多年，对孕期营养的相关内容已经了解得很透彻了，但读完这本书依然让我明白自己还有许多需要学习的地方。这本书内容全面，我想把它推荐给所有医疗从业人员，以及身边的很多女性，无论她们是已经怀孕了，还是处于备孕阶段。我完全相信莉莉的专业能力，并有幸看到她在这本书中与我们分享了这么多的专业知识。我迫不及待想再次拜读这本书。

卡特里娜·约德，注册营养师，注册糖尿病教育者，
来自美国加利福尼亚州圣路易斯－奥比斯波市

尽管我已经读过的营养学著作数不胜数，这本书仍让我惊叹不已。我的病人都知道我行医从不采纳畅销书的建议，但莉莉·尼科尔斯的书和其他畅销书不一样，它们就像教科书一般。这可谓一本简单易读的营养百科全书，莉莉把科学与经验严丝合缝地结合在了一起。毫无疑问，孕期女性的营养需求剧增，这本书就深刻地指出了提高饮食营养密度在这一时期的重要性。

约翰·马德尼，医学博士，
来自美国蒙大拿州狄龙市

人们期待一本这样的好书已经很久了。作为一名助产士，我终于为孕妇找到了一本一站式饮食指南，这让我倍感欣慰。这本书对读者十分友好——条理清晰，信息丰富却又不会让人望而生畏。书中的信息既源于可靠的科学研究，也源于一位长期服务于孕妇和产后女性的专家的成功经验。莉莉·尼科尔斯让知识变得像常识那样易懂，大家学习相关知识自然将更加高效。本书非常适合希望了解如何通过补充营养预防并发症、顺利度过孕期的准妈妈和相关领域的专业人士阅读。

埃尔克·桑德斯，认证专业助产士，
来自美国阿拉斯加州安克雷奇市

强烈推荐这本书，我已经把它列入我所服务的准妈妈的"必读书目"。

戴安娜·罗杰斯，注册营养师，持牌营养师，营养治疗师，
《原始饮食家庭烹饪大全》（*The Homegrown Paleo Cookbook*）作者

你翻开的这本书蕴藏着巨大的能量。你在孕期获取营养的方式在很大程度上影响着孩子的健康状况，这一影响不限于他的婴儿期，甚至会辐射他的一生。你食用的食物、服用的营养补充剂、运动的情况、接触过的毒素、处理压力的方式，都会在孩子的 DNA 上留下直接且持久的印记，影响他之后的健康状况和患病风险。

莉莉和我生活在美国不同的地区。当我的一位朋友搬到我所在的地区居住的时候，儿科医生就认真地警告她住在这边儿童肥胖的概率会更大。这听起来似乎很极端，但是与日俱增的慢性疾病的发病率，尤其是儿童慢性疾病的发病率，证明这位医生所言非虚。

作为一名营养学教授，我主要教授的课程就是母婴营养。我希望通过讲解当前的科学研究成果和孕期膳食指南，引导学生认识到这一领域的复杂性。我深知自己责任重大，因为我的教学将影响未来的营养师的思维，而他们是最终帮助包括孕妇在内的许多人确定饮食方案的人。

公共卫生政策和最前沿的科学研究之间往往存在距离，有时甚至是巨大的鸿沟，而我希望我能为我的学生在两者间架起一座桥梁。当我了解到莉莉在妊娠糖尿病营养管理方面的建树后，我就把她的书《妊娠糖尿病营养》列入我课程的必读书目。这本书不仅让我的学生了解了妊娠糖尿病这种孕期疾病，更重要的是，它促使他们去辩证地看待常规孕期营养指南中那些沿用多年却从未被质疑的内容。

我非常信任莉莉，因为她的言论全部基于她的学术研究和临床工作。不仅如此，对相关的营养政策，她从不只看表面，总会全面且深入地进行探究。在本书中，她就通过分析前沿研究，向诸多有关妊娠期营养的传统理念发起了挑战。

为什么说这本书对你很重要呢？你如果看过一些有关妊娠期营养的读物，可能会发现人们在许多问题上持有不一致的观点，比如什么食物不该吃，蛋白质、脂肪、碳水化合物应该摄入多少，以及应该服用哪种补充剂。通过阅读莉莉在书中精妙的解释你会发现，这些观点的出发点是好的，但许多都已经过时了，或者缺乏科学依据。而在本书中，你将明确知道孕期应该吃什么及背后的原因，并且莉莉提出的每一条建议都有科学依据。此外，她还从传统饮食和不同文化的饮食中汲取了灵感，因此你还能了解孕期滋补性食物的历史渊源。

本书不仅讨论了孕期饮食，还涵盖了孕期运动、应对孕期不适（如恶心、便秘、妊娠高血压等）的方法、孕期需要做的实验室检查、避免毒素暴露的方法及原因，以及产后恢复相关的内容。许多具有争议性、急需讨论的话题，如妊娠糖尿病的筛查方法（包括口服葡萄糖耐量试验的替代方法）、低碳水化合物饮食及营养性生酮的安全性、饮食质量对母乳营养密度的影响、孕期能否摄入酒精等，本书都进行了深入的论述。

这本旁征博引的书很可能成为营养教育工作者、学生以及医疗从业者梦寐以求的资源。更重要的是，它的可读性和可操作性很强，因此它对孕期女性而言具有很大的参考价值。在你处于孕期这一迷人且神奇的生命阶段时，天然食物和健康的生活方式将为你提供支持，为你腹中的孩子从细胞到器官、系统再到全身的发育提供支持，最终帮助你孕育出健康的新生命。在包括我在内的许多人眼中，怀孕是一件非常神圣的事。

如果你之前对天然食物的概念不熟悉，那么书中有些知识你可能要花点儿时间才能消化和吸收。如果书中的某些操作，比如食用全脂乳制品（包括来自草饲牛的黄油）、吃包括蛋黄在内的全蛋、自制骨头汤对你来说很陌生，那么我建议你一个一个慢慢尝试。书中的饮食方案、食谱和有关正念饮食的建议都有助于你找到最佳感觉。莉莉所提供的饮食方案既能满足你的口腹之欲，又易于实施。

本书还考虑了女性孕期享用美食的需求。在避免毒素暴露的同时，你可以放心地享用许多曾被视为孕期禁忌的食物，比如鱼、溏心蛋（只要你注意食品安全即可）。在了解有关盐和脂肪的真相并采纳莉莉的建议后，你就可以在享用美食的同时避开孕期并发症（无论你是否相信）。最后，你将学会更轻松地对待饮食。你将不再需要严格控制食量、计算每日摄入的热量，只需练习正念饮食即可。换句话说，你可以不受限制地品尝美味，直到感到满足。莉莉帮助你在孕期养成的饮食习惯将使你、你的孩子和其他家人受益终身。

教育学硕士研究生、注册营养师　梅利莎·鲍威尔

美国田纳西大学查塔努加分校

2017 年 9 月

目　录

> "
> 母体营养对胎儿的生长发育至关重要。
>
> 美国得克萨斯农工大学　　伍国耀博士
>
> REAL FOOD FOR
> PREGNANCY "

大多数营养学流派和传统饮食文化都认同母亲孕期的营养状况会影响孩子的生长发育。即使你之前从未阅读过相关书籍，我相信你也会认同这个观点。

既然大家都认同这一点，那我为什么还要写一本关于孕期营养的书呢？这是因为除了就少数几种营养素达成共识之外，孕期营养领域的争议多而共识少。在深入研究常规孕期营养指南，并将它们与前沿的科学研究成果和传统文化中的先民饮食智慧进行对比后，我发现了许多差异，这些就是我写本书的原因。

在进一步阐述之前，我想先解释一下我在后文将经常提及的几个词。"常规孕期营养指南"指基于美国政府的营养政策提出的饮食建议。在这些饮食建议的基础上，声名狼藉的膳食金字塔诞生了。尽管现在膳食金字塔已经正式被食物餐盘取代，但几十年来的核心理念并未改变，即少吃肉、限制饱和脂肪摄入、多吃谷物。"先民饮食"或"传统饮食"指的是几百年甚至更久以前人们的饮食（现在可能还有一些与世隔绝的人采取这样的饮食方式）。这些古老的饮食方式存在于工业化开始之前和加工食品出现之前，因此其核心是食用从当地获得的、未经加工的天然食物。在本书中，先民饮食、传统饮食和天然食物饮食概念相同。

诚然，常规孕期营养指南和传统饮食法有一些共同点，比如它们都强调要吃新鲜的农产品，但它们也有许多不同点。常规孕期营养指南认为女性在孕期应该限制食用脂肪含量高的肉类、动物内脏、海产品（每周海产品的食用量应少于 340 g），它们建议孕妇尽量选择低脂乳制品，且尽量将碳水化合物的摄入保持在较高水平（碳水化合物来源的热量占每日饮食总热量的 45%～65%）以保证宝宝健康。

与之截然不同的是，在传统饮食文化中，人们会把动物"从头到尾"吃干净。他们非常珍视肥肉。即使是生活在内陆地区的人，也会不远千里地去捕获海产品。他们从不会去掉牛奶中的脂肪，饮食中的碳水化合物也从未达到当今如此高的水平，要知道，白面粉、白砂糖等富含精制碳水化合物的食物直到一两百年前才出现。常规孕期营养指南只强调要"保证所食用的一半的谷物是全谷物"。反过来看，它实际上认为饮食中一半的谷物是精制谷物是可以接受的。

所以哪一方才是对的呢？是常规孕期营养指南还是传统饮食法呢？在我仔细查阅大量文献之后，我的结论连我自己都感到吃惊和沮丧。我们的公共政策存在很大的问题。

简单来说，目前的研究发现，孕期饮食中常见的易缺乏营养素，如维生素 A、维生素 B_{12}、维生素 B_6、锌、铁、二十二碳六烯酸（DHA）、碘和胆碱，都可以在常规孕期营养指南要求你限制食用的食物中找到。而且，你所摄入的碳水化合物，尤其是精制碳水化合物越多，你饮食中的微量元素（维生素和矿物质）就越少，而你患妊娠并发症的风险也越大。

对此，有的人可能觉得无所谓，毕竟"这就是我们要吃孕期维生素的原因"。但我很遗憾地告诉你，大部分孕期维生素不仅营养素含量不足以满足你孕期的需求，甚至很多不含某些关键营养素（如碘和胆碱）。不仅如此，许多孕期维生素中含有的某些营养素的生物利用率都很低（比如许多孕期营养素中含有叶酸，而非 L-甲基叶酸[①]）。高品质的孕期维生素可以保证你的基本需求，但它绝不能替代营养丰富的天然食物。

[①] 叶酸只有被代谢为 L-甲基叶酸才能被人体利用。——译者注

尽管我一直对孕期营养相关的话题抱有兴趣，但直到目睹了营养状况欠佳对妊娠结局造成的影响，我才真正意识到了孕期营养充足的重要性。当时我除了从事临床工作之外，也参与了妊娠糖尿病相关的公共政策的制定，这激发了我对孕期营养的兴趣。高达 18% 的孕期女性被确诊患有妊娠糖尿病，如果控制不佳，这将对她们孩子的健康产生持续的影响。事实上，如果母亲患有妊娠糖尿病，那么孩子在 13 岁之前患 2 型糖尿病的风险是同龄人的 6 倍。[1] 2001 至 2009 年间，儿童 2 型糖尿病的发病率上升了 30%，且专家预计发病率仍会持续上升。[2] 这些惊人的数据警示着人们：母亲孕期的营养状况和血糖水平对孩子的健康多么重要。儿童肥胖和糖尿病大流行的发生不仅仅是因为他们缺乏体育锻炼、食物选择不佳，也与他们胚胎期母体的营养和代谢状况息息相关。

蕴含了先民智慧的天然食物饮食法和常规孕期营养指南之间的巨大差别，在我为妊娠糖尿病患者服务的过程中体现得淋漓尽致。我的工作使得我有机会将天然食物饮食法和常规孕期营养指南进行对比，从而确认它们对血糖和妊娠结局的影响。

对比的结果令所有人惊讶。通过推荐天然食物饮食法，我们帮助我们所服务的一半的孕妇停掉了胰岛素和其他降血糖药物。我们还听到了许多好消息：准妈妈们更健康了，不用挨饿，孕期体重也没有过度增加；她们先兆子痫的发病率大大降低了；她们孩子的血糖、体重都在正常范围内。天然食物饮食法对妊娠结局的影响让人惊叹。它之所以能够起效，不仅是因为碳水化合物含量低，更重要的是，相比常规孕期营养指南针对妊娠糖尿病患者提出的饮食建议，它所包含的各种营养素的含量均高出数倍以上。

在这些成果的激励下，我创作了我的第一本书《妊娠糖尿病营养》(*Real Food for Gestational Diabetes*)，希望能与更多的准妈妈、营养师和健康领域的其他从业者分享这些经验。短短几个月，这本书就成为市场上最受欢迎的妊娠糖尿病相关读物（销量持续居高，且一直保持到我写这本书的时候）。我常常收到许多曾经历或正在经历妊娠糖尿病的准妈妈的来信，与我分享我的天然食物饮食法是如何帮助她们平稳度过孕期、诞下健康的宝宝的。每每读到这样的故事，我都备受鼓舞。

在第一本书面世之后，就有许多人问我能不能再写一本针对所有孕期女性的营养书。见证了我的上一本书对妊娠糖尿病患者的积极影响的助产士和医生，也希望我为广大的孕妇提供一些帮助。他们想了解我对各种孕期话题，比如营养补充剂、毒素暴露、孕期饮食禁忌的看法（其实也是当今前沿的研究的情况）。

一开始，我拒绝了他们的请求，因为我觉得市面上同类的书已经有很多了。但后来我发现我错了，至少市面上并没有那种我们期望已久的、基于科学研究并能撼动常规孕期营养指南的书。我们能找到的大部分书要么简单地照搬常规孕期营养指南的内容，要么毫无根据地发表个人观点。

当一位同事拿着美国营养与饮食学会发布的一份关于孕期营养的指导文件想和我讨论其中的一些问题时，我最终下定决心写这本书。这份文件的标题是"营养、生活方式与妊娠结局"。有的人可能不太了解，美国营养与饮食学会的前身是美国营养协会，它是一个管理着美国注册营养师并能影响营养领域相关政策制定的专业组织。这篇指导文件让我几乎惊掉了下巴。我并不是说其中的所有说法都是错误的，但是其中的一些说法让我清醒地认识到是时候把我的观点公之于众了。

这份指导文件中最让我失望的是它所提供的饮食方案示例（表1）。这份饮食方案集中体现了常规孕期营养指南的错误。早餐几乎不含脂肪，蛋白质也少得可怜（只有燕麦粥、草莓、低脂牛奶）。全天饮食中碳水化合物的含量高得离谱（超过300 g）。加餐是不尽如人意的饼干和胡萝卜。一天的食物里没有红肉，没有鸡蛋（除非算上低脂蛋黄酱里的一点点），更别提动物内脏了。我唯一满意的是晚餐中有三文鱼（但这份饮食方案完全没有说明选择野生的而非人工养殖的三文鱼的重要性），然而同时出现在晚餐中的是西蓝花、白米饭和低脂牛奶。这份饮食方案和我给孕妇推荐的截然不同。它给我的第一感觉就是，照着吃肯定吃不饱。

表 1　本书饮食方案与常规孕期营养指南饮食方案示例

本书 饮食方案示例	常规孕期营养指南 饮食方案示例
早餐 菠菜乳蛋饼 早餐猪肉肠（来自牧场散养猪） 香蕉 **上午加餐** 苹果 + 巴旦杏仁酱	**早餐** 燕麦粥 低脂牛奶 草莓 **上午加餐** 混合干果（巴旦杏仁 + 混合果干）
午餐 鸡肉蔬菜汤 兵豆（加在汤中） 芝麻菜沙拉（柠檬香草沙拉酱 + 帕玛森奶酪） **下午加餐** 橄榄油浸沙丁鱼 糙米饼干 **晚餐** 牛肉卷 烤羽衣甘蓝 烤红皮土豆 **晚间加餐** 希腊酸奶（全脂）+ 香草精 奇亚籽 **甜点** 树莓 + 自制鲜奶油	**午餐** 火鸡肉三明治（全麦面包 + 火鸡肉 + 低脂蛋黄酱） 沙拉（生菜 + 番茄 + 腰豆 + 法式沙拉酱） 香蕉 低脂牛奶 **下午加餐** 胡萝卜片 全麦饼干 **晚餐** 卷心菜沙拉（卷心菜 + 菠萝 + 低脂蛋黄酱） 油煎三文鱼 清蒸西蓝花 白米饭 低脂牛奶 **晚间加餐** 爆米花 **甜点** 香草味低脂冻酸奶

　　基于我对一些复杂营养素，如维生素 A、胆碱的食物来源的了解，我难以想象这份饮食方案将如何满足孕期女性对这些营养素的需求。所以我将两份饮食方案进行了仔细对比（表 2）。

　　对比结果证实了我的猜想。尽管两份饮食方案中的食物所包含的热量相当，但它们的营养密度却相差甚远。在所有被分析的微量营养素中，有 19 种在我推荐的饮食中的含量更高。需要特别指出的是，相比美国营养与饮食学会推荐的饮食，我推荐的饮食中含有近 3 倍的维生素 B_{12}、约 2 倍的维生素 A 和维生素 E、155% 的锌、137% 的铁，以及接近 170% 的胆碱。我推荐的饮食中促进大脑发育的 ω-3 脂肪酸的含量更高，ω-6 脂肪酸与 ω-3 脂肪酸的比例更佳。尤其令人担忧的是，因为过度限制动物脂肪的摄入，美国营养与饮食学会推荐的饮食中预成型维生素 A（视黄醇）的含量非常低。

表 2　本书饮食方案与常规孕期营养指南饮食方案中营养成分的对比

本书饮食方案	常规孕期营养指南饮食方案	营养成分对比（本书饮食方案 / 常规孕期营养指南饮食方案）
总热量： 2 329 kcal①	**总热量：** 2 302 kcal	
宏量营养素 碳水化合物：156 g　　25% 　膳食纤维：41 g 蛋白质：140 g　　24% 脂肪：134 g　　51%	**宏量营养素** 碳水化合物：319 g　　53% 　膳食纤维：43 g 蛋白质：109 g　　19% 脂肪：72 g　　28%	
必需脂肪酸 ω-3 脂肪酸：3.3 g ω-6 脂肪酸和 ω-3 脂肪酸的比例：3.2∶1	**必需脂肪酸** ω-3 脂肪酸：2.9 g ω-6 脂肪酸和 ω-3 脂肪酸的比例：4.3∶1	ω-3 脂肪酸：114%
维生素 维生素 A：13 935 μg 　视黄醇：2 492 μg 维生素 C：194 mg 维生素 D：18 μg 维生素 E：18 mg 维生素 B_1：1.5 mg 维生素 B_2：3.1 mg 维生素 B_3：32 mg 维生素 B_6：3.0 mg 维生素 B_{12}：23 μg 叶酸：609 μg 胆碱：633 mg	**维生素** 维生素 A：6 753 μg 　视黄醇：83 μg 维生素 C：171 mg 维生素 D：16 μg 维生素 E：9.3 mg 维生素 B_1：1.5 mg 维生素 B_2：2.0 mg 维生素 B_3：25 mg 维生素 B_6：2.6 mg 维生素 B_{12}：8.1 μg 叶酸：518 μg 胆碱：374 mg	**维生素** 维生素 A：206% 　视黄醇：3 002% 维生素 C：113% 维生素 D：113% 维生素 E：194% 维生素 B_2：155% 维生素 B_3：128% 维生素 B_6：115% 维生素 B_{12}：284% 叶酸：118% 胆碱：169%

① 1 kcal = 4 185.9 J。——编者注

本书饮食方案	常规孕期营养指南饮食方案	营养成分对比（本书饮食方案/常规孕期营养指南饮食方案）
矿物质 钙：1 462 mg 铜：4 700 μg 铁：20.5 mg 镁：482 mg 钾：4 522 mg 硒：131 μg 锌：17 mg	矿物质 钙：1 394 mg 铜：1 200 μg 铁：15 mg 镁：433 mg 钾：4 027 mg 硒：126 μg 锌：11 mg	矿物质 钙：105% 铜：392% 铁：137% 镁：111% 钾：112% 硒：104% 锌：155%

相信不用我多说你也可以看出，我尊重常规孕期营养指南但并不认同其中的很多说法，我的良心不允许我向孕期女性推荐相关的饮食方案。推荐一个无法为宝宝提供对脑部发育至关重要的营养素的饮食方案，违背了全球公认的医学核心伦理原则，即"不伤害原则"。从科学研究到临床应用往往需要数十年的时间，针对旧政策的改革也是如此，所以我们现行的营养指导方案不尽如人意也很正常。但是，我们应该努力做得更好。

我写这本书不仅仅是希望促进常规孕期营养指南的修正，还希望给大家提供简单易行的指导，告诉大家在孕期如何选择食物、如何改变生活方式。在我开始写这本书的时候，我的儿子还不到一岁，所以我还能回忆起我在孕期碰到的问题，并且直接给出解决方案。

如果你知道现在吃对了可以防止孩子今后患上糖尿病、肥胖症或是慢性皮疹，你会不会改变你的饮食呢？大部分准妈妈都会热情满满地回答"会"，因为她们希望把最好的都给孩子。在我的职业生涯中，准妈妈是我碰到的最配合的人。

遗憾的是，如果遵循常规孕期营养指南的建议，你的饮食有很大可能会缺乏营养，而非富含营养。

事情本不应如此。我对现行的常规孕期营养指南是存疑的，所以你孕期面对饮食和生活方式的选择时无须自我怀疑。这本书就是为那些好学的准妈妈和相关医疗人员准备的。我将细致拆解复杂的科学原理，为你提供最具科学性的孕期饮食指导。每一章我都引用了大量文献，细致到我的丈夫戏称我写了一本教科书。我自认为是一个"书呆子"，我希望你能明白我的观点绝不是无中生有的。我坚信每一位女性都有权利了解最准确的信息，无论她们是不是研究人员或营养专家。许多章引用的文献超过了100篇，如果你感兴趣，可以阅读文献。

没有人能保证孕期万无一失，但是我们可以通过努力让孕期变得更轻松，同时保证宝宝获得他生长所需的一切营养。尽管本书的重点是营养指导，但也涵盖了孕期的其他话题，如运动、孕期毒素暴露、压力管理、产后恢复等。简而言之，本书的内容不局限于饮食。

虽然本书是我为已经怀孕的女性写的，不过孕前的健康状况也会影响女性孕期的健康，所以本书也适用于正在备孕的女性。任何时候你都可以开始尝试天然食物饮食法、改善健康，只是在创造和孕育一个新生命的时候，这一点显得格外重要罢了。

【本章参考文献】

[1] Holder, Tara, et al. "A low disposition index in adolescent offspring of mothers with gestational diabetes: a risk marker for the development of impaired glucose tolerance in youth." *Diabetologia* 57.11 (2014): 2413-2420.

[2] Dabelea, Dana, et al. "Prevalence of type 1 and type 2 diabetes among children and adolescents from 2001 to 2009." *JAMA* 311.17 (2014): 1778-1786.

REAL FOOD

FOR

PREGNANCY

第一章

为什么孕期应该吃天然食物？

虽然营养在生命的每个阶段都很重要，但越来越多的人认识到，一个人在胎儿期和婴儿早期所摄入的营养对他成年后的代谢健康格外重要，如果他在生长发育的窗口期没有获得适当的营养，可能增大他成年后患肥胖症和 2 型糖尿病的风险。由此可见，孕期和哺乳期女性的饮食是决定孩子代谢健康的关键因素。

澳大利亚阿德莱德大学　贝弗利·穆豪斯勒博士

怀孕是一件神奇的事情。我每每想到一个人具有创造另一个人的能力，就感觉十分惊奇。在我怀孕的时候，我能敏锐地感知我的身体每分每秒都在发生各种复杂的变化（有的变化通过查阅文献我已经知道是什么了，有的变化尚未获得科学解释）。我完全不需要刻意去思考，我的身体知道该怎么办。它知道如何去创造双手的五指，哪里要长出指甲、长出头发，心脏应该长在哪里，身体里的血管又该如何排布。它知道一切的一切。

但有的时候，这种"我们的身体会自行满足胎儿生长发育的需求"的想法，也会让人觉得自己完全无法控制孕期的健康走向和孩子未来的健康状况。你的身体会"做它该做的"，而你能做的就只有祈祷一切顺利，好的基因能传承下去。

这种想法并不完全正确。

请允许我打一个简单的比方。打理过花园的人都知道，如果你种下一粒番茄种子，长出来的就一定是番茄苗（绝不可能是豌豆苗或者西蓝花苗）。种子中含有生命的"蓝图"，即使你并不擅长种植，只要有维持生命的基本要素——土壤、水和光照，种子就会自行生长。种植新手和园艺大师最大的区别是，后者注重给植物创造有利于它们生长的最佳环境。他们知道利用富含微生物和营养素的堆肥来改良土壤，为植物提供生长所需的养分。他们知道最佳的浇水量和光照量，使植物不仅能存活下来，还能苗壮成长。最重要的是，他们知道稍施菌肥、菌药，植物就能长出繁茂、健康的绿叶，结出累累硕果。

同样的理论也适用于孕期的情况。简单来说，人类天生就有强大的繁殖能力。即使条件并不理想，你的身体也会竭尽所能地遵循生命的"蓝图"，创造新的生命。若非如此，在遭遇了诸如营养不良、毒素暴露的种种问题之后，地球上不可能还有这么多人。但问题在于人类，尤其是儿童慢性疾病的发病率越来越高，有许多学者认为心脏病、激素紊乱、糖尿病、肥胖症等疾病或问题都与胎儿期的生长环境有关。不幸的是，相关的研究经历了数十年的时间才被临床医学和公共政策所重视。所以你需要花大量的精力进行研究，才能将这一切联系起来，而这正是我写本书时所做的事情。

我并不是说你能够掌控孕期方方面面的事情，比如你的基因、年龄、家族史等就无法被改变。但是，有的事情的确是我们可以控制的，比如饮食、运动、睡眠、处理压力的方式、毒素暴露的情况等，这些对胎儿也有很大的影响，而且可能在孩子身上刻下永久的印记。在胎儿的生长发育过程中，负面的环境因素在结构和功能方面对胎儿引起永久变化的过程被称为"胎儿编程"。它是一个古老的假说（经过深入研究现在为学界所接受），这种假说指出，孕期营养欠佳会影响孩子的生长发育，导致孩子终身代谢改变，增大患心脏病、糖尿病、高血压、肥胖症等疾病的风险。[1]

尽管大多数人认为基因是一成不变的，但研究发现，胚胎期的一些因素，比如母体的血糖和胰岛素水平、运动情况、压力相关的激素、毒素暴露等会启动或者关闭基因的表达。这意味着即使你有一些"坏基因"，也可以通过改善饮食和生活习惯尽可能减少这些基因对孩子的影响。反之，即使你有一些"好基因"，如果饮食和生活习惯不够健康，这些基因的表达也会在一定程度上受损。

对处于孕期的你而言，通过调节生活方式，你可以减小自己患妊娠糖尿病和先兆子痫、早产、贫血、体重过度增加或体重过低的风险。这是一件多么了不起的事情！

如果你问任何一位准妈妈对她来说最重要的是什么，她一定会说是孕期自己轻松顺利，宝宝健健康康。所以，现在就行动起来吧，发挥你的力量，把"好牌"都攥在自己手里。

为什么要选择天然食物？

当我刚开始涉足孕期营养这个领域时，我震惊于我们对胚胎生长发育的了解竟然如此之少。研究人员仍在拼凑胚胎发育的具体过程，研究胚胎发育的关键时间点。无论你是否相信，在孕期的各个阶段哪些营养素是必需的，需求量又是多少，这些问题仍待进一步研究。推荐每日膳食供给量（RDA）只是人们基于现有研究所做的最佳估量而已。[2]在我们得到更多信息（或许永远无法实现）之前，我们需要找到替代方案。

一种方法就是学习并参考传统饮食，毕竟传统文化源远流长，而历史上也有数不胜数的健康婴儿诞生。20世纪的一名牙医兼营养师韦斯顿·普里斯博士发现，传统文化特别注重让备孕期和孕期的女性食用某些富含营养的食物。[3]
普里斯博士游历全球，研究了许多传统文化中人们的饮食习惯、食物的营养密
度和人们普遍的健康状况。他研究的对象包括瑞士人、盖尔人、因纽特人、马
来西亚部落、新西兰的毛利人、美国及加拿大的原住民、东非及中非部落、太
平洋岛民（波利尼西亚人和美拉尼西亚人）、澳大利亚土著、生活在亚马孙盆
地的南美人、秘鲁古代先民及其后裔。他发现传统食物与现代食物的营养成分
有很大的差别。

　　普里斯博士还发现这些人的健康状况与他们的饮食有直接联系，那些遵从
先民饮食习惯的人很少罹患疾病，诞下的孩子都十分健康。与之形成鲜明对比
的是，那些饮食中纳入了现代食物的人及其后代的健康问题都更多。现代加工
食品（比如糖、精米、精面）吃得越多、传统食物吃得越少，后代就越可能出
现龋齿、上腭狭窄、牙齿不齐、畸形（比如足畸形和神经管缺陷）、免疫力低
下（比如肺结核等传染性疾病的患病率高）、心理问题等健康问题。普里斯博
士的研究中最让我震惊的一点是，这些不健康的饮食不仅会影响下一代，甚至
会影响下一代的后代。

　　普里斯博士的发现得到了动物实验的证实。人们越来越认同下面的观点：
富含营养的孕期饮食、规律的运动等积极因素能带来良好的妊娠结局，而孕期
毒素暴露、压力过大或是吃过多的加工食品会带来不好的影响。[4~8]现在，有
一门独立的学科专门致力于研究生活方式等因素是如何影响孕妇和孩子的基因
的，它就是"表观遗传学"。[9]

　　正是在拜读普里斯博士的研究成果（并深入了解普里斯博士所研究的这些
传统文化所倡导的饮食）之后，我对我曾学到的孕期营养知识产生了怀疑。如
果低脂肪饮食意味着限制食用那些维生素 A、胆碱、铁、锌含量很高的食物，
这种饮食怎么可能健康呢？传统饮食和低脂肪饮食完全不一样。常规孕期营养
指南极为推崇在孕期食用营养强化食品，比如额外添加了叶酸和铁的麦片，却
忽略了本就富含这些营养素的天然食物。事实上，常规孕期营养指南并不建议
食用某些营养素含量高的食物，如动物肝脏和全脂牛奶。那在没有营养强化食
品的年代，传统饮食是怎么保证孕妇健康的呢？

　　现代营养学研究往往倾向于研究单一的营养素而非完整的食物，这就导致

人们过分注重补充孕期维生素等营养补充剂。我一直都不能理解这种基于营养主义的研究方式。我们为什么不能换种方式，把我们学到的现代科学知识应用到天然食物的研究上呢？

换言之，别再吃一堆营养补充剂了，去寻找那些富含胚胎发育所需的关键营养素的天然食物吧。毕竟，营养素之间存在协同作用，大自然才是最聪明的，补充剂很难超越本就富含营养的完整的天然食物。

我的天然食物饮食法正是所谓的完美孕期饮食的逆向工程①。让我们把从针对单一营养素所做的研究中获得的信息与对传统饮食的思考结合起来。

结果如何呢？我将利用现代营养学知识和先民智慧的精华来指导你孕育一个健康的孩子。在接下来的章节中，你将逐步了解该选择哪些食物、哪些营养素和什么样的生活方式，如何进行取舍，以及这么取舍的原因。你将感到十分安心，因为你已经为保证孕期健康做了力所能及的一切。就像我之前说的，把"好牌"都攥在自己手里。

---

① 逆向工程（又称"逆向技术"）是一种产品设计技术再现过程，即对一个目标产品进行逆向分析及研究，从而演绎并得出该产品的处理流程、组织结构、功能特性及技术规格等设计要素，以期制作出功能相近但又不完全一样的产品。——译者注

【本章参考文献】

[1] Godfrey, Keith M., and David JP Barker. "Fetal programming and adult health." *Public Health Nutrition* 4.2b (2001): 611-624.

[2] Ladipo, Oladapo A. "Nutrition in pregnancy: mineral and vitamin supplements." *The American Journal of Clinical Nutrition* 72.1 (2000): 280s-290s.

[3] Price, Weston A. *Nutrition and Physical Degeneration A Comparison of Primitive and Modern Diets and Their Effects.* New York: Hoeber. 1939. Print.

[4] Loche, Elena, and Susan E. Ozanne. "Early nutrition, epigenetics, and cardiovascular disease." *Current Opinion in Lipidology* 27.5 (2016): 449-458.

[5] Denham, Joshua. "Exercise and epigenetic inheritance of disease risk." *Acta Physiologica* (2017).

[6] Hoffman, Jessie B., Michael C. Petriello, and Bernhard Hennig. "Impact of nutrition on pollutant toxicity: an update with new insights into epigenetic regulation." *Reviews on Environmental Health* 32.1-2 (2017): 65-72.

[7] Denhardt, David. "Effect of Stress on Human Biology: Epigenetics, Adaptation, Inheritance and Social Significance." *Journal of Cellular Physiology* (2017).

[8] D'Vaz, Nina, and Rae-Chi Huang. "Nutrition, Epigenetics and the Early Life Origins of Disease: Evidence from Human Studies." *Nutrition, Epigenetics and Health.* 2017. 25-40.

[9] Geraghty, Aisling A., et al. "Nutrition during pregnancy impacts offspring's epigenetic status—Evidence from human and animal studies." *Nutrition and Metabolic Insights* 8.Suppl 1 (2015): 41.

REAL FOOD

FOR

PREGNANCY

第二章

从天然食物中获取营养

从生物学的角度来看，母体营养的重要性毋庸置疑。它不仅是胎儿获得营养的唯一渠道，更重要的是，面对胎盘激素造成的营养素代谢的变化，饮食决定了母体的代谢调节能力。

生命早期的营养供给情况决定了胎儿的生长情况，比如他们器官的发育、身体的成分及功能。它还将对个体的健康产生长久的影响，影响孩子成年后的患病和死亡风险、神经功能的发育和行为，这种现象被称为"代谢程序化"。

塞浦路斯欧洲大学　艾琳·P.察内塔克博士

现在，花一分钟时间回想一下你曾听到过的孕期营养的相关建议。大部分准妈妈会向医生寻求帮助，但她们并不知道大部分医生接受的相关教育很少（只有约 25% 的美国医学院将营养课程作为必修课程）。[1] 如果你得到的建议仅仅是"吃孕期维生素、不要饮酒"，但你觉得孕期营养的相关建议应该不止这些，不要担心，你的想法一点儿都没错：为了保证孕期健康，你能做的比这些多得太多太多了。

本章我会介绍与孕期均衡的天然食物饮食相关的一些基本概念。虽然你可能对营养学知识有一定的了解，但我们依然要从基础知识讲起，从本章和之后的章节慢慢过渡到更加复杂的话题。为了让所有人都理解后面的内容，我们先要下一些定义，做一些分类。

现在你已经知道了孕期吃天然食物有哪些好处，但你可能还不太明白到底什么是天然食物。所以在进一步阐释之前，让我们先给天然食物下一个定义。

什么是天然食物？

每个人对天然食物的定义都不尽相同，在本书中，我所说的天然食物具有以下特征。

- 天然食物指靠近产地的、在营养密度最大化的条件下培育的食物。例如，在种植过程中没有被喷洒除草剂、收割之后很快就被食用的应季新鲜蔬菜就要比蔬菜罐头更有营养。

- 天然食物加工程度很低，所以它们看起来和自然中真实的样子差别不大。除了蔬菜，我们可以想想乳制品。奶牛天生就要吃草，而牛奶中天然含有脂肪。因此，从天然食物更优的角度看，草饲奶牛产的全脂牛奶在营养上要优于用圈养的谷饲奶牛产的奶制成的低脂乳制品。

- 天然食物（比如新鲜的蔬菜和肉类）通常没有食品标签，即使是有标签的天然食物，它们的配料通常也比较简单，没有额外的添加剂。诚然，有些纯粹主义者认为"只有没有食品标签的才是天然食物"，但在忙碌的现代社会，我们总是不可避免地要购买一些带标签的食物，这也是可以接受的。当购买预包装食品时，一定要查看配料表。如果配料表中有一大堆化学名词，它就不是天然食物。

简单概括一下，天然食物就是成分简单、接近原始状态、没有经加工去除任何营养成分的食物。

均衡的孕期天然食物饮食至少应该包括蔬菜、水果、畜肉、禽肉、水产品、坚果、种子、豆类和大量的含健康脂肪的食物。乳制品对大部分女性有益，但它并不是必需的。除此之外，你如果对全谷物不过敏，还可以在饮食中增加这类食物。

在之后的章节中，我会根据食物中含有的特定营养素详细论述为什么某些食物对孕妇来说是必需的。现在让我们先来大致了解一下孕期营养的相关内容，摒弃一些错误认知。

我该"为两个人吃饭"吗？

我并不是说孕期"为两个人吃饭"这种做法不好，而是想说大家对这句话的理解普遍是错误的。很多人认为这表示孕期饭量要翻番。

实际上，孕育健康的宝宝并不需要那么多的热量。常规孕期营养指南认为孕妇的热量需求在孕早期快结束时才开始逐步增加，在这之后，胚胎每天大概需要 300 kcal 的热量。但是，针对全球孕妇的研究表明这只是一个估值。事实上，有些孕妇每天甚至只需要额外摄入不到 70 kcal 的热量。[2] 即便我们假定每天大致需要多摄入 300 kcal 的热量，这也只相当于在原来的基础上多吃了一份加餐，而不是每餐的食量都翻倍。正如一位科学家所说，"'为两个人吃饭'这句话有点言过其实，应该被改为'为 1.1 个人吃饭'"。[3] 女性在孕期真正大大增加的是对维生素 A、维生素 B_{12}、胆碱、铁、碘等营养素的需求。[4]

不要再让"为两个人吃饭"成为你在孕期吃很多垃圾食品的借口了，让这句话变成一个提醒，提醒你"宝宝依赖你来获得营养"。把这句话作为改善饮食中各种营养素含量的动力，提醒你吃进去的每一口食物都要富含营养，提醒你更关注食物的质量而非分量。

你摄入的营养越多，胎儿获得的营养就越多。获取营养要从了解均衡饮食的含义开始。

宏量营养素

宏量营养素指能产生热量的营养素，而微量营养素指实现机体功能所需的维生素和矿物质。最佳的孕期营养意味着你需要均衡地通过摄入三大宏量营养素获取热量，这三大宏量营养素是碳水化合物、脂肪和蛋白质。

除了少数天然食物，大部分天然食物都同时含有这三种宏量营养素。例如，红薯主要由碳水化合物组成，含有极少量的蛋白质，几乎不含脂肪。而鸡蛋的主要成分是蛋白质和脂肪，完全不含碳水化合物。大部分乳制品，比如全脂牛奶和酸奶，同时含有这三种宏量营养素。

我认为了解这些宏量营养素的定义、它们对机体的影响及其来源是很有帮助的。这样，你就可以找到最能满足你的需求的饮食方法。

现代营养学研究显示，当孕妇出现一些营养素摄入过多或过少的情况时会引发孕期问题。你也许已经大致猜到我接下来要说的话，那就是没有一种方法适合所有人。有的人可能适合低碳水化合物饮食，但有的人体力活动比较多，所需要的碳水化合物可能就多一些。我们之后会进一步讨论如何根据自身情况制订孕期饮食计划。

在我一对一服务的上百位孕妇中，碳水化合物摄入过多的很多，但蛋白质和脂肪摄入过多的并不多。

我认为这主要是因为过时的孕期营养指南将高脂肪食物过分妖魔化，导致食品工业转为生产大量低脂（但碳水化合物含量较高）的加工食品。这些精制的高碳水化合物食品（比如面包、麦片、意大利面、饼干）常常被作为主食，但它们的营养价值其实很低。因此，在阐述孕期营养需求时，我想先讲一讲碳水化合物。

在开讲之前，我必须说明，上学的时候，我认为把食物按照宏量营养素的含量分类毫无意义且过分遵循还原论[①]（我当时反驳这一做法的观点是，"食物不仅仅含有蛋白质、脂肪和碳水化合物"）。但是，经过多年的临床工作，我发现人们很难做到饮食均衡，因此我意识到从宏量营养素的角度思考问题也很

---

① 营养学的还原论指将某种具体的食物与其他食物、人的饮食习惯甚至更广泛的环境割裂开来，根据它们的营养成分对其加以分析和评价。——译者注

有价值。它可以帮助人们在不需要严格遵循某一特定饮食计划的前提下设计出均衡的饮食方案，帮助人们想象每一餐看起来应该是什么样子的。接下来我会讲述更多的细节，让一切更简单易行。

碳水化合物

碳水化合物存在于许多食物中，这些食物有的健康，有的不健康。它几乎天然存在于所有植物性食物中，但在谷物、根茎类蔬菜、水果、豆类和乳制品（以及由这些食物加工而成的食品）中含量最高。

大部分食物中的碳水化合物好比由糖类连成的长链。消化时，人体将碳水化合物分解为一个个短链，以便吸收。人体吸收了碳水化合物以后，血糖就会升高。

事实上，碳水化合物是唯一会对血糖造成显著影响的宏量营养素。

很多女性认为，只有当患有需要关注血糖的疾病（如妊娠糖尿病）时才需要关注碳水化合物的摄入情况。但是研究表明，在孕期，即使血糖轻微升高也会对胎儿造成影响。例如，斯坦福大学的学者发现，孕妇血糖升高（即使远低于确诊妊娠糖尿病的血糖水平）与婴儿先天性心脏病的发病率有关。[5]另一项研究显示，妊娠早期胰岛素水平升高会大大增加胎儿出现神经管缺陷的风险（随着血糖升高，身体会分泌更多的胰岛素）。[6]这些研究结果令人害怕，因为大部分人甚至并不清楚自己血糖和胰岛素的水平。《美国医学会杂志》（*The Journal of the American Medical Association*）2015 年发布的分析显示，49%～52% 的美国成年人患有糖尿病或处于糖尿病前期，但其中的大部分人都不了解自己的病情，而这一比例仍在以惊人的速度不断增加。[7]

基于此，我认为每一位孕妇都应该积极关注自己的血糖水平，并且弄清楚饮食与血糖水平的关系。

除了影响血糖，摄入过量的碳水化合物，尤其是精制碳水化合物（如通过喝果汁、软饮料和吃精面制品摄入的碳水化合物）还会加大孕期体重增速过快的概率，使新生儿体形过大（医学上称这样的新生儿为"巨大儿"）。[8~9]事实上，与主要摄入未加工碳水化合物的孕妇相比，摄入更多精制碳水化合物的孕妇体重平均多增加了 8 kg，她们的孩子明显体形更大、体脂含量更高。[10]另一项研究表明，婴儿在体形、体脂上的差别会一直持续至童年时期结束，在2 岁、3 岁、4 岁时这些孩子的体重仍将持续偏高。[11]而女性孕期摄入过多精制碳水化合物的影响还远不止于此。研究显示，孕妇的饮食和体重增长情况会永久地改变后代的代谢。[12]

孕期进行高碳水化合物饮食还会增大孕妇患妊娠糖尿病、先兆子痫（妊娠期高血压疾病的一种）、胆囊疾病（如胆结石）的风险，也会使孩子长大后患代谢疾病（如糖尿病、心脏病）的风险增大。[13~15]孕期摄入过量的碳水化合物还与胎儿的肺部发育缺陷有关，还将增大孩子在童年时期发生危及生命的病毒性呼吸道感染的风险。[16]

但这并不意味着你需要戒掉所有类型的碳水化合物，你只需保证均衡摄入碳水化合物和其他营养素，避免血糖快速升高即可。最好选择其他营养素含量更高的高碳水化合物食物（主要是全谷物），避免食用加工程度高的富含精制碳水化合物的食物。

了解了上述信息后你应该明白，在选择适合自己的食物前，你先要了解哪些食物的碳水化合物含量最高（别急，我会一一告诉你如何把这些食物纳入你的日常饮食）。

碳水化合物的主要来源

碳水化合物的主要来源列举如下。

- 谷物：全谷物、小麦制品（如意大利面、面包、墨西哥薄饼、松饼、饼干、麦片）
- 淀粉类蔬菜：土豆、红薯、芋头、南瓜、青豌豆
- 豆类：芸豆、兵豆、干豌豆
- 水果
- 牛奶和酸奶（含乳糖）

你如果对营养学有一定的了解，会发现上述食物中有一些也富含蛋白质，那为什么我要把它们与意大利面、面包等列在一起呢？虽然豆类、牛奶、酸奶的蛋白质含量较高，但碳水化合物含量也较高，因此它们会造成血糖上升。不

过，正因为它们还含有蛋白质，与意大利面、面包、饼干和麦片相比，它们是更好的选择。豆类还富含膳食纤维，因此食用豆类有助于减缓人体对碳水化合物的消化和吸收。高膳食纤维高蛋白质食物可以延缓血糖升高的速度，因此你可能听到有人称它们"升糖指数低"。

你可能发现上面清单中的乳制品只有牛奶和酸奶。它们含有大量乳糖，因此也被视为碳水化合物的主要来源。除了额外加糖的乳制品（如巧克力奶、冰激凌），其他大多数乳制品，比如奶酪、黄油、重奶油、原味希腊酸奶（这种酸奶经过过滤，去掉了富含乳糖的乳清）的碳水化合物含量并不高。

上面的清单中只列举了碳水化合物含量较高的食物，并不是全部含碳水化合物的食物。低碳水化合物饮食不等于零碳水化合物饮食。还有许多食物中含有碳水化合物，只是与其他营养素的含量相比，它们中碳水化合物的含量较低。坚果、种子和非淀粉类蔬菜就是这类食物，它们的升糖指数一般很低，因为它们所含的碳水化合物大部分是膳食纤维，而且坚果和种子中还含有脂肪和蛋白质。你可以随心所欲地品尝这些食物，而不必担心血糖过高。

有些加工食品中碳水化合物的含量非常高，你最好少吃或完全不吃（详见第四章）。从我个人的经验看，从非淀粉类食物中获取碳水化合物的女性血糖控制得最好，营养摄入最充分。研究也证实，以升糖指数低的天然食物作为主要碳水化合物来源的女性摄入的微量元素更多。与之形成对比的是，食用的淀粉类食物越多（即使食用的是复合碳水化合物食物，如全谷物），所摄入的维生素和矿物质就越少，这很有可能是因为这些食物取代了营养密度更高的食物。[17]

你每天该摄入多少碳水化合物？

接下来我将讨论孕期营养领域最具争议性的话题。常规孕期营养指南认为，碳水化合物应该占孕妇每日饮食的大头，为孕妇提供每日所需的45%～65%的热量。[18]对孕期每日平均摄入2 200～2 600 kcal 热量的女性来说，这相当于每日摄入250～420 g 碳水化合物。有趣的是，研究发现，碳水化合物摄入在这个水平（提供的热量占每日所需热量的52%）的孕妇，她们的孩子在婴儿和儿童时期的肥胖率更高，即使母亲的体重正常并且孕期的热量摄入在推荐范围内也是如此。[19]此外，常规孕期营养指南反对孕妇每日摄入的碳水化合物少于 175 g。

如果你读过我的另一本书——《妊娠糖尿病营养》，你就会知道我是第一个公开支持孕期实行较低碳水化合物低升糖指数饮食法的营养师，并且为之提供了大量科学论据。你可能听到过"怀孕了需要多摄入碳水化合物""胎盘和胎儿发育依赖碳水化合物"或者"酮体很危险"之类的说法，但你可能并不了解全部的真相。事实上，并没有证据支持孕妇每日摄入的碳水化合物不能少于175 g。（本书第九章将详细介绍酮体。你也可以在《妊娠糖尿病营养》这本书的第十一章中找到我对孕期碳水化合物的推荐摄入量和营养性生酮相关研究和争议的分析。）

虽然常规孕期营养指南强烈建议孕妇摄入很多碳水化合物，但在大多数传统饮食文化中，孕妇的碳水化合物摄入要少得多。一项 2011 年的研究调查了 229 个全世界现存的狩猎 - 采集族群，估算出他们的平均碳水化合物摄入占每日饮食总热量的 16% ~ 22%。[20] 这仅相当于常规孕期营养指南推荐的 1/4 ~ 1/2。值得注意的是，碳水化合物的摄入情况与居住地距离赤道的距离有关：居住地气候越温暖，人们摄入的碳水化合物越多（碳水化合物提供的热量占每日饮食总热量的 29% ~ 34%）；而居住地越寒冷，人们摄入的碳水化合物越少（碳水化合物提供的热量占每日饮食总热量的 3% ~ 15%）。[21] 即使去除地域的影响，常规孕期营养指南推荐的碳水化合物摄入量仍远大于这些狩猎 - 采集族群日常碳水化合物的摄入量，即使他们中的一些居住在热带，当地水果资源十分丰富。

不仅如此，先民饮食的"碳水化合物密度"往往更低，这意味着与现代饮食相比，它们含有更多的维生素、矿物质、膳食纤维、脂肪和蛋白质。[22] 我们仔细分析食物中胚胎发育所需营养素的情况就会发现，高碳水化合物食物中这些营养素的含量都相对较低，即使是"健康"的全谷物也是如此。当你试图逆向还原一种营养均衡的孕期饮食时会发现，如果不增加热量摄入，或者承受缺失某种营养素的后果，你是没有办法在饮食中添加许多高碳水化合物食物的。常规孕期营养指南推荐孕妇每天吃 9 ~ 11 份面包、米饭、燕麦或者意大利面，这是有很大问题的。

根据我多年的临床经验，所摄入的碳水化合物远少于常规孕期营养指南推荐的 250～420 g（提供的热量占每日所需热量的 45%～65%）对大部分女性有益，来找我咨询的大多数孕妇每天只需 90～150 g 碳水化合物（本书提供的饮食方案中碳水化合物的含量就是这么多）。如果你简单地计算一下就会发现，这和我刚刚提到的研究中研究人员所观察到的狩猎－采集族群的碳水化合物摄入情况相符。

有的人可以耐受更多的碳水化合物，有的人碳水化合物的需求则更少（不同的人对每种营养素的需求不同）。坦白地讲，我不是一个对数字吹毛求疵的人，但我认为这些计算对这里的论述是必要的。妊娠糖尿病患者和合并其他疾病的人先不谈，对大多数人而言，我的建议就是首先选择那些营养密度高、升糖指数低、碳水化合物含量较高的食物，如希腊酸奶、坚果、种子、豆类和莓果。你当然可以吃一些其他类型的碳水化合物含量较高的食物，如红薯、莓果之外的水果、全谷物，但我建议把它们作为配菜或零食，而非主菜。我将在第五章告诉你如何搭配食物。

举个例子，在计划某餐的餐食时，你可以将重心更多地放在高蛋白质食物和蔬菜的选择上，而非谷物类食物（如意大利面和米饭）的选择上。在食欲、活动水平和血糖水平允许的情况下，再在饮食中添加碳水化合物含量高的食物。你如果不确定自己每天摄入了多少碳水化合物或者从哪些食物中摄入了碳水化合物，可以试着在手机软件上记录自己的饮食。你可能吃惊地发现，当你认为自己在进行低碳水化合物饮食时，很可能已经在无意中摄入了许多碳水化合物。你如果希望更加精准地把控自己碳水化合物的摄入情况，可以在餐后测一测血糖水平，这是找到最适宜的碳水化合物摄入量的一个好办法（详见第九章）。

注意：对处于孕早期、正在经历孕吐和厌食的准妈妈而言，摄入更多的碳水化合物是正常的，也是可以接受的。如果你存在这样的问题，可以翻阅第七章了解这些情况发生的原因及处理方法。

总结：现代科学和先民饮食都表明，低碳水化合物饮食可以改善微量营养素的摄入和妊娠结局。换句话说，孕妇碳水化合物的需求量比常规孕期营养指南的推荐量小。请选择未经加工的、升糖指数低的高碳水化合物食物。

蛋白质

毫不夸张地说，蛋白质是生命的基本构成要素。身体的每个细胞中都含有蛋白质，而人需要蛋白质中的氨基酸去合成新细胞。正如你所想象的那样，孕期女性体内有数以万计的新细胞在合成，因此为之提供原料的蛋白质对胎儿的生长发育（以及母体子宫和其他组织的生长）是不可或缺的。

正如碳水化合物是由更小的成分（单糖）构成的，蛋白质也是由更小的成分（氨基酸）构成的。人体中有 20 种不同的氨基酸，它们发挥着不同的作用。有的食物中的蛋白质含有全部的氨基酸（我们称之为"完全蛋白质"），有的食物中的蛋白质则只包含部分的氨基酸（我们称之为"不完全蛋白质"）。动物来源的食物或动物性食物，如畜肉、鱼、鸡蛋和乳制品中的蛋白质都是完全蛋白质。植物性食物，如豆类、坚果、种子中的蛋白质则是不完全蛋白质。

选择多种多样的高蛋白质食物是很明智的，但是仅仅摄入足量的完全蛋白质是不够的。由于孕妇的营养需求与怀孕前相比发生了改变，某些特定的氨基酸在孕期变得特别重要。例如，孕妇对一种名为"甘氨酸"的氨基酸的需求大大增加，以至于许多孕妇的摄入无法满足需求。通常情况下，这种氨基酸并不是必需氨基酸。也就是说，当摄入不足时，人体会利用其他氨基酸合成甘氨酸。但是在孕期，甘氨酸变成了条件必需氨基酸。也就是说，为了保证孕期健康，孕妇必须直接从膳食中获得甘氨酸。[23] 甘氨酸会参与胚胎 DNA、内脏器官、结缔组织、骨、血管、皮肤和关节的合成（同时也为孕妇子宫、胎盘和皮肤的生长提供原料）。下一章我将介绍甘氨酸主要来自哪些食物，这些食物主要为动物性食物。植物性食物中甘氨酸的含量很低，这也是素食者在孕期情况比较复杂的原因之一，关于这一点，我也会在下一章详细阐述。

你每天需要摄入多少蛋白质？

我们需要从正反两面看待蛋白质需求量这个问题。一方面，孕期蛋白质摄入不足会增大孩子长大后患心脏病、高血压、糖尿病的风险。[24~25] 此外，孕期蛋白质摄入不足还与新生儿低出生体重有关。[26~27] 如果孕妇在怀孕后期食用肉类和乳制品较少，情况更是如此。[28]

但另一方面，动物研究表明，摄入过量的蛋白质也存在风险，通常会造成与蛋白质摄入不足相似的问题。[29]值得说明的是，在一些大鼠实验中，大鼠每天蛋白质的摄入情况差不多相当于孕妇每天摄入240 g甚至更多的蛋白质，这个量几乎是我在临床工作中见到的女性日常蛋白质摄入量的2~3倍。[30]可以说，你需要非常努力才能摄入这么多的蛋白质。

常规孕期营养指南表明，孕妇平均每千克体重每日蛋白质的需求量大约为0.88 g，对一位体重68 kg的女性来说，每天大约需要摄入60 g蛋白质。但是制定这个标准所依据的科学证据并没有那么充分，因为它是基于非妊娠女性的数据得出的。事实上，这个标准的制定只参考了一项有关孕期女性蛋白质需求量的研究。[31]

近期在量化蛋白质需求方面取得的进展使研究人员能够对女性孕期蛋白质的需求进行更精确的探索，毫不意外的是，过去的标准需要更新。根据一项经过严格设计的、首次直接估算女性孕期各个阶段蛋白质需求量的研究，现行的孕期营养指南大大低估了女性在孕期对蛋白质的需求。与现行的推荐量相比，女性在妊娠早期（在这项研究中指孕20周以前）的实际蛋白质需求量要大39%，在妊娠晚期（孕31周后）的实际蛋白质需求量要大73%。[32]这意味着一位体重处于平均水平的女性在孕晚期每日最佳蛋白质摄入量应为100 g甚至更多（妊娠早期每千克体重每日蛋白质的需求量为1.22 g、妊娠晚期每千克体重每日蛋白质的需求量为1.52 g）。这项研究的重点是，女性对蛋白质的需求"随妊娠时间的推进而增加"。

让人安心的是，健康的孕妇蛋白质的平均摄入水平与这项研究中的推荐水平完全相符。[33]假设你有充足的食物来源，只要你跟随身体的指引、有意识地进食（进行正念饮食），就基本不需要担心蛋白质摄入不足。我会在下文分享更多与正念饮食相关的信息。

鉴于孕妇蛋白质的需求量与所处的孕期阶段有关，了解一些有关蛋白质摄入的总体情况对你是有帮助的。在孕期前半段你需要保证每天至少摄入80 g蛋白质，在孕期后半段则要保证每天至少摄入100 g蛋白质。如果你体格较大或是体力活动较多，可以摄入更多。

高蛋白质食物天然饱腹感强，有助于稳定血糖水平，防止血糖过低或过高。记住这个知识点将在你孕期感到精力不足、血糖不稳定、频繁地饥饿、渴望某些食物（尤其是糖）或是头疼时帮你大忙。因为这些症状都表明你可能蛋白质摄入不足。如果你正在经历孕吐、处于厌食期，无论在吃正餐时还是吃零食时都吃少量的高蛋白质食物可能对你有所帮助。根据你的感受尽最大的努力摄入蛋白质吧，而且一定要记得阅读第七章的内容，学习如何处理孕吐、厌食等问题，我会告诉你更多的技巧。

下面我列举了一些高蛋白质食物。28 g 肉或 1 个鸡蛋含有 7 g 蛋白质，你可以据此判断哪些食物属于高蛋白质食物。

蛋白质的主要来源

蛋白质的主要来源列举如下。

- 牛肉、羊肉、猪肉、鹿肉等（最好来自牧场饲养的动物）
- 鸡、火鸡、鸭和其他禽类（最好来自牧场饲养的动物）
- 海鱼等海鲜（最好是野生的）
- 香肠和培根（最好来自牧场饲养的动物）
- 动物内脏（肝脏、心脏、肾脏等）
- 自制骨头汤（或粉状明胶、胶原蛋白）
- 鸡蛋（最好来自牧场饲养的母鸡）
- 奶酪（最好来自草饲或牧场饲养的动物）
- 酸奶（尤其是希腊酸奶，它蛋白质含量高、碳水化合物含量低）
- 坚果，包括巴旦杏、山核桃、花生、核桃、榛子、南瓜子、葵花子、腰果等
- 坚果酱，如花生酱或巴旦杏仁酱
- 芸豆、豌豆、兵豆等豆类（同时也是碳水化合物来源）

请努力在饮食中纳入多种多样的高蛋白质食物，只有这样你才能确保自己均衡地摄入各种氨基酸和关键的维生素和矿物质。例如，海鲜是目前为止 ω-3 脂肪酸含量最高的食物。红肉和动物内脏的铁含量非常高，而乳制品中几乎没有铁。骨头汤和慢炖肉中甘氨酸的含量很高，肌肉中甘氨酸的含量则偏低（植物性食物中甘氨酸的含量非常低）。动物内脏，如肝脏、肾脏中维生素 B_{12} 的

含量是肌肉（如鸡胸肉和牛排）中的 200 倍以上。蛋白质含量高的植物性食物完全不含维生素 B_{12}。

此外，在孕期选择高品质的高蛋白质食物也很重要。例如，与谷饲牛的肉相比，草饲牛的肉中 ω-3 脂肪酸的含量高出 2 ~ 4 倍，β- 胡萝卜素的含量高出 7 倍，维生素 E 的含量高出 1 倍。[34]草饲或牧场饲养的动物接触的抗生素、除草剂和其他毒性物质通常更少，吃草饲动物的肉最终会降低你（和胎儿）的毒素暴露水平。[35]

> **总结**：孕期女性对蛋白质的需求增加，而且需求量远大于常规孕期营养指南的推荐量。选择高蛋白质食物时，质量和种类都是非常重要的考量因素。

脂肪

你可能听说过在孕期应该限制脂肪的摄入，然而这个建议经不起科学的检验，在我看来也不符合常识。在阅读前文时你可能已经发现，大部分高蛋白质食物本身也含有脂肪。这都是大自然设计好的。天然的高蛋白质食物往往含有脂肪，除非脂肪经加工被去除了（如蛋白粉、去皮鸡肉、脱脂牛奶）。

在孕期，你的身体对高脂肪食物所含的脂溶性维生素和其他营养素的需求增加了。女性在孕期对胆碱和维生素 A 的需求都增加了，而这两种营养素在肝脏和蛋黄中的含量很高。如果你因为这些食物的脂肪（或胆固醇）含量高而不去吃它们，那么你饮食中某些营养素的含量将很低，甚至完全缺失。目前，94% 的女性胆碱摄入不足，而 1/3 的孕期女性维生素 A 摄入不足。[36~37]70% 不吃肝脏的女性维生素 A 的摄入都无法达到 RDA。[38]母体的胆碱摄入情况将直接影响胎儿大脑的发育，对记忆力和学习能力的影响甚至会持续至他们成年以后。[39]胆碱摄入不足是发生神经管缺陷的风险因素。[40]母体维生素 A 摄入不足会增大新生儿出现出生缺陷、肺和肝发育不全、低出生体重和其他并发症的风险。[41]换句话说，孕妇如果高脂肪食物吃得不够多，可能带来很严重的问题。

如果你曾被告知孕期需要限制脂肪和胆固醇的摄入，那么你一定会惊讶于相关标准制定时所基于的人体研究的科学证据有多么匮乏。这些主张大多是基于大鼠实验得出的，研究人员通常会通过在大鼠饲料中添加精炼大豆油来增加大鼠的脂肪摄入，并研究这些大鼠的妊娠结局。但是，孕期女性所摄入的脂肪的质和量一样重要。[42]大部分试图证明高脂肪饮食对妊娠有害的实验实际证明的是饮食中 ω-6 脂肪酸含量高对妊娠有害（下面我会详细介绍 ω-6 脂肪酸）。我所了解的小鼠妊娠研究中只有一项考虑了脂肪的质量。通常来说，使用精炼大豆油增加饮食中脂肪含量的研究的结论都是脂肪对妊娠具有不利影响，包括造成孕妇体重增长过快、高血糖、炎症水平升高。而在这项考虑了脂肪质量的研究中，研究人员比较了混合了椰子油、核桃油和鱼油的高脂肪饮食和常见的含有大豆油的高脂肪饮食。尽管摄入的热量相同，但与用大豆油喂养的小鼠相比，用混合的健康油喂养的小鼠增重更少、体脂含量也更低。[43]后者的血糖水平、胰岛素水平、肝脏功能也更好。换句话说，我们所摄入的脂肪的质量很重要。会引发炎症反应的 ω-6 脂肪酸含量较高的饮食（含有大豆油）与能为人体提供均衡的饱和脂肪酸、单不饱和脂肪酸、ω-3 脂肪酸和少量 ω-6 脂肪酸的饮食（含有椰子油、核桃油和鱼油）截然不同。下次如果有人再和你说"脂肪对孕期女性有害"，你该知道事实并非如此。

你可以想一想胎儿的大脑，它 60% 的成分是脂肪，而且在孕期它是一点点地形成的。[44]因此，胎儿对胆固醇、胆碱、ω-3 脂肪酸和各种脂溶性维生素的需求非常之大。正如一位研究人员所说的那样，"大脑主要由脂肪构成，因此它的大部分结构与功能都依赖于必需脂肪酸，而这些脂肪酸我们只能从饮食中获得"。[45]胆固醇对胎儿的发育起着关键作用，它是（你和胎儿）许多激素合成的原料，是细胞的构成成分。[46]据我所知，胎儿体内的必需脂肪酸水平与母体体内的必需脂肪酸水平相关，这意味着每一位准妈妈都要更加谨慎地选择食物。[47]

有一类 ω-3 脂肪酸被称为 DHA，它对孕期女性来说尤为重要，因为它在胎儿脑部和视力的发育中起着关键作用，我在后面会详细说明，但 DHA 主要存在于脂肪含量高的海鲜、草饲牛的肉和牧场放养的鸡下的蛋中。与之相对的是另一类脂肪，即 ω-6 脂肪酸，母体这类脂肪酸摄入过多与胎儿脑部的异常发育及孕妇后期产生焦虑情绪有关。[48]有研究表明，如果 ω-6 脂肪酸含量高的油脂（如玉米油、大豆油、棉籽油、红花籽油）吃得过多，会抑制 DHA 的合成。[49] 这也许能解释为什么当准妈妈饮食中 ω-6 脂肪酸与 ω-3 脂肪酸的比例过高时，孩子发育迟缓的可能性将增大 1 倍。[50] 如果想了解更多有关植物油和人造反式脂肪酸的危害，可以阅读第四章。

不幸的是，因为植物油基本取代了传统的油脂，我们中的大多数人摄入的 ω-6 脂肪酸都太多了。曾经人类所摄入的脂肪中 ω-6 脂肪酸和 ω-3 脂肪酸的比例接近 1∶1，但现在这一比例高达 30∶1。[51] 改善这个比例的一种好办法就是减少食用植物油，少吃由植物油制成的食品，如市售的沙拉酱或油炸食品。你如果翻一翻早期的烹饪书，会发现书里经常会提及用黄油、重奶油、猪油和牛油来烹饪。以前，人们会将从煮熟的肉中提炼出来的汁液和脂肪保存起来供以后使用，或者将其制成浓稠的肉汁。与之相反的是，大多数现代食谱会特别提醒你在进一步制作食物前，要先去除油脂，代以所谓的"更健康"的植物油。这一做法是对营养和美食的亵渎。

上面所说的可能与你所学的关于"健康脂肪"的知识完全不同，但与植物油相比，黄油和猪油的确是更好的选择。我是在一个常规的营养学项目中接受培训的，因此我也花了很长的时间才接受动物脂肪可能真的更健康这一事实。在分析了大量的研究之后（详见本章和第三章），我认识到妊娠成功所需的许多关键营养素都存在于脂肪含量较高的动物性食物中。突然间，一切知识都串联起来了。这些食物含有脂肪是有其内在原因的，而去除其中的脂肪几乎与所有传统饮食习惯都相左。[52] 我们不应该盲目遵循"吃瘦肉和低脂乳制品"的建议，相反，我们应该确保我们吃的食物含有那些本就天然存在的脂肪。这意味着吃鸡不去皮、喝全脂奶、吃鸡蛋不弃蛋黄、吃来自草饲牛的牛排时不去掉多汁的肥肉。

关键是要做到：在经济允许的情况下，优先选择高品质的动物性食物，因为畜肉、鸡蛋、乳制品的脂肪组成取决于相关动物所吃的食物。举个例子，使用牧草而非谷物饲养的动物，它们的肉中 ω-3 脂肪酸的含量更高、ω-6 脂肪酸的含量更低。[53] 牧场放养的母鸡所下的蛋也比圈养的母鸡所下的蛋更有营养，具体我会在下一章详细阐述。幸运的是，草饲或牧场放养的动物的肉及其制品的味道如此美好，获得味蕾上的享受会让饮食的转变更加容易。

乳制品与生育能力相关性的研究也为我们接纳脂肪提供了理由。我觉得很有意思的一点是，常规孕期营养指南推荐孕妇食用低脂肪乳制品。但是，强有力的证据表明，食用高脂肪乳制品可以改善生育能力，而食用低脂肪乳制品会导致不孕不育，所以我很难理解为什么当女人怀孕后要进行低脂肪饮食。[54]帮助你怀孕的营养素理应帮助你维持怀孕的良好状态。事实上，在借助试管婴儿技术怀孕的女性中，食用乳制品、摄入乳脂最多的女性，成功生产的概率最大。[55]

许多女性发现自己在怀孕的最后 3 个月特别喜欢高脂肪食物。你如果意识到高脂肪食物的能量密度天然较高且饱腹感较强，这一切就说得通了。随着胎儿的生长，你肚子中的空间被胎儿挤占，留给食物的空间就小了，你自然而然就会希望"用更少的食物填饱肚子"。此外，在维持能量和血糖水平方面，摄入脂肪是王道。脂肪不会提高你的血糖或胰岛素水平，而会通过缓慢燃烧自己持续为你提供能量。最后一点同样重要，脂肪很可口。如果你的直觉告诉你要多摄入脂肪，我相信是有充分理由的。

鉴于天然食物中的脂肪通常与蛋白质一起出现，我一般不会把它们分开讨论。但为了行文更加清楚，我挑选了一些健康的高脂肪食物列在下面。

脂肪的主要来源

脂肪的主要来源如下所示。

- 动物脂肪：猪油、牛油、鸭油、鸡皮等（当然最好来自牧场放养或草饲的动物）。
- 乳脂：黄油、酥油（澄清黄油）、重奶油、酸奶油、奶油奶酪等（来自牧场放养或草饲的动物）。
- 植物脂肪：橄榄、椰子、牛油果、坚果、种子以及从这些食物中提取的未经加工的油。（请选择特级初榨油。植物油很容易被高温破坏，因此，除了天然富含热稳定的饱和脂肪的椰子油或棕榈油，其他植物油都不适合高温烹饪。另外，一定要购买装在深色玻璃瓶中而非透明塑料瓶中的油，因为即使只是被光照射，这些精良的油脂的质量也会受损。）避免食用富含 ω-6 脂肪酸的精炼植物油，如玉米油、大豆油、花生油、菜籽油、红花籽油和棉籽油。此外，避免食用任何"部分氢化"的油脂，它们就是人造反式脂肪酸的来源（参阅第四章）。

如果你过去一直被警告小心脂肪，那么现在让你接纳脂肪也许会令你感到不安。我花了整整3年时间进行深入研究，才重拾食用黄油和大胆用油烹饪的信心。无论有多少研究已经去除了饱和脂肪身上毫无根据的"堵塞血管"等恶名，人们还是需要时间去适应，才能坦然地摄入饱和脂肪。[56~59]

理想情况下，每一顿正餐和加餐中都应含有脂肪。这在吃蔬菜时尤其重要，因为蔬菜中的许多营养素和抗氧化物只有和脂肪搭配在一起时才能被人体更好地吸收。[60]如果你想在豆角上涂抹黄油或者全脂沙拉酱，千万别感到不好意思。

你可能已经注意到，我没有给出具体的脂肪摄入量。这是我有意为之。我们生命中因摄入脂肪而担忧的时间难道还不够多吗？饮食中脂肪的最佳比例和量取决于你饮食中碳水化合物和蛋白质的量。从本质上来说，你只要满足了蛋白质的最低摄入要求且没有摄入过多的碳水化合物，就应该相信跟着身体的直觉走就能够让你摄入足量的脂肪。后面关于正念饮食的介绍将对你很有用。

> **总结：**来自包括肉和乳制品在内的未经深度加工的食物的脂肪，是孕期重要的营养素。只有ω-6脂肪酸含量高的油脂，如植物油和人造反式脂肪的食用应该被限制。

蔬菜

现在，让我们把掌声送给蔬菜吧。蔬菜可谓"营养加油站"，它们中蛋白质和脂肪的含量并不高，而碳水化合物的含量也没有高到可以被归为高碳水化合物食物。它们值得一谈。

除了少数碳水化合物含量较高的蔬菜（如土豆），大部分蔬菜对血糖的影响都很小，这是因为它们中膳食纤维的含量很高（膳食纤维不会转化为大量的单糖）。这些蔬菜被统称为"非淀粉类蔬菜"，你所食用的蔬菜中的大部分应该是它们。

蔬菜中的膳食纤维对妊娠很有帮助。它能够延缓其他碳水化合物分解并转化为单糖的速度，为肠道菌群（益生菌）的生长提供原料，并且帮助你预防便秘。

你的每一餐都应该包含蔬菜，尽量做到餐盘里的一半食物都是蔬菜。我建议你吃非淀粉类蔬菜时不必计较分量，吃到饱足（因吃得够多而感到满足，而非吃撑）即可。

我在前文已经提到，蔬菜中的许多营养素和抗氧化物只有与脂肪搭配在一起时才更容易被吸收，所以你不应该为把蔬菜做得更好吃加了很多油脂而感到惭愧，而应该为之开心。

同时，所食用蔬菜的种类越多越好，这不仅是为了最大限度地获得营养，还因为胎儿对健康食物的偏好在胚胎期就部分形成了。[61] 是的，你的宝宝能从羊水中"尝"到你在吃什么。当孩子开始吃固体食物时你就会发现，生命早期与健康食物的"接触"为他现在的不挑食奠定了基础。

非淀粉类蔬菜

我在这里列举了一些非淀粉类蔬菜。

- 朝鲜蓟
- 芦笋
- 甜椒
- 西蓝花
- 抱子甘蓝
- 卷心菜
- 胭脂仙人掌
- 花椰菜
- 芹菜
- 佛手瓜
- 黄瓜
- 茄子
- 大蒜

- 绿叶蔬菜：生菜、韭菜、甜菜叶、芥蓝、蒲公英、芥菜、菠菜、羽衣甘蓝、牛皮菜、萝卜缨、豆瓣菜、青江菜、芝麻菜等
- 黏果酸浆
- 番茄
- 豆角
- 苤蓝
- 蘑菇
- 秋葵
- 洋葱（所有种类的）
- 水萝卜
- 芜菁甘蓝
- 西葫芦
- 芜菁
- 甜菜根 *
- 胡萝卜 *
- 豆薯 *
- 欧洲防风萝卜 *
- 雪豆（如荷兰豆）*
- 金丝瓜 *

   * 中等碳水化合物含量的蔬菜：每杯① 蔬菜中碳水化合物的含量不足 15 g。除非你在限制摄入添加糖和精制碳水化合物后仍无法将血糖控制在最佳水平，否则你不需要限制这些蔬菜的食用。

> **总结**：蔬菜是维生素、矿物质、膳食纤维和抗氧化物的重要来源。你可以自由控制蔬菜的食用量。

---

① 美国度量单位。1 杯当量 = 236.6 mL。——译者注

汤水饮料

当你怀孕后，你需要更多的水。胎儿在子宫的羊水中"游泳"，从孕早期起你的血容量就开始大幅增加。水对于维持血液循环，从而将营养输送给胎儿、排出代谢废物至关重要。

在细胞层面，水维持着细胞的形状和结构，协助调节体温，辅助人体对营养物质的消化吸收，使氧气得以输送到细胞中。同时，水也是各种润滑性液体和黏液的主要组成成分。[62]多喝水可以帮助我们预防便秘、痔疮、肌肉痉挛、头痛、膀胱感染等问题。[63]

美国医学研究所推荐孕期女性每日喝3 L"水"。注意，这里的"水"含义很广，包括所有来源的液体，也就是说你喝的每一杯茶、每一碗汤都要计入全天的饮水量。一种检验饮水是否足够的好方法是观察尿液的颜色。当你饮水充足时，尿液应该是透明或者淡黄色的。我会在第五章列举一些推荐的饮料。

> **总结**：怀孕时身体需要更多的水分，请保证每日饮水3 L。

盐

随着体内水分含量的提高，人体需要更多的电解质。电解质对保持精力来说十分必要（它们毕竟参与维持心脏正常跳动），而且可以帮助孕妇预防一些常见的身体不适，如头痛和腿抽筋。这意味着保证饮食中含有包括盐在内的矿物质是非常重要的。最好的盐是未加工的海盐，这种盐中不仅含有钠，还有微量矿物质。其他类型的盐，如犹太盐①、细盐都经过热处理和提纯去除了其中的微量矿物质。

虽然盐的名声不好，但它对维持身体的正常功能至关重要，尤其是在怀孕期间。正如一位研究人员所说，"在女性怀孕期间，促进胎盘和胎儿的生长所必需的许多生理变化的发生都需要盐的参与"。[64]盐所含的钠和氯是电解质

---

① 犹太盐（Kosher salt）是一种没有额外添加任何物质（如碘）的粗盐，因为可以用于符合犹太教教规的肉类加工而得名。——译者注

平衡的关键（维持细胞间通信），它们帮助维持正常血容量（调节体液水平），促进神经信号传导（使你可以清晰地思考、自如地调动肌肉）。通过提供氯，盐帮助人体维持正常的胃酸水平（胃酸的主要成分是氯化氢）。充足的胃酸在人体吸收矿物质和维生素 B_{12}、消化蛋白质，以及食物离开胃之前杀灭致病菌的过程中起着关键的作用。此外，盐在食品储存中起着重要作用，它可以防止食物滋生致病菌。[65]

考虑到盐的重要作用，孕妇对咸咸的腌黄瓜和腌橄榄的渴望就显得理所应当了。但是，可能已经有人告诉你孕期要少吃盐，以免血压升高。然而，这个建议并不是基于科学研究提出的。对大多数人来说，吃盐并不会对血压产生影响。事实上，弗吉尼亚医学院的一项研究表明，只有大约25%的人对盐敏感（也就是说，这些人会因为吃盐而血压升高）。另外，有15%的人在进行低盐饮食时血压会升高。[66]尽管相关的倡议不断，但低盐饮食并未被证明有助于预防或控制先兆子痫（妊娠期高血压疾病的一种）。[67]更多关于高血压和先兆子痫的内容详见第七章。

大幅减少盐的食用量可能导致严重的后果。除了上述提到的功能，盐对胎儿的发育也很重要。一位研究人员解释道："盐是胎儿正常生长必不可缺的物质。通过可能的基因介导的方式，孕妇限制盐的食用可能造成孩子宫内生长受限或死亡、低出生体重、器官发育不良和成年期器官功能障碍。"[68]另一位研究人员也曾说："大量研究显示，在生长发育的关键时期，限制孕妇食用盐可能影响胎儿的激素水平，以及血管和肾脏系统对体液平衡的调节。"[69]另外，研究显示，低盐饮食会加重高血糖和胰岛素抵抗，而这些情况都是孕妇希望在孕期避免的。[70]简而言之，怀孕的时候，盐是你的朋友，而非敌人。

但这是否意味着你可以无所顾忌地吃很多含盐量高的加工食品呢？当然不是。不过我所顾忌的并不是加工食品中的盐，而是这些食品中的其他东西。你需要记住的是，通过基于天然食物的饮食吃足量的盐是非常重要的。在餐桌边摆上（海）盐罐、烹饪时加盐、大胆享用腌黄瓜和泡菜，让你的味蕾决定你的吃盐量。盐会激发许多食物，尤其是蔬菜的味道。如果你不喜欢苦味的蔬菜，比如羽衣甘蓝或者芝麻菜，可能正是因为缺少盐调味。

如果你恰好对盐敏感，也就是说你吃了盐血压会升高，那么稍微少吃点儿盐可能让你受益。然而请记住，导致你对盐敏感的一个关键因素是过量摄入一种名为"果糖"的糖。[71] 在你大幅减少盐的食用量之前，最好先戒掉含糖饮料和果糖的其他来源（尤其是果葡糖浆）。此外，高血压和高血糖往往相伴而生，因此进行低碳水化合物饮食往往能减轻你高血压的严重程度。[72] 换句话说，放弃精制碳水化合物和添加糖也许能让你在吃盐方面多一点儿自由。

总结： 盐是重要的营养来源，女性在孕期不应限制盐的食用。建议选择海盐。

食物搭配方法

许多孕妇都经历过对某种食物的渴望或者有过强烈的饥饿感（觉得自己必须马上吃东西），这是孕妇在吃正餐和加餐时宏量营养素摄入不均衡产生的副作用。幸运的是，现在我们已经了解了有关膳食组成的基本知识，规划一顿营养均衡的正餐和加餐就容易了许多。

让我们从一个简单的例子开始：一个苹果。

如果你只吃一个苹果，你的血糖会上升，而且上升的速度会很快，这是因为苹果中碳水化合物的含量高、脂肪和蛋白质的含量低。

现在，还是吃同样的一个苹果，但是这次和一小把巴旦杏仁一起吃。因为苹果中有碳水化合物，所以你的血糖还是会上升，但不会升高那么多，也不会升高得那么快，这是因为巴旦杏仁中的脂肪和蛋白质会延缓人体对碳水化合物的消化和吸收。

在我看来，只吃苹果就好比"裸吃"碳水化合物。当你把它和另一种含有脂肪和蛋白质的食物搭配在一起"装点一下"这一餐时，你的身体对食物的响应就完全不同（而且是朝着好的方向改变）。只要你的血糖不急剧上升，它就不会骤然下降。这意味着你的饱腹感持续的时间更长，对糖的渴望也就不再那么强烈。

同样的方法也适用于规划正餐。

餐盘法

餐盘法是一种通过视觉规划餐食的好方法，规划时不需要严格计算食物分量。餐盘法有许多不同的版本，我偏好的是下面这一种：保证餐盘中 1/2 的食物是非淀粉类蔬菜，1/4 的食物是富含蛋白质和脂肪的食物，剩下的 1/4 是富含碳水化合物的食物。注意，碳水化合物的来源包括谷物、豆类、淀粉类蔬菜、牛奶、酸奶和水果。

餐盘分解（通用准则）：

- 2 杯以上非淀粉类蔬菜（用黄油或橄榄油烹饪）
- 85~115 g 富含蛋白质的食物（不去除食物中天然存在的脂肪，如鸡皮）
- 1/2~1 杯富含淀粉或碳水化合物的完整食物*

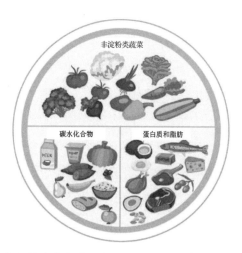

*有的孕妇只需很少的碳水化合物，可以减少每餐中富含淀粉或碳水化合物的食物的分量（甚至可以完全不吃）；有的孕妇则可以耐受更多的碳水化合物。你可以通过阅读第五章来了解微调饮食的具体建议。

和大多数营养师不同的是，如无必要，我不喜欢提出严格的分量上的建议。如果你体重增加的速度比预期快、血糖过高或担心自己的进食量不足，那么可能需要记录 1~2 周的饮食，或者向医生或营养师咨询，看看哪里需要调整。

正念饮食

这种不对食物的分量和饮食的热量进行严格控制的饮食方法让一些女性感到不安。其实，正念饮食是一种确保各种营养的摄入量适合身体需要的有效而自然的方法。所谓正念饮食，指你需要倾听并重视身体向你发送的关于对食物需求的信号。这意味着你需要在感到饥饿的时候进食，而吃饱了就停下来。

吃饭的时候，我们往往会开启"自动驾驶"模式，此时我们与身体内在的信号间的联系断开了，或者说我们只对外界的信号做出响应。有的时候这表现为，尽管你已经饱了但还是会把盘子里的食物都吃光（"光盘"陷阱）。或者你继续吃只是因为身边的人还在吃，尽管你的身体已经不需要更多的食物了。与之相对的一种情况是，你有可能因为害怕怀孕后自己变胖而觉得自己需要限制饮食，于是即使很饿你也不吃东西。这些行为都是很不健康的。当你忽略饥饿信号，你往往也会忽略饱食信号。所以无意识地吃很多和有意识地吃很少都是不健康的、不可持续的。

幸运的是，我们的身体是很棒的老师，永远与我们保持着沟通。你可能需要做一些练习才能与身体的信号保持同步，但是相信我，你将逐渐学会相信自己的身体。为了开始更加有意识地进食，试试下面这些饥饿觉知练习吧。

饥饿觉知练习

在吃每顿正餐和加餐之前，平静地感知你的身体。你有饥饿的感觉吗？你的胃是否因饥饿而绞痛？这种感觉是轻微的还是剧烈的呢？你想吃一小份食物还是想吃一顿大餐？你的精力水平如何？你想吃什么食物，是甜的、咸的还是别的什么呢？（这个过程大概只需要 15～30 秒。）

在吃正餐或加餐期间，依旧要注重身体的感受。你开始感觉饱足了吗？身体给你的感觉是什么？你所吃的食物的口感令你满意吗？还是你想停下来试试别的？你吃饭的速度如何？是较慢、中等，还是偏快？问这些问题时，不要抱持批判的态度。答案没有对错之分。

在进餐接近尾声的时候，进行最后的感知。你觉得如果身体会说话，它此时会说些什么呢？它会要求你提供更多的食物吗？还是会让你停止进食？它会告诉你已经没有任何供食物储存的空间了吗？你的身体对你进食速度的反应如何？一定要确保以不加批判的态度去提问。答案没有对错之分。

你可能逐渐开始有意识地留意自己吃饭时的习惯或感受。你可能每次都匆匆吃完，或者即使吃饱了也觉得必须将盘子里的食物都吃光。也有可能你吃饭的时候内心很忐忑，因为担心等会儿自己会犯恶心。各种各样的情况都有可能出现。

学会不加批判地倾听自己身体的声音，满怀好奇地去感受小小的改变如何影响自己进食时的体验。把这一切当作一个大（而持续的）实验。

进行饥饿觉知练习可以帮助你吃饱的同时避免吃撑，这才是你每次吃饭时希望达到的最佳状态。你可能不是每一次都能做到，但当你做到的次数比没做到的次数多时，你就步入正轨了。

有的人认为正念饮食法没有提供太多的饮食结构或者"规则"，但进行正念饮食并不意味着把营养常识抛诸脑后。倾听身体的声音其实就是要你认识到哪些食物让你感觉不佳，然后在下次有意识地选择其他营养更均衡的食物。你的身体有权利获得营养，而你也有权利享用美食。这两件事情是可以一同实现的。事实上，研究表明，孕期进行正念饮食的女性往往饮食更有营养，吃的垃圾食品也更少。[73]不要低估倾听身体的声音的力量，它可以同时影响你选择的食物的质和量。

进餐时机与进餐间隔

怀孕时你可能发现，从妊娠早期直到生产的那一天，你的食欲一直都在发生变化。怀孕早期开始出现反胃、厌食，怀孕后期有胃酸反流、胃灼热、早饱带来的苦恼。你可能发现，虽然你怀孕前并不爱吃零食，但在孕期每顿正餐少吃一点儿、多吃一点儿零食或加餐反而让你感觉更舒服。

加餐不是硬性要求。如果你每天只吃三餐、不加餐时感觉最好，那么当然按你的感觉来办。然而对大多数孕妇来说，少食多餐有以下 3 个好处。

1. 你永远不会过分饥饿（这有助于保持血糖和精力平稳）。

2. 你不会在某一餐进食过多。

3. 你的宝宝全天能得到稳定的营养供给。

如果你孕期有恶心、呕吐、胃灼热、胃酸反流、早饱等不适症状，减少每餐的分量也很有帮助。

入门技巧

如果上面的内容对你来说太多、太新颖，请不要担心。这些现在在你看来极具挑战性的事情，再过几周你做起来就会像呼吸一样自然。

你可以从观察每餐的情况、实施餐盘法做起。

你每餐的宏量营养素搭配均衡吗？

大部分时候，你的餐食中都有蔬菜（搭配油脂）吗？

你用充足的高蛋白质食物来搭配高碳水化合物食物了吗？

你有没有摄入足量的包括动物脂肪在内的健康脂肪？

优先在餐食中纳入更多的天然食物，减少食用加工食品和含糖食品。

接下来，有意识地注意身体发出的饥饿信号和饱食信号。在进餐前、进餐期间、进餐快结束时和两餐之间留心身体的感觉。这是研究食物对身体的影响，试验哪些食物适合你、哪些食物不适合你的好机会。这是一个自我探索的过程。请把它想象成一个实验，而不是一次考试。

在尝试的过程中，你需要学习、记录并不断调整。当你发现什么食物不适合自己的时候，你就知道什么更适合自己了。孕期你的身体在不停地变化，所以你一定要对自己的饥饿水平、食量、进食时间的变化抱持开放的态度。

在下一章，我将详细介绍哪些食物对宝宝的生长发育尤为重要。

【 本章参考文献 】

[1] Adams, Kelly M., Martin Kohlmeier, and Steven H. Zeisel. "Nutrition education in US medical schools: latest update of a national survey." *Academic medicine: journal of the Association of American Medical Colleges* 85.9 (2010): 1537.

[2] Dufour, Darna L., and Michelle L. Sauther. "Comparative and evolutionary dimensions of the energetics of human pregnancy and lactation." *American Journal of Human Biology* 14.5 (2002): 584-602.

[3] Dufour, Darna L., and Michelle L. Sauther. "Comparative and evolutionary dimensions of the energetics of human pregnancy and lactation." *American Journal of Human Biology* 14.5 (2002): 584-602.

[4] Ladipo, Oladapo A. "Nutrition in pregnancy: mineral and vitamin supplements." *The American journal of clinical nutrition* 72.1 (2000): 280s-290s.

[5] Priest, James R et al. "Maternal Mid-Pregnancy Glucose Levels and Risk of Congenital Heart Disease in Offspring." *JAMA pediatrics* 169.12 (2015): 1112–1116.

[6] Hendricks, Kate A., et al. "Effects of hyperinsulinemia and obesity on risk of neural tube defects among Mexican Americans." *Epidemiology* 12.6 (2001): 630-635.

[7] Menke, Andy, et al. "Prevalence of and trends in diabetes among adults in the United States, 1988-2012." *JAMA* 314.10 (2015): 1021-1029.

[8] Clapp JF: Maternal carbohydrate intake and pregnancy outcome. Proc Nutr Soc. (2002): 61 (1): 45-50.

[9] Moses RG, Luebcke M, Davis WS, Coleman KJ, Tapsell LC, Petocz P, Brand-Miller JC: Effect of a lowglycemic-index diet during pregnancy on obstetric outcomes. Am J Clin Nutr. 2006, 84 (4): 807-12.

[10] Clapp III, James F. "Maternal carbohydrate intake and pregnancy outcome." *Proceedings of the Nutrition Society* 61.01 (2002): 45-50.

[11] Chen, Ling-Wei, et al. "Associations of maternal macronutrient intake during pregnancy with infant BMI peak characteristics and childhood BMI." *The American Journal of Clinical Nutrition* 105.3 (2017): 705-713.

[12] Chen, Ling-Wei, et al. "Associations of maternal macronutrient intake during pregnancy with infant BMI peak characteristics and childhood BMI." *The American Journal of Clinical Nutrition* 105.3 (2017): 705-713.

[13] Wong, Alan C., and Cynthia W. Ko. "Carbohydrate Intake as a Risk Factor for Biliary Sludge and Stones during Pregnancy." *Journal of clinical gastroenterology* 47.8 (2013): 700–705.

[14] Regnault, T. R., Gentili, S., Sarr, O., Toop, C. R. and Sloboda, D. M. (2013), "Fructose, pregnancy and later life impacts." Clin Exp Pharmacol Physiol, 40: 824–837.

[15] Clausen, Torun et al. "High intake of energy, sucrose, and polyunsaturated fatty acids is associated with increased risk of preeclampsia. American Journal of Obstetrics & Gynecology. (2001) Vol 185, Issue 2, 451-458.

[16] Ferolla FM[1], Hijano DR, Acosta PL, et al. "Macronutrients during pregnancy and life-threatening respiratory syncytial virus infections in children." Am J Respir Crit Care Med. (2013); 187(9):983-90.

[17] Goletzke, Janina, et al. "Dietary micronutrient intake during pregnancy is a function of carbohydrate quality." *The American Journal of Clinical Nutrition* 102.3 (2015): 626-632.

[18] Procter, Sandra B., and Christina G. Campbell. "Position of the Academy of Nutrition and Dietetics: nutrition and lifestyle for a healthy pregnancy outcome." *Journal of the Academy of Nutrition and Dietetics* 114.7 (2014): 1099-1103.

[19] Chen, Ling-Wei, et al. "Associations of maternal macronutrient intake during pregnancy with infant BMI peak characteristics and childhood BMI." *The American Journal of Clinical Nutrition* 105.3 (2017): 705-713.

[20] Ströhle, Alexander, and Andreas Hahn. "Diets of modern hunter-gatherers vary substantially in their carbohydrate content depending on ecoenvironments: results from an ethnographic analysis." *Nutrition Research* 31.6 (2011): 429-435.

[21] Ströhle, Alexander, and Andreas Hahn. "Diets of modern hunter-gatherers vary substantially in their carbohydrate content depending on ecoenvironments: results from an ethnographic analysis." *Nutrition Research* 31.6 (2011): 429-435.

[22] Spreadbury, Ian. "Comparison with ancestral diets suggests dense acellular carbohydrates promote an inflammatory microbiota, and may be the primary dietary cause of leptin resistance and obesity." *Diabetes, metabolic syndrome and obesity: targets and therapy* 5 (2012): 175.

[23] Brawley, L., et al. "Glycine rectifies vascular dysfunction induced by dietary protein imbalance during pregnancy." *The Journal of physiology* 554.2 (2004): 497-504.

[24] Brawley, Lee, et al. "Dietary protein restriction in pregnancy induces hypertension and vascular defects in rat male offspring." *Pediatric Research* 54.1 (2003): 83-90.

[25] Kalhan, Satish C. "One-carbon metabolism, fetal growth and long-term consequences." *Maternal and Child Nutrition: The First 1,000 Days*. Vol. 74. Karger Publishers, 2013. 127-138.

[26] Cuco, G., et al. "Association of maternal protein intake before conception and throughout pregnancy with birth weight." *Acta obstetricia et gynecologica Scandinavica* 85.4 (2006): 413-421.

[27] Moore, Vivienne M., and Michael J. Davies. "Diet during pregnancy, neonatal outcomes and later health." *Reproduction, Fertility and Development* 17.3 (2005): 341-348.

[28] Godfrey, Keith, et al. "Maternal nutrition in early and late pregnancy in relation to placental and fetal growth." *Bmj* 312.7028 (1996): 410.

[29] Moore, Vivienne M., and Michael J. Davies. "Diet during pregnancy, neonatal outcomes and later health." *Reproduction, Fertility and Development* 17.3 (2005): 341-348.

[30] Thone-Reineke, Christa, et al. "High-protein nutrition during pregnancy and lactation programs blood pressure, food efficiency, and body weight of the offspring in a sex-dependent manner." *American Journal of Physiology-Regulatory, Integrative and Comparative Physiology* 291.4 (2006): R1025-R1030.

[31] Institute of Medicine Food and Nutrition Board. Dietary reference intakes: energy, carbohydrates, fiber, fat, fatty acids, cholesterol, protein, and amino acids. Washington, DC: The National Academy Press; 2005.

[32] Stephens, Trina V., et al. "Protein requirements of healthy pregnant women during early and late gestation are higher than current recommendations." *The Journal of Nutrition* 145.1 (2015): 73-78.

[33] Stephens, Trina V., et al. "Healthy pregnant women in Canada are consuming more dietary protein at 16- and 36-week gestation than currently recommended by the Dietary Reference Intakes, primarily from dairy food sources." *Nutrition Research* 34.7 (2014): 569-576.

[34] C.A. Daley, et al. "A review of fatty acid profiles and antioxidant content in grass-fed and grain-fed beef." Nutrition Journal 2010, 9:10.

[35] Mathews Jr, Kenneth H., and Rachel J. Johnson. "Alternative beef production systems: issues and implications." *US Department of Agriculture, Economic Research Service, LDPM-218-01* (2013).

[36] Wallace, Taylor C., and Victor L. Fulgoni III. "Assessment of total choline intakes in the United States." *Journal of the American College of Nutrition* 35.2 (2016): 108-112.

[37] Strobel, Manuela, Jana Tinz, and Hans-Konrad Biesalski. "The importance of β-carotene as a source of vitamin A with special regard to pregnant and breastfeeding women." *European journal of nutrition* 46.9

(2007): 1-20.

[38] Van den Berg, H., K. F. A. M. Hulshof, and J. P. Deslypere. "Evaluation of the effect of the use of vitamin supplements on vitamin A intake among (potentially) pregnant women in relation to the consumption of liver and liver products." *European Journal of Obstetrics & Gynecology and Reproductive Biology* 66.1 (1996): 17-21.

[39] Zeisel, Steven H. "The fetal origins of memory: the role of dietary choline in optimal brain development." *The Journal of pediatrics* 149.5 (2006): S131-S136.

[40] Shaw, Gary M., et al. "Choline and risk of neural tube defects in a folate-fortified population." *Epidemiology* 20.5 (2009): 714-719.

[41] Strobel, Manuela, Jana Tinz, and Hans-Konrad Biesalski. "The importance of β-carotene as a source of vitamin A with special regard to pregnant and breastfeeding women." *European Journal of Nutrition* 46.9 (2007): 1-20.

[42] DeLany JP, Windhauser MM, Champagne CM, Bray GA. Differential oxidation of individual dietary fatty acids in human. Am J Clin Nutr 2000; 72: 905–911.

[43] Gimpfl, Martina, et al. "Modification of the fatty acid composition of an obesogenic diet improves the maternal and placental metabolic environment in obese pregnant mice." *Biochimica et Biophysica Acta (BBA)-Molecular Basis of Disease* 1863.6 (2017): 1605-1614.

[44] Chang, Chia-Yu, Der-Shin Ke, and Jen-Yin Chen. "Essential fatty acids and human brain." *Acta Neurol Taiwan* 18.4 (2009): 231-41.

[45] Chang, Chia-Yu, Der-Shin Ke, and Jen-Yin Chen. "Essential fatty acids and human brain." *Acta Neurol Taiwan* 18.4 (2009): 231-41.

[46] Herrera, Emilio. "Lipid metabolism in pregnancy and its consequences in the fetus and newborn." *Endocrine* 19.1 (2002): 43-55.

[47] Al, M. D., et al. "Fat intake of women during normal pregnancy: relationship with maternal and neonatal essential fatty acid status." *Journal of the American College of Nutrition* 15.1 (1996): 49-55.

[48] Sakayori, Nobuyuki, et al. "Maternal dietary imbalance between omega-6 and omega-3 polyunsaturated fatty acids impairs neocortical development via epoxy metabolites." *Stem Cells* 34.2 (2016): 470-482.

[49] Herrera, Emilio. "Lipid metabolism in pregnancy and its consequences in the fetus and newborn." *Endocrine* 19.1 (2002): 43-55.

[50] Kim, Hyejin, et al. "Association between maternal intake of n-6 to n-3 fatty acid ratio during pregnancy and infant neurodevelopment at 6 months of age: results of the MOCEH cohort study." *Nutrition journal* 16.1 (2017): 23.

[51] Candela, C. Gómez, LMa Bermejo López, and V. Loria Kohen. "Importance of a balanced omega 6/omega 3 ratio for the maintenance of health. Nutritional recommendations." *Nutricion hospitalaria* 26.2 (2011): 323-329.

[52] Price, Weston A. *Nutrition and Physical Degeneration A Comparison of Primitive and Modern Diets and Their Effects.* New York: Hoeber. 1939. Print.

[53] Daley, Cynthia A., et al. "A review of fatty acid profiles and antioxidant content in grass-fed and grainfed beef." *Nutrition journal* 9.1 (2010): 10.

[54] Chavarro, J. E., et al. "A prospective study of dairy foods intake and anovulatory infertility." *Human Reproduction* 22.5 (2007): 1340-1347.

[55] Afeiche, M. C., et al. "Dairy intake in relation to in vitro fertilization outcomes among women from a fertility clinic." *Human Reproduction* 31.3 (2016): 563-571.

[56] Siri-Tarino, Patty W., et al. "Meta-analysis of prospective cohort studies evaluating the association of

saturated fat with cardiovascular disease." *The American journal of clinical nutrition* (2010): ajcn-27725.

[57] Malhotra, Aseem, Rita F. Redberg, and Pascal Meier. "Saturated fat does not clog the arteries: coronary heart disease is a chronic inflammatory condition, the risk of which can be effectively reduced from healthy lifestyle interventions." (2017): bjsports-2016.

[58] Veerman, J. Lennert. "Dietary fats: a new look at old data challenges established wisdom." *The BMJ* 353 (2016).

[59] Hamley, Steven. "The effect of replacing saturated fat with mostly n-6 polyunsaturated fat on coronary heart disease: a meta-analysis of randomised controlled trials." *Nutrition journal* 16.1 (2017): 30.

[60] Brown, Melody J., et al. "Carotenoid bioavailability is higher from salads ingested with full-fat than with fat-reduced salad dressings as measured with electrochemical detection." *The American journal of clinical nutrition* 80.2 (2004): 396-403.

[61] Cooke, L., and A. Fildes. "The impact of flavour exposure in utero and during milk feeding on food acceptance at weaning and beyond." *Appetite* 57.3 (2011): 808-811.

[62] Montgomery, Kristen S. "Nutrition column an update on water needs during pregnancy and beyond." *The Journal of perinatal education* 11.3 (2002): 40.

[63] Popkin, Barry M., Kristen E. D'anci, and Irwin H. Rosenberg. "Water, hydration, and health." *Nutrition reviews* 68.8 (2010): 439-458.

[64] Scaife, Paula Juliet, and Markus Georg Mohaupt. "Salt, aldosterone and extrarenal Na+-sensitive responses in pregnancy." *Placenta* (2017).

[65] Ingram, M, and AG Kitchell. "Salt as a preservative for foods." *International Journal of Food Science & Technology* 2.1 (1967): 1-15.

[66] Gildea, John J et al. "A linear relationship between the ex-vivo sodium mediated expression of two sodium regulatory pathways as a surrogate marker of salt sensitivity of blood pressure in exfoliated human renal proximal tubule cells: the virtual renal biopsy." *Clinica Chimica Acta* 421 (2013): 236-242.

[67] Schoenaker, Danielle AJM, Sabita S. Soedamah-Muthu, and Gita D. Mishra. "The association between dietary factors and gestational hypertension and preeclampsia: a systematic review and meta-analysis of observational studies." *BMC medicine* 12.1 (2014): 157.

[68] Sakuyama, Hiroe, et al. "Influence of gestational salt restriction in fetal growth and in development of diseases in adulthood." *Journal of biomedical science* 23.1 (2016): 12.

[69] Guan J, Mao C, Feng X, Zhang H, Xu F, Geng C, et al. Fetal development of regulatory mechanisms for body fluid homeostasis. Brazil J Med Biol Res. 2008;41:446–54.

[70] Iwaoka, T., et al. "The effect of low and high NaCl diets on oral glucose tolerance." *Journal of Molecular Medicine* 66.16 (1988): 724-728.

[71] Klein, Alice Victoria, and Hosen Kiat. "The mechanisms underlying fructose-induced hypertension: a review." *Journal of hypertension* 33.5 (2015): 912-920.

[72] Liebman, Michael. "When and why carbohydrate restriction can be a viable option." *Nutrition* 30.7 (2014): 748-754.

[73] Hutchinson, A. D., et al. "Understanding maternal dietary choices during pregnancy: The role of social norms and mindful eating." *Appetite* 112 (2017): 227-234.

REAL FOOD

FOR

PREGNANCY

第三章

有助于宝宝健康生长的食物

怀孕后，身体的营养需求与营养供给之间的差距会扩大。像一些国家建议的那样仅仅增加热量摄入是没有办法解决育龄女性饮食缺乏营养的问题的，真正需要做的是改善饮食的质量。

巴黎萨克雷大学　克莱利亚·比安基博士

　　许多孕妇有这样一种直觉：为了给生长中的胎儿提供营养，自己必须吃某些特定的食物。的确，全球许多传统饮食文化里都有一些适宜女性在备孕期间、孕中、产后食用的独特食物。在现代社会，我们和传统饮食文化之间失去了联结，转而去关注单一的营养素。但是，关注单一的营养素而忽视完整食物，反而会让人忽略其他许多已知或未知的营养素。

　　所以，本章我即将讨论的是各种完整的食物。这些食物在许多文化中都有很长的应用史，但现代营养学才刚刚揭示为什么这些食物对人体健康如此重要。我会说明这些食物富含哪些营养素，它们是如何为你和宝宝的健康提供支持的，以及这些食物食用不足的后果。我还会花时间讨论如果饮食中不包含这些食物（如素食者的饮食中只有素食），那么要想满足孕期营养需求你会遇到哪些挑战。

　　理想情况下，你将学会利用这些知识有意识地调整你的饮食，在满足营养需求的同时满足你的味蕾。毕竟，美美地享用食物也是滋养你自己和宝宝的重要一环。

鸡蛋

　　鸡蛋是极好的食物，尤其在孕期。它们不仅是简单易得的蛋白质来源，还能为你提供孕期饮食中经常缺少的许多维生素和矿物质。

　　首先，蛋黄富含胆碱。胆碱是一种类似于 B 族维生素的物质，直到近 20 年才受到人们的关注。事实上，直到 1998 年人类才首次确定了胆碱的膳食推荐摄入量。研究表明，胆碱给生长中的胎儿带来的益处与叶酸的益处相似，它们都能促进胎儿脑部发育、预防神经管缺陷。[1] 胆碱还能给胎儿的基因表达带来永久性的有益的改变。[2]

　　一位学者曾说："大鼠服用胆碱补充剂（在出生前通过母体获取或在出生第二周时服用）后，大脑功能发生改变，记忆力一生都较强。这一记忆力的改变似乎与大脑记忆中心（海马体）的发育有关。这些改变明显到即使在这些大鼠的老年时期，研究人员也可以分辨出哪些大鼠额外补充过胆碱。因此，一个人老年时的记忆力在一定程度上受到还在妈妈肚子里时妈妈饮食的影响。"[3]

不幸的是，大多数女性的胆碱摄入只能满足部分需求，这有可能是因为胆碱的食物来源有限，也有可能是因为女性都害怕吃蛋黄。事实上，据估计，高达 94% 的女性的胆碱摄入不达标（标准是一天摄入 450 mg 胆碱）。[4]

目前来看，在所有食物中，蛋黄和肝脏中胆碱的含量是最高的。孕期女性一天吃 2 个鸡蛋（不弃蛋黄）就可以满足大约一半的每日胆碱需求。这就是为什么本书提供的饮食方案中经常出现鸡蛋。

DHA 是一种与婴幼儿智力相关的关键 ω-3 脂肪酸，而鸡蛋是少有的几个非海鲜类的 DHA 食物来源之一。[5] 胆碱与 DHA 协同工作，有助于提高 DHA 被细胞吸收利用的程度。[6] 在大鼠实验中，联合补充胆碱和 DHA 比单独补充两者中的任一营养素更能促进脑部的发育。[7] 鸡蛋同时富含这两种营养素并不是巧合。蛋黄还富含叶酸、B 族维生素、抗氧化物（包括眼部和视力发育的关键营养素叶黄素和玉米黄素）以及微量元素（尤其是碘和硒）。

所食用的鸡蛋的品质是很重要的。牧场放养的母鸡（生活在室外的草地上，可以捕食昆虫、享受阳光）下的蛋比工业化养殖的母鸡下的蛋更健康，营养价值也更高。

与工业化养殖的母鸡相比，牧场放养的母鸡下的蛋具有以下优势。[8]

- 维生素 A 的含量高 30%。这从蛋黄浓重的橘黄色就可以轻易看出。母鸡吃的新鲜绿叶、青草、昆虫越多，鸡蛋中维生素 A 的含量就越高。
- 维生素 E 的含量高出 1 倍。
- ω-3 脂肪酸的含量高出 2.5 倍。
- ω-6 脂肪酸的含量更低。这更加理想，因为这类脂肪酸容易引发炎症反应。就 ω-6 脂肪酸和 ω-3 脂肪酸的比例而言，牧场放养的母鸡下的蛋比工业化养殖的母鸡下的蛋要低一半不止。
- 维生素 D 的含量高 3 ~ 6 倍。这是因为牧场放养的母鸡经常接受光照。

必须说明的是，上述所有营养素都集中在蛋黄中，所以请你一定要吃整个鸡蛋，不然你就会失去许多对健康有益的东西。毕竟，鸡蛋里有蛋黄是有原因的。

分析鸡蛋中的宏量营养素你就会发现，鸡蛋中只含有脂肪和蛋白质（不含碳水化合物），所以它们不会造成血糖上升。如果你经常想吃东西、早上常常感到很饿、感觉精力不足或是发现体重比预期增长得更快，那么鸡蛋对你来说是很好的早餐食物。

研究人员通过分析人们对不同类型早餐的代谢反应发现，与吃贝果相比，吃鸡蛋的人全天的进食量更小、进食冲动更弱，也更不容易出现血糖和胰岛素水平快速上升的情况。[9]鸡蛋富含营养，能让你感到饱足，有助于稳定你的精力水平。总之，吃鸡蛋能带来多方面的益处。

如果你因为担心胆固醇摄入过多而不敢吃鸡蛋，那么你需要知道，最新研究已经驳倒了膳食胆固醇会增大心脏病的发病风险这一观点。[10~13]我们更常看到的是相反的研究结论。研究表明，与摄入过量的膳食胆固醇（或饱和脂肪）相比，摄入过量的碳水化合物与高血脂的相关性更大。[14]更何况，我们的大脑需要胆固醇。事实上，我们体内25%的胆固醇都集中在脑部，这些胆固醇对维持正常的神经功能发挥着关键的作用。你如果希望为宝宝的脑部发育提供原材料，那么绝对应该摄入胆固醇。

有的女性被建议避免吃鸡蛋（尤其是烹饪后蛋黄没有凝固的鸡蛋），理由是它们可能造成食物中毒。关于孕期女性吃鸡蛋的安全隐患被反复夸大。根据2012年美国疾病控制与预防中心的一份分析报告，鸡蛋造成的食物中毒的病例仅占所有食物中毒病例的2%。[15]事实证明，新鲜农产品造成的食物中毒的概率是鸡蛋的8倍。[16]但你应该从未听说卫生部门的官员警告孕期女性不要吃苹果或者菠菜。购买牧场放养的或有机农场养殖的母鸡下的蛋是减小食物中毒风险的一个好办法，这是因为工业化养殖场的母鸡感染沙门菌的风险是有机农场的母鸡的8倍。[17]这很有可能是因为有机农场的母鸡不是在封闭的鸡棚中生长的，饮食也更加多样，而这些都有助于防止疾病的传播。从传统农场获得的鸡蛋其实也只有极小的概率携带沙门菌，概率只有1/30 000～1/12 000不等。[18]因此，请把关于摄入过量胆固醇和感染沙门菌的担心放在一边，放宽心，你要知道，吃鸡蛋（连同蛋黄一起）的好处足以让你把它们作为常规饮食的一部分。

从食品安全和营养的角度看，吃牧场放养的母鸡下的蛋是最理想的。你可以在当地的农场或者超市找到这种鸡蛋。如果你买不到，或者这些鸡蛋价格过高，其他来源的鸡蛋也富含营养，同样值得被纳入饮食。

我最常被问及的问题来自对鸡蛋过敏的人——"如果我不能吃鸡蛋怎么办呢？"如果你出于对鸡蛋过敏、敏感或是其他原因不能吃鸡蛋，只要你不太挑食（你的饮食中含有动物性食物和植物性食物），鸡蛋中的大部分营养你都可以从其他食物中获得。唯一可能摄入不足的就是胆碱。吃鸡蛋的人所摄入的胆碱几乎是不吃鸡蛋的人的 2 倍。[19] 如果你不吃鸡蛋，那么我建议你考虑服用胆碱补充剂或者更频繁地食用动物肝脏。我将在本章后半部分更详细地介绍胆碱的补充方法。

动物肝脏

许多人说肝脏是天然的复合维生素来源，我认为它实至名归。肝脏是除鸡蛋外唯一含有大量胆碱的食物。目前现代营养学所发现的所有维生素和矿物质在动物肝脏中的含量都非常高。

肝脏是铁含量最高的食物之一，而铁是一种能够预防孕妇贫血等许多健康问题的矿物质。肝脏（以及其他大部分动物性食物）中所含的铁被称为"血红素铁"，它能很好地被人体吸收，而且不像铁补充剂一样容易产生便秘这一副作用。孕期缺铁是发生先兆子痫、甲减和早产的风险因素，还会直接影响胎儿的铁储备情况，而胎儿缺铁与脑部发育受损和发育迟缓有关。[20] 一项研究显示，孕期缺铁的女性产下的婴儿在出生后第 10 周和第 9 个月测试时，表现出认知功能发育迟缓。[21]

肝脏还是叶酸和维生素 B_{12} 含量最高的食物之一，而这两种营养素对保持红细胞健康和促进胎儿脑部发育都非常关键。叶酸最为人所知的就是它在预防先天畸形方面的作用。大多数女性获得这种维生素的方式都是通过营养补充剂（人工合成的叶酸），但很少有人知道从食物中获得叶酸要好得多。由于一种名为"亚甲基四氢叶酸还原酶"（MTHFR）的酶发生基因变异，高达 60% 的人都无法（或不能高效地）利用营养补充剂或强化食品中常见的合成叶酸。[22] 但无论你体内的 MTHFR 是否存在基因变异，食用肝脏都可以保证你获取的叶酸是身体能够利用的那一种。（你可以询问医护人员如何进行基因检测以了解你体内的 MTHFR 是否存在基因变异，详见第九章。如果你体内的 MTHFR 存在基因变异，请阅读第六章了解选择孕期维生素的具体方法。）

在重量相同的情况下，肝脏中维生素 B_{12} 的含量是肌肉（如鸡胸肉或牛排）中维生素 B_{12} 含量的 200 倍。女性在孕期常常忽略维生素 B_{12} 的重要性，但是孕妇维生素 B_{12} 摄入不足会增大流产和胎儿发生神经管缺陷的风险。[23]一项针对 11 个国家 11 000 名孕妇的深入分析表明，维生素 B_{12} 缺乏会大大增加早产的风险。[24]尽管不吃肝脏在理论上也可以使维生素 B_{12} 的摄入水平达到 RDA，但研究人员发现，目前的 RDA 不足以将身体维持在最佳状态。事实上，经他们估算，实际的维生素 B_{12} 需求量是目前 RDA 的 3 倍。[25]毋庸置疑，保证维生素 B_{12} 摄入充足是非常明智的。

肝脏还富含脂溶性维生素，包括维生素 A、维生素 D、维生素 E 以及维生素 K，这些维生素都很难从其他途径获得。正在阅读本书的你很可能就被特别提醒不能在孕期吃肝脏，而原因正是它的维生素 A 含量很高。这曾引起多年的争议，因为早年研究认为服用大量人工合成的维生素 A 补充剂与出生缺陷有关。但是，我们现在明确了天然食物中的维生素 A 并不具有这种毒性，尤其在保证维生素 D 和维生素 K_2 摄入充足的情况下（它们在肝脏中含量很高）。[26]这也完美地证明了为什么从食物中获得营养要远比服用补充剂安全得多。

正如一位学者指出的那样，"肝脏和营养补充剂不具有同等的致畸风险（造成出生缺陷的风险），我们应再次衡量那些基于维生素补充剂致畸性所做出的食用肝脏的建议。"[27]

考虑到孕期女性普遍缺乏维生素 A，对食用肝脏会造成维生素 A 中毒的顾虑就更令人费解了。一项研究表明，1/3 的孕期女性都处在维生素 A 缺乏的边缘，尽管她们都有获得许多富含维生素 A 食物的途径。[28]众所周知，这种必需营养素对胎儿肺、肾脏、心脏、眼睛和其他器官的正常发育起着重要的作用。美国国立卫生研究院也表明，"为保证胎儿生长、维持自身身体组织和代谢需要，孕期女性需要额外摄入维生素 A"。[29]当然，任何一种营养素摄入过量都会造成问题，而因为维生素 A 是脂溶性的，摄入过量的维生素 A 的确会增大中毒的风险。但是，基于我们对孕期女性缺乏维生素 A 的现状以及对食物来源的维生素 A 安全性的了解，这并不足以成为孕期女性不吃肝脏这一宝贵的富含维生素 A 的食物的理由。

事实上，不吃肝脏正是一个已知的维生素 A 缺乏的风险因素。荷兰一项涉及 1 700 名女性的研究表明，吃肝脏的女性维生素 A 的摄入几乎总是充足的，而令人震惊的是，70% 不吃肝脏的女性维生素 A 的摄入无法达到 RDA。[30] 这项研究十分重要，因为它凸显了常规孕期营养指南的一个重大失误。人们一般认为维生素 A 缺乏只容易在食物不充足的国家发生，但这项研究是在世界上最富有的国家之一 —— 荷兰开展的。由此可知，维生素 A 缺乏并不是因为女性无法获得（或者无力购买）富含维生素 A 的食物，而是因为她们正在被积极地引导去避开这些食物。

有一句话很好地反映了研究和营养政策间的断层（并且解释了孕期女性在选择食物时的困惑）："孕妇和那些备孕的女性通常会被建议避免食用富含维生素 A 的肝脏及相关食物，而这一建议是基于未经证实的科学发现提出的。"[31]

很多营养学专家给出的替代肝脏的"更安全"的饮食建议就是吃富含维生素 A 的植物性食物。不幸的是，这不是一个很好的建议，因为植物来源的维生素 A 并不等同于动物来源的维生素 A。维生素 A 的植物来源，如红薯、胡萝卜、羽衣甘蓝，含有的是类胡萝卜素（维生素 A 原），而非真正的、预成型的维生素 A（视黄醇）。虽然理论上来说，我们的身体可以把维生素 A 原转化为维生素 A（视黄醇），但每个人的转化率不同且受到基因的影响。[32] 最广受讨论的类胡萝卜素，即 β- 胡萝卜素的效力不足视黄醇的 1/28。[33] 更矛盾的是，摄入的 β- 胡萝卜素越多，维生素 A 的转化率就越低。[34] 这意味着为了保证你和你肚子里生长中的宝宝摄入充足的维生素 A，你的确需要一些来自肝脏和其他动物性食物的、预成型的维生素 A。吃再多的胡萝卜也无济于事。

一周吃 1~2 次肝脏（每次吃几十克），再吃一些富含类胡萝卜素的蔬菜和其他富含维生素 A 的食物（如用草饲动物的奶制成的黄油、来自有机农场动物的脂肪和蛋黄等），你完全可以满足身体对维生素 A 的需求。在南非一个养殖绵羊的部落中，几乎所有族民平均每个月吃 2.3 次肝脏，而他们的维生素 A 缺乏率非常低：经检测只有 6% 的儿童缺乏维生素 A，而没有一个成年人缺乏维生素 A。相反，南非其他地区居民肝脏食用不足，他们中有接近 64% 的人缺乏维生素 A。[35] 总之，吃肝脏的利远大于弊。（北极熊的肝脏是例外，它的维生素 A 含量对大多数人来说都过高了。[36]）

如果吃肝脏让你觉得新奇、怪异，甚至恶心透顶，别担心，你不是一个人。曾经内脏也是人类的主菜，但我们这一代人在成长的过程中很少吃内脏。如果你不习惯吃肝脏、不喜欢它的味道，没关系，它很容易被"藏进"需要使用肉馅的食物中。在后文的食谱中你可以找到我利用牛肝制作的无豆牛肉汤、牛肉卷、低碳水牧羊人派、二次烘烤金丝瓜配肉丸和牛肝酱。你还可以尝试鸡肝，它的味道比牛肝的味道更加淡。

在购买肝脏时，它的来源也需要我们考量。肝脏的功能是过滤毒素、储存营养物质，所以最理想的来源是健康的、牧场饲养的动物。与精制的牛排不同，肝脏通常很便宜，所以尽情去购买你所能找到的最优质的肝脏吧。你如果实在不喜欢肝脏的味道，可以购买用草饲牛的肝制成的牛肝粉，把它们作为补充剂服用。

带骨肉、慢炖肉和骨头汤

无论是牛肉、猪肉，还是鸡肉，只要是肉，就都是孕期女性非常重要的营养来源。它们含有完全蛋白质、矿物质、B族维生素、脂溶性维生素以及一些从其他食物中难以获得的营养素。

动物性食物中的铁和锌最容易被人体吸收。[37]这也解释了为什么素食者缺乏这两种营养素的风险更大。[38~39]孕妇缺铁可能引发包括贫血、流产、早产、甲状腺功能受损以及胚胎脑部发育不良在内的一系列问题。孕妇缺锌则与流产、早产、胎儿发育受限、死胎和胎儿神经管缺陷有关。[40]

肉富含维生素 B_6，而美国 40% 的育龄女性都缺乏这种维生素，这与流产、早产、新生儿低出生体重、APGAR 评分[①] 低有关。[41~42]另外，只有动物性食物才含有维生素 B_{12}，这种维生素的重要性在论述动物肝脏的重要性时我已经阐述过了。肉中还富含其他许多微量营养素，其他食物要么缺乏这些营养素，要么所含的营养素人体难以吸收，因此肉对孕妇来说不可或缺。鉴于肉中富含如此多的营养素，女性在怀孕后期动物蛋白摄入不足会导致新生儿低出生体重

---

① 医学上用来评估新生儿的窒息程度，包括肌张力（Activity）、脉搏（Pulse）、皱眉动作及对刺激的反应（Grimace）、肤色（Appearance）、呼吸（Respiration）这五大方面的评估。——译者注

就是意料之中的事了。[43]

但是肉的益处还不仅仅在于能为人体提供蛋白质、维生素和矿物质。特殊部位的肉以及用特定方法烹饪的肉对人体有更多的益处，这也是为什么我要在这里强调它们。

可能只有老一辈的人才会自己煲汤，现在的大多数人都是直接从商店买一罐或一盒"肉汤"。自制骨头汤不仅可以省钱，还是一个获得膳食中原本缺乏的营养素的好方法。在一些传统饮食文化中，人们不会只吃脱骨去皮的鸡胸肉而丢弃鸡的其他部位。他们会吃掉内脏和脂肪，然后把难嚼的肉、骨头和皮做成汤。

现有的研究表明，人们的饮食应该回归传统。动物的骨头、肉皮和结缔组织富含蛋白质、明胶、胶原蛋白、甘氨酸和矿物质。骨头中矿物质的含量比身体其他任何部位中的含量都高。当你炖一大锅骨头汤时，一些矿物质会进入汤中，这样的汤可以为你提供钙、镁、铁、锌、钾和其他许多微量营养素。你可以把它想象成一种矿物质饮料，比如一瓶咸香可口的运动型饮料。

骨头汤和慢炖肉还能为人体提供明胶和胶原蛋白，它们也是甘氨酸含量最丰富的食物。甘氨酸在常规孕期营养指南中不受重视，因为它是条件必需氨基酸，这意味着身体可以利用其他氨基酸合成它。但是，怀孕时情况特殊，此时的身体需要从食物中获得额外的甘氨酸。研究人员发现，"女性孕期对甘氨酸的需求水平超过了自身合成的水平，因此额外补充甘氨酸在孕期十分重要。"[44]

此外，甘氨酸对胎儿DNA和胶原蛋白的合成是必需的。在怀孕后期，胎儿体重快速增加，这时孕妇保证摄入足量的甘氨酸尤为重要。胎儿正在生长的骨头、结缔组织、内脏和皮肤对甘氨酸的需求此时都是最高的。一项研究指出，"随着孕期的进展，内源性甘氨酸（即身体利用其他氨基酸合成的甘氨酸）可能不足以满足身体对甘氨酸日渐增长的需求"。[45]

不仅如此，和胎儿一样，你的身体也需要甘氨酸，它为生长的子宫、乳房和皮肤提供支持。事实上，怀孕末期子宫中胶原蛋白的含量比孕前子宫中的高8倍。[46]尽管不能保证，但考虑到这些胶原蛋白中有1/3是甘氨酸，摄入充足的甘氨酸也许可以帮助预防妊娠纹的产生。[47]

但是瘦肉、去皮鸡肉、乳制品和蛋白质含量高的植物性食物中甘氨酸的含量并不高。此外，仅从上述食物中获得蛋白质会造成蛋氨酸摄入过量，这会削减甘氨酸储备，甚至还会导致中毒。蛋氨酸摄入过量与同型半胱氨酸（一种炎症标志物）浓度升高、神经管缺陷、先兆子痫、自然流产、早产之间存在关联。[48]正如一位学者所说，"孕期进行蛋氨酸含量过高的饮食会对子代长期的生理发育产生不良影响。代谢（即分解）未被利用的蛋氨酸的过程需要甘氨酸，因此这还可能造成甘氨酸缺乏"。[49]

甘氨酸最可靠的食物来源包括骨头汤、慢炖肉（如炖牛肉、手撕猪肉）、带骨带皮的鸡肉（如鸡翅、鸡腿、整只烤鸡）、猪皮、培根、香肠和肉糜（它们通常由整块肉制成）。或者你也可以在其他食物中加入提纯的明胶粉或胶原蛋白粉，它们天然富含甘氨酸（当然，我说的不是那种加糖的明胶粉）。

孕期甘氨酸摄入不足的后果可以通过动物实验观察到。因为刻意限制孕期女性必需营养素的摄入有违伦理，因此几乎没有这类人体实验，不过大鼠实验是可以做的。当大鼠饮食中蛋白质的含量很低时，它们的后代会患心脏病和高血压。但是，如果在大鼠原先的饮食中加入甘氨酸，它们的后代就不会出现上述问题。研究人员表示："甘氨酸似乎对心血管系统的正常发育至关重要。"[50]这可能也与甘氨酸和叶酸代谢之间的联系有关。[51]又或者因为甘氨酸参与弹性蛋白的合成，而弹性蛋白是血管收缩和舒张所需的一种结构蛋白。

甘氨酸还可以防止氧化应激，这是先兆子痫的重要表征；一些研究还表明甘氨酸可以降低血压和血糖。[52]患先兆子痫的女性尿液中的甘氨酸更少，这说明她们对甘氨酸的需求更多或储备过少。[53]此外，有研究显示，"早产儿体内的甘氨酸水平很低"。[54]

研究还发现，胆碱和甘氨酸的功能是相通的，它们都参与DNA甲基化，而这一过程是胎儿基因正常发育的重要保证。[55]换句话说，宝宝的发育情况取决于你胆碱和甘氨酸的摄入水平。如果膳食中的甘氨酸不足，胆碱可以转化为甘氨酸。当然，转化的发生建立在你胆碱摄入充足的基础上，而大多数女性甚至都不知道有这种营养素。

甘氨酸对人体的另一个好处是，它参与谷胱甘肽的合成，而谷胱甘肽是身体最强的解毒酶之一，对我们日常接触的化学物质都有天然的解毒作用。化学物质暴露是一系列先天畸形和孕期并发症的风险因素，所以能够增强你应对有害化学物质的能力的营养素值得你关注。[56]我将在第十章进一步探讨毒素暴露的风险。

显而易见，孕期饮食中含有充足的甘氨酸十分关键。从参与胎儿 DNA 和心血管的合成，到满足子宫生长的需要，毫不夸张地说，甘氨酸在健康妊娠中扮演着非常重要的角色。你可以开心地享用起滋补作用的羹汤、手撕猪肉、炖牛肉，要知道这是在为宝宝提供按照大自然设计的方式生长所需的原料。

建议你在条件允许的情况下，购买来自放养的动物或草饲动物的肉和骨头。它们通常更贵，而一种节约开支的方式就是不买那些高级的肉（如牛排），而买老一点儿、硬一点儿的部位（它们更便宜且甘氨酸的含量更高）。我本人更喜欢这些部位的肉，它们口感更丰富，制作起来也更简单（比如手撕猪肉做起来不容易失败，但做猪排就需要更精细的烹饪手法）。随着消费需求的增加，越来越多的超市开始销售牧场放养和草饲的动物的肉，减价的时候你可以多囤一些。你也可以联系当地的肉店，有些店主会免费赠送或者低价销售用于炖汤的骨头。你还可以从牧民手中直接通过团购的方式购买，肉的单价更低。

如果无论如何你还是负担不起草饲动物的肉，那么你要知道，即使是用传统方法养殖的动物的肉也很有营养。你仍然可以通过它们来为你的宝宝提供那些不吃肉就容易缺乏的关键营养素。

蔬菜，尤其是绿叶蔬菜

蔬菜应该是孕期最应该被重视的食物了。绿叶蔬菜是"营养加油站"，它们富含维生素、矿物质和抗氧化物。研究人员仅仅在羽衣甘蓝中就发现了 45 种不同的类黄酮（一类抗氧化物）。

绿叶蔬菜是叶酸含量最高的食物之一（叶酸的另外两个主要食物来源是肝脏和豆类）。其实从词源上就能看出它们之间的联系——folic acid（叶酸）一词源自 foliage（叶子）一词。绿叶蔬菜还含有维生素 C、β- 胡萝卜素、膳食纤维、多种 B 族维生素和矿物质。维生素 C 和氨基酸等营养素共同作用，参与胶原蛋白的合成，这对胎儿和孕妇自身器官、组织（如子宫和腹部皮肤）的生长都是非常重要的。

绿叶蔬菜中维生素 K_1 的含量也很高，这种维生素对保持正常凝血功能、减小产后出血（生产中失血过多）的风险非常重要。绿叶蔬菜还富含两种能够预防或缓解孕妇晨吐的营养素，即维生素 B_6 和镁。最后，它们还能为孕妇提供钾，这是一种能帮助孕妇维持血压、预防水肿的关键电解质。

需要注意的是，蔬菜中的这些营养素，尤其是抗氧化物和脂溶性维生素，在你同时摄入脂肪的情况下更容易被身体吸收。因此，如果你在吃蔬菜的时候想要搭配一些由草饲动物的奶制成的黄油、椰子油、橄榄油、牛油果或坚果等健康的油脂或富含脂肪的食物，千万不要感到愧疚。[57]

蔬菜中的一些营养素（如维生素 C）在烹饪的过程中会被破坏，也有一些营养素（如 β- 胡萝卜素）经过烹饪后人体反而更容易吸收。[58]出于这样的原因，我推荐既吃生的蔬菜也吃熟的蔬菜。最理想的是购买有机蔬菜，它们中的杀虫剂残留较少。[59]从当地农民手中购买蔬菜是确保所食用的蔬菜在最佳时期被收获、风味和营养俱佳的好方法之一，你还可以借此了解种植方式，比如种植过程中是否使用了除草剂和其他化学物质。在很多地区，购买当地应季的蔬菜往往更便宜。如果你没有办法直接从农民手中购买蔬菜，或者市面上的有机蔬菜的价格对你来说太高，别担心，吃普通方法种植的蔬菜也不错，总比不吃蔬菜好得多。

高脂肪鱼类及其他海鲜

随着人们对海鱼中汞和其他污染物的了解，一些女性被建议在孕期避免吃海鱼或将每周海鱼的食用量限制在 340 g 以内。汞属于神经毒素，人们担心它对胎儿脑部发育有害，所以希望通过限制食用海鱼来减少胎儿与汞的接触，从而保护胎儿。

不幸的是，这个信息具有一定的误导性。虽然有一些海鱼的汞含量比较高，你确实应该避免食用，比如旗鱼、鲭鱼、方头鱼和鲨鱼（每周金枪鱼的食用量应该限制在 170 g 以内），但其他许多海鱼你是可以在孕期安全食用的，尽管它们含有少量的汞。原因如下：海鱼的硒含量也很高，硒可以与汞结合，阻止汞在人体内产生毒性。[60]

一个设计严格的、研究了近 12 000 对母子中母亲在怀孕期间海鱼的食用情况与孩子神经发育关系的实验显示，每周吃超过 340 g 海鱼的女性所生的孩子智商更高、更善于沟通。事实上，在孕期没有食用任何海鱼的母亲，她们的孩子的认知表现是最差的。这些孩子更有可能出现精细运动、社交和沟通方面的问题。[61]尽管吃海鱼的孕妇摄入的汞更多，但海鱼中的营养素（包括其中含有的可以与汞结合的硒）带来的益处似乎平衡了汞带来的问题。

当然，了解哪些海鱼的汞含量更低，哪些的汞含量更高对你很有帮助。通常来说，海鱼的体形能很好地帮助你预测它的汞含量，虽然这个方法因太简单而显得不那么准确。[62]体形更大的海鱼寿命更长，吃的小鱼和其他水生生物更多，体内汞的浓度往往更高。例如，红大马哈鱼（体重不足 7 kg、寿命大约 7 年）就比长鳍金枪鱼（体重超过 59 kg、寿命大约 13 年）要好。希望你在了解了海鱼的大小和海鱼体内的硒对汞浓度的影响之后，能够减轻一些对吃海鱼的担忧。

生活在寒冷水域中的鱼类（深海鱼）体内含有大量能促进大脑发育的DHA，因此它们对妊娠尤其有益。其中高脂肪鱼类，如三文鱼、鲱鱼、沙丁鱼（包括鱼卵）所含有的 DHA 最多，并且它们的汞含量较低。在第六章我将具体介绍从食物（或补充剂）中直接获取 DHA 的重要性及操作方法。

除了 DHA 以外，高脂肪鱼类还富含维生素 D，而孕期女性普遍缺乏维生素 D。[63]它们体内还含有包括碘、锌、硒在内的许多矿物质。女性在孕期对碘的需求较孕前增加了 50%，而碘缺乏在孕期非常常见。[64]碘对维持孕妇和胎儿正常的甲状腺功能以及保证胎儿脑部健康发育至关重要。

《美国医学会杂志》指出，"在全球范围内，碘缺乏仍是造成可预防的智力障碍的首要原因"。[65]食用海产品，尤其是海藻、扇贝、鳕鱼、海虾、沙丁鱼和三文鱼，是获取碘的良好途径。

在品质方面，我建议条件允许的情况下尽量购买野生鱼，因为人工养殖的鱼往往会被多氯联苯、二噁英等化学物质污染。[66]由于人们在养殖过程中大量使用抗生素，人工养殖的鱼还有可能携带耐药细菌。[67~68]这可能导致难以治愈的感染发生，而孕期发生感染尤为危险。与人工养殖的鱼相比，大多数野生鱼中 DHA 的含量更高。[69]

全脂及发酵乳制品

　　首先我要申明，我认为不是每个人都需要通过乳制品来获取钙，但是如果你对乳制品耐受，它们可以给你带来诸多益处。除了钙，乳制品还富含蛋白质、脂溶性维生素（维生素 A、维生素 D、维生素 E、维生素 K）、一些 B 族维生素、益生菌和碘。

　　在这里，我想要着重说一说维生素 K_2，这是一种我们在乳制品之外的食物中很难大量找到的营养素。它与植物性食物中的维生素 K_1（维生素 K 的主要类型）不同。维生素 K_2 与维生素 A 和维生素 D 共同作用，维持体内正常的矿物质代谢，确保矿物质被用在正确的地方，比如骨头和牙齿中，而非软组织中。如你所知，胎儿的骨骼在子宫内形成，因此这些维生素与钙和其他矿物质的组合就是形成胎儿强壮骨骼的最佳营养配方。维生素 K_2 对你的骨骼健康也很重要。在孕期，如果你的某种营养素摄入过少，身体就会从自身组织中"借"出这种营养素。换句话说，在孕期，如果你营养摄入不足，那么你的营养会被逐渐消耗，严重的话甚至会引发健康问题。一个可能的情况是，你会患上骨质疏松症，也就是骨头变脆弱了——大部分人认为这是缺钙的表现。但其实补充维生素 K_2 也可以使这一状况逆转。[70]

　　维生素 K_2 的好处不仅仅在于维持你和胎儿的骨骼健康，它还可以提高你对胰岛素的敏感性，这意味着摄入充足的维生素 K_2 可以帮助你将血糖维持在正常水平。[71] 你如果能够回忆起上一章的内容，就会知道保持血糖正常对每一位孕妇来说都很重要，无论她是否患有妊娠糖尿病。

　　乳制品也是碘的重要来源，这是因为奶牛通常都会服用碘补充剂以提高生育能力，而且挤奶工在挤奶前也会用碘对奶头进行消毒。对不吃海产品的孕妇而言，乳制品（和鸡蛋）是碘的重要来源。[72]

　　就像选择其他食物一样，选择乳制品时也要注重品质。从牧场或用牧草饲养奶牛的农夫手中直接购买的乳制品中脂溶性维生素的含量更高、杀虫剂残留更少（因为这些奶牛不以玉米和大豆为食）。带有"有机"标志的乳制品是次优选择，相关的奶牛不一定以牧草为食，可能只是被喂养了有机饲料（你需要与农夫沟通才能确定细节）。如果你能找到既是用草饲奶牛产的奶制作的又是有机的乳制品,那就再好不过了。当然,只有摄入乳制品中的脂肪你才能获得脂溶性维生素的益处,所以一定要购买全脂乳制品。

同时我建议你吃一些发酵乳制品,如普通酸奶、开菲尔酸奶、成熟奶酪。经过微生物发酵,这类乳制品中维生素 K_2 的含量更高。它们中的微生物是益生菌,本身就对人体健康有益。事实上,食用发酵乳制品可以减少婴儿湿疹和过敏性鼻炎(又称"花粉症")的发生。[73]规律食用发酵乳制品还可能减小早产的风险。[74]

如果你对乳糖不耐受,那么可以试试黄油、奶油、全脂希腊酸奶和成熟奶酪,它们乳糖含量更低,不会造成身体不适。虽然尚不明确其中的原因,但据报道,一些原本对乳糖不耐受的女性在孕期竟然可以耐受乳制品了。如果你没有这么幸运,我会在第六章为你介绍获得益生菌、钙、维生素 D 等营养素的其他途径。

素食者孕期面临的挑战

你可能已经注意到,除了蔬菜,本章分析的所有食物都来自动物。传统饮食推崇这些食物,称它们为"生育食物"是有原因的:它们富含多种人体必需营养素,能支持胎儿生长,保证女性孕期健康、产后迅速恢复并分泌有营养的乳汁。研究发现,全球现存的狩猎–采集族群每天平均约从动物性食物中获得55%~65% 的热量。[75]这与韦斯顿·普里斯博士的研究结果遥相呼应,在他对 20 世纪早期全球传统饮食的记录中,没有任何一种传统饮食以植物性食物为主。[76]试图仅仅通过植物性食物获得人体所需的全部营养素是非常困难的。营养补充剂的作用是有限的,它并不能为人体提供动物性食物所含的全部营养素。与天然食物相比,营养补充剂中的营养素要么可能不利于人体吸收,要么含量过低,无法在人体内发挥协同作用。大家经常问我对孕期吃素的看法,所以我决定深入探讨一下这个问题。

简单来说,维生素 B_{12}、胆碱、甘氨酸、预成型的维生素 A(视黄醇)、维生素 K_2、DHA、铁和锌这些营养素都较难通过素食获得。如果你是纯素食者,不吃任何动物性食物,如畜肉、禽肉、鱼类、乳制品或鸡蛋,上述营养素中有些你可能完全无法通过饮食获得。为了避免造成误会，我需要在此说明一下：标题中的"素食者"指不吃除乳制品和鸡蛋外的动物性食物的人，即蛋奶素食者。接下来我将详细分析为什么蛋奶素食不是准妈妈和胎儿的最佳饮食。

维生素 B_{12}

维生素 B_{12} 对胚胎发育起着关键的作用，它只存在于动物性食物中。DNA 甲基化的过程需要维生素 B_{12} 的参与，而基因表达、细胞分化、器官形成均涉及 DNA 甲基化。[77] 由此可以推断，DNA 甲基化对胚胎发育至关重要。如果维生素 B_{12} 摄入不足，流产、神经管缺陷、早产发生的风险就会增大。[78~79] 平均 62% 的吃素的孕妇缺乏维生素 B_{12}，但植物性和动物性食物都吃的孕妇中缺乏维生素 B_{12} 的人则很少。[80]

一项研究分别分析了进行蛋奶素食饮食、少肉饮食（一周内肉的食用量不足 300 g）和杂食饮食的孕妇在怀孕早期、中期和晚期维生素 B_{12} 的血清浓度，以及能反映体内维生素 B_{12} 水平的同型半胱氨酸的浓度。[81] 维生素 B_{12} 血清浓度低、同型半胱氨酸浓度高对妊娠格外有害，这两种情况均会降低叶酸的利用率、影响髓鞘的合成，而它们对神经系统的发育都是十分关键的。[82] 该研究显示，22% 进行蛋奶素食饮食的孕妇和 10% 进行少肉饮食的孕妇以及 3% 进行杂食饮食的孕妇维生素 B_{12} 血清浓度低、同型半胱氨酸浓度高。换句话说，无论是理论上可以从饮食（蛋、奶）中获得维生素 B_{12} 的蛋奶素食者，还是吃肉不够多的少肉饮食者，都面临着缺乏维生素 B_{12} 的风险。有趣的是，研究中 60% 的蛋奶素食者、95% 的少肉饮食者和 100% 的杂食者饮食中的维生素 B_{12} 水平其实已经达到维生素 B_{12} 的 RDA，但是她们缺乏维生素 B_{12} 的现象仍然比较普遍。这项研究和其他研究共同指出维生素 B_{12} 的 RDA 设定得过低。正如我在前文所指出的那样，最新研究显示，目前的 RDA 只有女性孕期维生素 B_{12} 需求量的 1/3 左右。[83] 这意味着偶尔吃鸡蛋、喝牛奶，或者服用常见的孕期维生素（维生素 B_{12} 的含量与 RDA 持平），甚至吃维生素 B_{12} 强化食物，都很难满足需求。你需要增加动物性食物的食用或者额外服用补充剂。

缺乏维生素 B_{12} 在孕期是很麻烦的，在哺乳期也是如此。缺乏维生素 B_{12} 的母亲分泌的乳汁中维生素 B_{12} 的含量也很低。医学文献中有无数这样的案例：

哺乳期，进行蛋奶素食饮食或纯素食饮食的母亲对孩子进行纯母乳喂养时，孩子严重缺乏维生素 B_{12} 并出现发育迟缓、生长受阻、运动障碍等问题，其中一些影响甚至是不可逆的。[84] 在考虑什么是孕期最佳饮食时，我们不仅要考虑胚胎的营养需求，还要考虑孩子出生后的营养需求。事实上，能够满足女性孕期营养需求的饮食也应能保证她产后分泌富含营养的乳汁，促进宝宝的生长。1865 年，世界上第一批婴儿配方奶粉面世。换句话说，直到最近的 100 多年人们才可以选择不进行纯母乳喂养；在那之前，母乳对婴儿来说是不可或缺的。这也许能解释为什么传统文化非常重视女性在备孕期间、孕中、产后动物性食物的食用。更多关于哺乳期营养的内容详见第十二章。

出于伦理原因选择进行蛋奶素食饮食或纯素食饮食的孕产妇，可以通过吃牡蛎来获取维生素 B_{12}，这种动物没有中枢神经系统，因此并没有痛觉。[85] 牡蛎的维生素 B_{12} 含量非常高，28 g 牡蛎中维生素 B_{12} 的含量就超过了 RDA。其他富含维生素 B_{12} 的食物参见本章前面的内容。

胆碱

胆碱对胎儿大脑发育、保证胎盘功能、预防神经管缺陷都是必需的，它与叶酸在营养支持方面有许多相似的益处。[86] 我们已经介绍过，胆碱的主要食物来源是鸡蛋的蛋黄和肝脏。如果你是蛋奶素食者，那么你可能可以通过吃鸡蛋获得足量的胆碱，纯素食者则无法获得足量的胆碱。吃鸡蛋的人平均摄入的胆碱是不吃鸡蛋的人的 2 倍。[87] 怀孕时你每天至少需要 450 mg 的胆碱。一个鸡蛋（包括蛋黄）可以提供 115 mg 胆碱，而 28 g 牛肝可以提供 119 mg 胆碱。植物性食物中胆碱含量最高的是一些十字花科蔬菜、豆类和一些坚果。不过，与动物性食物相比，它们的胆碱含量还是低得多；如果只吃这些食物，孕妇很难每天摄入 450 mg 的胆碱。1/2 杯熟的花豆、抱子甘蓝或者西蓝花大约含 30 mg 胆碱，1/2 杯藜麦或者酸奶含 20 mg 胆碱，2 汤匙（30 g）花生酱含 20 mg 胆碱，1/4 杯巴旦杏仁含 18 mg 胆碱。大豆也是胆碱的食物来源（1/2 杯豆腐含 35 mg 胆碱），但我不建议大量食用大豆制品，尤其是在孕期，具体原因我会在第四章详细说明。一种替代方案是服用胆碱补充剂，如重酒石酸胆碱、向日葵卵磷脂。

注意，虽然目前孕妇胆碱的推荐日摄入量是 450 mg，但最近的研究指出，"孕期胆碱摄入多于膳食推荐摄入可能改善妊娠结局"。[88]研究显示，每日为孕妇提供 930 mg 胆碱补充剂对胚胎发育和胎盘功能有积极作用。[89~90]这一水平胆碱的摄入对大脑发育的益处尤为明显。近期一项设计严谨的研究比较了含 480 mg 胆碱与含 930 mg 胆碱的每日饮食对婴儿大脑发育的影响。婴儿在 4 月龄、7 月龄、10 月龄、13 月龄时分别接受测试，孕期每日摄入 930 mg 胆碱的女性所生的孩子在各个时期的反应速度都明显更快。[91]也就是说，提高胆碱摄入水平是很明智的。60% 的女性存在 MTHFR 基因变异，这类女性对胆碱的需求远高于目前的推荐摄入水平。[92]因此，吃素或不吃鸡蛋且存在 MTHFR 基因变异的女性缺乏胆碱的风险更大。

甘氨酸

人体内含量最高的蛋白质是胶原蛋白，而胶原蛋白中含量最高的氨基酸是甘氨酸。甘氨酸在孕期属于条件必需氨基酸，这意味着你只有通过食物才能获得足量的宝宝骨骼、牙齿、内脏、头发、皮肤、指甲生长所需的甘氨酸。不仅如此，甘氨酸对支持你自身皮肤的伸展、子宫和胎盘的生长，以及促进心血管系统适应孕期需求的变化也是非常重要的。和叶酸、胆碱、维生素 B_{12} 一样，甘氨酸也在 DNA 甲基化过程中发挥着关键作用。

植物性食物中甘氨酸的含量普遍较低。我总结了甘氨酸含量最高的 1 000 种食物，它们中的大部分为动物性食物。孕期女性甘氨酸的需求量很大，因此我怀疑蛋奶素食者能否保证甘氨酸的摄入。不过，目前甘氨酸的 RDA 尚不明确。研究表明，非妊娠素食者的尿液标志物的指标往往提示甘氨酸缺乏。[93]同样，"很大一部分孕期女性的生物标志物反映其体内甘氨酸的水平较低"。[94]因此，我们似乎可以得出这样的结论：处于甘氨酸需求大幅上升的代谢状态（孕期）时进行甘氨酸含量低的饮食（素食）是不明智的。我们清楚地知道，"胎儿需要相当多的甘氨酸来作为代谢前体以及参与自身结构的生长发育"。[95]即使不在孕期，"甘氨酸也是半必需氨基酸"，饮食中缺乏甘氨酸同样会影响人体胶原蛋白的合成，而胶原蛋白对维持骨骼、皮肤、牙齿的健康十分关键。[96]

虽然目前官方没有给出甘氨酸的 RDA，但据研究人员估计，（非妊娠期成人）每天应至少从饮食中获得 10 g（即 10 000 mg）甘氨酸。[97]孕期人体对甘氨酸的需求大概率会更多。在甘氨酸含量最高的 1 000 种食物中，我所发现的主要的植物性食物包括（按甘氨酸含量从高到低排列）：芝麻粉、螺旋藻、葵花子粉、南瓜子、海苔（紫菜的一种）、豆瓣菜、豆类和菠菜。在此我再次强调一下，植物性食物中甘氨酸的含量比动物性食物中甘氨酸的含量要低得多。举例来说，猪皮中甘氨酸的含量很高，每 60 g 中含有约 6 700 mg 甘氨酸，而 60 g 芝麻粉中只含有 1 940 mg 甘氨酸，1/2 杯干螺旋藻粉中含有 1 760 mg 甘氨酸，1/2 杯黑豆中含有 280 mg 甘氨酸，1/2 杯熟菠菜中含有 60 mg 甘氨酸。要想仅从植物性食物中获得足量的甘氨酸，你要费些力气。与其他动物性食物相比，鸡蛋和乳制品中甘氨酸的含量也并不高，这是因为甘氨酸是一种结构性氨基酸，主要存在于结缔组织、皮肤和骨骼中。这意味着无论是纯素食者还是蛋奶素食者，都很难摄入足量的甘氨酸。

维生素 A

维生素 A 调控基因表达，可以促进胎儿心脏、眼睛、耳朵、四肢和免疫系统等特定部位的生长发育。[98]缺乏维生素 A 会导致颅面结构、四肢、内脏发育严重畸形。[99]许多人都听过植物性食物是维生素 A 的良好来源，但需要注意的是，植物性食物所含的是维生素 A 原（类胡萝卜素），而不是真正的预成型维生素 A（视黄醇）。这意味着身体需要先把类胡萝卜素转化为视黄醇，但是对许多人来说，这一转化率可能较低。你也许认为只要吃许多红薯、胡萝卜给身体提供大量维生素 A 原就没问题了，但这很可能是徒劳无功的。摄入的 β-胡萝卜素越多，维生素 A 的转化率就越低。[100]简单来说，为确保维生素 A 摄入充足，你必须通过动物性食物（如全脂乳制品、鸡蛋）或营养补充剂获得预成型的维生素 A。如果不服用营养补充剂，进行纯素食饮食的孕妇完全不可能获得预成型的维生素 A。此外，营养补充剂服用量过大也有风险（增大胎儿先天畸形的可能），但是从动物性食物中摄取维生素 A 就不存在这些问题。相关内容的详细说明见前文"动物肝脏"部分。

维生素 K_2

维生素 K_2 对骨矿化过程十分关键，也就是说宝宝需要维生素 K_2 帮助骨骼正常生长。简单来说，维生素 K_2 保证钙准确地沉积在骨骼而非软组织中。在营养学领域，关于维生素 K_2 的研究还很新——事实上，直到 2006 年官方才建立了首个食物中维生素 K_2 含量的数据库。[101] 维生素 K_2 的食物来源包括脂肪含量高的动物性食物（如全脂乳制品、鸡蛋和肝脏）以及一些发酵食物。维生素 K_2 含量最高的食物之一是一种叫作"纳豆"的发酵大豆制品，但是除了亚洲一些国家的居民外很少有人食用（相信我，它独特的味道和口感需要你适应一段时间）。纳豆中的维生素 K_2 来自发酵大豆的过程中使用的微生物，而非大豆本身。需要注意的是，绿叶蔬菜等植物性食物中所含的维生素 K_1 尽管对凝血功能等十分重要，但是不能影响骨矿化的过程，也不能被转化为足量的维生素 K_2。[102] 如果规律食用纳豆、蛋黄和全脂发酵乳制品（比如奶酪），蛋奶素食者也可以摄入足量的维生素 K_2。与口味偏淡的软质奶酪相比，发酵时间更长的硬质奶酪（如帕玛森奶酪、切达奶酪、高达奶酪）中维生素 K_2 的含量通常更高。不吃纳豆的纯素食者在孕期需要服用维生素 K_2 补充剂，而大部分孕期维生素中都没有这种维生素。

DHA

ω-3 脂肪酸有许多种，对孕妇而言最重要的一种是 DHA。在胎儿发育过程中，DHA 被整合进脑组织和眼睛中，用以促进大脑和视网膜上神经元的发育，防止脑损伤和炎症的发生。[103] 在孩子 2 岁前，DHA 至关重要。如果你计划进行母乳喂养，一定要保障你体内的 DHA 水平，因为你 DHA 的摄入情况将直接影响乳汁中 DHA 的含量。[104]

许多女性都认识到了 DHA 对脑部发育的重要性，但是大部分人并不知道如何通过饮食满足需求。可能有人曾告诉过你可以从植物性食物，如亚麻籽、奇亚籽中获得 ω-3 脂肪酸。虽然它们确实是健康的食物，但是并不能促进胎儿脑部发育。这是因为这些植物中所含的 ω-3 脂肪酸是 α- 亚麻酸（ALA），而不是大脑和眼睛发育所需的 DHA。你的身体不能将 ALA 转化为能满足胎儿需求的足量的 DHA，转化率最高只能达到 3.8%。此外，如果你饮食中的 ω-6 脂肪酸含量较高（素食者饮食中常见的坚果、植物油都是 ω-6 脂肪酸的主要来源），ALA 转化为 DHA 的比率将进一步降至 1.9%。[105] 与非素食者的饮食相比，素食者饮食中 ω-6 脂肪酸与 ω-3 脂肪酸的比例显著提高。在全面分析了美国营养与饮食学会为孕期纯素食者推荐的饮食方案中的营养成分，并将它与本书提供的饮食方案进行对比之后我发现，前者中 ω-6 脂肪酸与 ω-3 脂肪酸的比例超过了 10:1，而我设计的饮食方案中两者的比例仅为 3:1。[106] 前者中 ω-6 脂肪酸的含量比我设计的饮食方案中的高 2.5 倍。研究表明，饮食中 ω-6 脂肪酸与 ω-3 脂肪酸比例高的女性所生的孩子，比其他孩子在 6 月龄时出现发育迟缓的可能性大 1 倍。[107] 小鼠实验也证实了这一结论，提示脂肪酸摄入不均衡会造成子代"新皮质神经元合成受损"并引发更多的焦虑性行为。[108] 这再次证实了生长发育，尤其是脑部发育存在关键窗口期这一观点，这一时期营养不佳将影响孩子的一生。

有一项研究我希望单独讨论一下，它特定地对比了纯素食者（注：进行纯素食饮食的时间平均为 7 年）与杂食者必需脂肪酸的摄入情况，研究对象包括进行这些饮食的哺乳期女性与她们纯母乳喂养的孩子。[109] 这一研究开展于纯植物性食物来源的 DHA 和鱼油补充剂普及之前，因此这些哺乳期女性均未服用相关补充剂。结果令人震惊。与杂食者相比，纯素食者血清、红细胞和乳汁中 DHA 的含量分别低 65%、67% 和 61%。与之相似的是，与杂食者的孩子相比，纯素食者的孩子红细胞中 DHA 的含量低 69%（这些孩子均接受纯母乳喂养）。这一研究结果并不是个例。2009 年发表的一项探讨素食与 DHA 水平的回顾分析显示，"纯素食者和蛋奶素食者血清、红细胞、乳汁、组织中的 DHA 水平均远低于杂食者的水平"。[110] 这不禁让人担忧这些孩子的脑部发育情况。DHA 水平低也会影响哺乳期女性的脑部健康。进行蛋奶素食饮食（甚至是海鲜含量低的普通饮食）所导致的孕期 DHA 摄入不足会增大母亲焦虑的风险。[111] 此外，饮食中 ω-6 脂肪酸与 ω-3 脂肪酸的比例过高（超过 9:1）的女性产后抑郁的风险增大了 2.5 倍。[112] 如果你不记得了，我在此要提醒一下，美国营养与饮食学会"精心设计"的孕期纯素食者的饮食中 ω-6 脂肪酸与 ω-3 脂肪酸的比例高达 10:1。

关于 DHA 的重要性的科学证据清晰确凿。你即使吃再多的核桃、亚麻籽、奇亚籽，也无法满足宝宝对 DHA 的需要，还会逐渐耗尽自身的储备。为保证摄入充足，你必须从饮食中直接获得 DHA。不吃海鲜的孕妇应该吃牧场饲养的鸡下的蛋或是服用来自藻类（DHA 唯一的植物来源）的 DHA 补充剂。此外，为保证饮食中 ω-6 脂肪酸与 ω-3 脂肪酸的比例适宜，植物油不能作为你唯一的烹饪用油。

铁和锌

由于人体对来源不同的矿物质的吸收率不同，素食者难以获得某些矿物质，其中最主要的就是铁和锌。铁在食物中以不同的形式存在。动物性食物中的铁为血红素铁，人体的吸收率约为 25%（也有报告称吸收率为 40%）。植物性食物中的铁为非血红素铁，人体的吸收率低，仅为 2%～13%。[113]例如，人体对全谷物麦片中铁的吸收率就很低，仅为 0.3%～1.8%。[114]这是因为全谷物和豆类中含有影响矿物质吸收的膳食纤维、植酸及其他抗营养物质。[115]因此，素食者每日膳食铁的需求比非素食者的多 1.8 倍。吃素的女性体内铁的储备普遍更少，也更容易发生贫血。[116]即使不吃素，也仅有 20% 的女性自身的铁储备可以满足孕期需求。[117]孕期铁摄入不足是包括先兆子痫、甲减、早产在内的许多问题发生的风险因素。它还会影响胎儿脑部发育，造成发育迟缓，增大孩子终身患肥胖症、糖尿病、高血压的风险。[118]

素食者饮食中锌的含量往往也较低。美国人饮食中超过半数的锌来自动物性食物（其中牛肉提供了 25%）。动物蛋白中锌的含量高，摄入动物蛋白还能促进人体对锌的吸收。和富含铁的植物性食物类似的是，富含锌的植物性食物，比如豆类、全谷物、坚果、种子也含有包括植酸在内的会抑制人体吸收锌的物质。为了弥补锌吸收不足对身体带来的影响，素食者锌的 RDA 被设置为非素食者的 1.5 倍，但一些研究表明，即使按照 RDA 摄入锌可能也无法保证体内锌的水平。[119]一项研究显示，在饮食中锌含量类似的情况下，47% 的纯素食者缺锌，而这一比例在杂食者中仅为 11%。[120]该研究报告的作者认为，植酸等抑制锌吸收的物质是造成这一差别的主要因素。孕期缺锌非常危险，会增大流产、早产、死胎、胎盘炎症、神经管缺陷、低出生体重发生的风险。[121]有些研究认为缺锌带来的影响会跨越代际。一项研究指出，"已经明确的是，女性孕期和哺乳期（孩子发育的关键时期）锌摄入不足会对子女的长期健康造成不利影响，可能增大其患慢性疾病的风险，甚至会持续影响子女的后代"。[122]你当下的锌摄入情况不仅会影响你的子女，还会影响孙辈，这值得你引起重视。

总之，蛋奶素食者或纯素食者对饮食中所含的矿物质的吸收率可能很低，她们很容易出现矿物质缺乏。《美国临床营养学杂志》（*American Journal of Clinical Nutrition*）发表的一项研究这样总结道："与非素食者的饮食相比，素食者的饮食中没有肉且植酸等会抑制人体对矿物质吸收的植物化学物质较多，因此其饮食中铁和锌的生物利用率普遍较低。"[123]在建立了这一认知之后，我们来了解一下铁和锌含量高的植物性食物：豆类、南瓜子、煮熟的绿叶蔬菜和螺旋藻含铁量高，全谷物、坚果、种子和豆类含锌量高。在食用前，将坚果、种子和豆类浸泡，或者让它们发芽、发酵可以降低其中的植酸含量，改善其中矿物质的生物利用率。[124]在食用这些食物的同时食用维生素 C 含量高的食物或其他酸性食物（如醋、柠檬汁），并将其与高钙食物（如乳制品）或单宁含量高的食物（如咖啡或茶）分开食用，可以进一步促进人体对铁和锌的吸收。

其他注意事项

如上所述，我主要担心素食者微量营养素摄入不足，虽然吃素可能还存在其他问题，其中很重要的一个就是所摄入的蛋白质品质不高的问题。非动物蛋白属于不完全蛋白质，也就是说它们缺少某些必需氨基酸。经验丰富的素食者知道通过蛋白质互补原则进行弥补，比如将豆类和米饭搭配食用，或是在摄入植物蛋白的同时摄入动物蛋白（如豆类配鸡蛋或奶酪）。由于含有抗营养物质（如植酸、单宁、凝集素和胰蛋白酶抑制剂），植物蛋白更不容易被消化分解。[125]即使你采取蛋白质互补原则来弥补植物蛋白品质不佳的问题，你也要知道像甘氨酸这种植物性食物普遍缺乏的氨基酸，你不管怎么吃也不一定能摄入充足。为了满足身体对蛋白质的需求，许多素食者最终会摄入较多的碳水化合物，这是因为几乎所有完整的高植物蛋白食物都天然含有碳水化合物。因此，素食者比非素食者摄入的碳水化合物多就在意料之中了。[126]一项对比了

超过 13 000 名美国素食者和杂食者饮食模式的研究表明，素食者饮食中 60%
的热量由碳水化合物提供，而蛋白质提供的热量不足 12%。[127]对蛋奶素食者
而言，优先食用鸡蛋、低碳水化合物乳制品（如奶酪、希腊酸奶），更多地食
用坚果、种子、豆类而非谷物有助于保持膳食营养均衡。最后，经常食用植物
肉往往会在饮食中引入大量大豆制品，我将在第四章详细解释为什么这么做对
妊娠不利。植物蛋白的确对健康有特定的益处，比如它们含有叶酸和膳食纤
维，但研究表明高植物蛋白食物不应成为女性孕期唯一的蛋白质来源。

营养优化小贴士

对一些女性来说，吃素是唯一的选择。这些女性要想改善营养摄入有一些
重点注意事项。我要说明的是，出于伦理的原因，我不赞同孕期进行纯素食饮
食，但是在精心规划并适当服用营养补充剂的基础上，进行蛋奶素食饮食是可
以满足女性孕期较高的微量营养素的需求的。如果你选择在孕期进行蛋奶素食
饮食或半素食饮食，请一定要考虑以下几点。

- 每天至少吃 3 个鸡蛋（来自牧场放养的母鸡）。它们能为你提供（当
  前 RDA 的）70% 的维生素 B_{12}、35% 的维生素 A、75% 的胆碱和
  40% 的 DHA，让你更好地满足自身营养需求。如果你不经常吃鸡蛋，
  就需要服用胆碱补充剂，而一般孕期维生素不含胆碱。

- 服用来自藻类的 DHA 补充剂。如果你不经常吃鸡蛋，这一点尤为重
  要，因为鸡蛋是素食者 DHA 的主要食物来源。此外，如果你在孕期
  和哺乳期愿意破例吃一些海产品，如沙丁鱼、牡蛎、三文鱼，那就更
  好了。

- 定期吃海藻类食物，这将为你提供铁、碘等矿物质。螺旋藻是一种可
  以为你提供甘氨酸、铁和其他微量矿物质的优质海藻类食物。

- 考虑每周吃几次牡蛎。尽管牡蛎不是素食者常规的食物，但是如果你
  吃素单纯是出于对动物权益的考量，吃牡蛎可能并不会给你造成困
  扰，它们没有中枢神经系统，因此并没有痛觉。[128]牡蛎是一种维生
  素 B_{12} 含量很高的食物，同时它还含有铁、锌、硒、碘和 DHA。

- 烹饪全谷物或豆类前先将它们在水中浸泡 7 小时以上（或一整夜），

或者待其发芽后再食用。这有助于降低其中会影响人体对铁、锌、钙、镁、铜等矿物质的吸收的植酸和单宁的含量。此外，选择用发芽谷物制作的面包或传统酸面包将大大提高人体对矿物质的利用率。全麦酸面包中植酸的含量仅为普通的全麦面包中的一半。大鼠实验中，食用全麦酸面包后大鼠对铁、锌、镁的吸收能力显著增强了。[129] 你还可以在吃谷物和豆类时搭配维生素 C 含量高的食物或酸性食物，以便提高你对矿物质（尤其是铁）的吸收率。[130]

- 保证你服用的是高品质的孕期维生素，尤其需要确保其中含有维生素 B_{12}、铁（生物吸收率高的形式）和锌。如果你的孕期维生素中不含铁，你需要另外服用铁补充剂。选择孕期维生素和铁补充剂的注意事项详见第六章。

- 寻找获取甘氨酸的方式。如前文所述，植物性食物不能为你提供足量的甘氨酸。有一些女性在孕前是素食者，但在孕期为了宝宝的健康破例食用了一些富含甘氨酸的动物性食物。对这些原本不吃肉的人来说，骨头汤、胶原蛋白粉或明胶粉，甚至某些鱼（带皮）是可以接受的。芝麻和螺旋藻是植物性食物中最好的甘氨酸来源，但除非食用量逆天，否则你无法通过食用它们摄入足量的甘氨酸。

如你所见，孕期吃素的同时还要保证健康妊娠是比较难的。我的某些建议需要你在饮食上破例或者服用营养补充剂，以达到改善营养的效果。尽管这些建议对某些人奏效，但有的人无论服用多少补充剂也无济于事。如果你是女性中那 60% 携带了 MTHFR 变异基因的一员，我强烈建议你慎重考虑是否仍在孕期吃素。MTHFR 基因变异意味着促进 DNA 甲基化需要更多的营养素（包括但不限于胆碱、叶酸、维生素 B_{12}、甘氨酸）。除了叶酸，上述营养素在植物性食物中的含量都很低。

总结

如你所见，天然食物给你带来的营养上的益处是孕期维生素无法匹敌的。完整食物中各种营养素的协同作用也不应该被低估。从脂溶性维生素到胆碱和

DHA 间的相互作用，大自然把一切都给你准备好了。当然，正如我在前文中指出的一样，这些有助于妊娠健康的富含营养素的食物中，有相当一部分是一些人在证据不充分的情况下限制你食用的。很有可能你的医疗团队并不知道这些知识，请大方与他们分享吧。在有疑问或是面对两难选择时，你可以重新阅读本章中所介绍的食物相关研究。如果你在孕期曾刻意规避某些食物或吃素，我希望阅读本章后你能更加了解它们在营养上的利与弊，以及你做出的这些选择可能造成的后果。

当然，本章只是重点介绍了有利于妊娠健康的食物中最重要的几种。毫无疑问，除了这里列举的食物，你的饮食中还应该包含其他各种各样的食物。第五章的饮食方案示例将为你展示我是如何将这些营养丰富的食物以及其他辅助食物纳入日常饮食的。你可能还需要服用某些补充剂，我将在第六章介绍相关内容。但先阅读下一章了解一下在孕期你需要限制食用或戒掉的食物吧，我所提及的这些食物可能与你从他处看到的不太一样。

【本章参考文献】

[1] Shaw, Gary M et al. "Periconceptional dietary intake of choline and betaine and neural tube defects in offspring." *American Journal of Epidemiology* 160.2 (2004): 102-109.

[2] Jiang, Xinyin et al. "Maternal choline intake alters the epigenetic state of fetal cortisol-regulating genes in humans." *The FASEB Journal* 26.8 (2012): 3563-3574.

[3] Zeisel, Steven H. "Nutritional importance of choline for brain development." *Journal of the American College of Nutrition* 23.sup6 (2004): 621S-626S.

[4] Wallace, Taylor C., and Victor L. Fulgoni III. "Assessment of total choline intakes in the United States." *Journal of the American College of Nutrition* 35.2 (2016): 108-112.

[5] Cohen, Joshua T., et al. "A quantitative analysis of prenatal intake of n-3 polyunsaturated fatty acids and cognitive development." *American Journal of Preventive Medicine* 29.4 (2005): 366-366.

[6] West, Allyson A et al. "Choline intake influences phosphatidylcholine DHA enrichment in nonpregnant women but not in pregnant women in the third trimester." *The American Journal of Clinical Nutrition* 97.4 (2013): 718-727.

[7] Thomas Rajarethnem, Huban, et al. "Combined Supplementation of Choline and Docosahexaenoic Acid during Pregnancy Enhances Neurodevelopment of Fetal Hippocampus." *Neurology research international* (2017).

[8] Karsten, HD et al. "Vitamins A, E and fatty acid composition of the eggs of caged hens and pastured hens." *Renewable Agriculture and Food Systems* 25.01 (2010): 45-54.

[9] Ratliff, Joseph et al. "Consuming eggs for breakfast influences plasma glucose and ghrelin, while reducing energy intake during the next 24 hours in adult men." *Nutrition Research* 30.2 (2010): 96-103.

[10] Lemos, Bruno S., et al. "Consumption of up to Three Eggs per Day Increases Dietary Cholesterol and Choline while Plasma LDL Cholesterol and Trimethylamine N-oxide Concentrations Are Not Increased in a Young, Healthy Population." *The FASEB Journal* 31.1 Supplement (2017): 447-3.

[11] Geiker, Nina Rica Wium, et al. "Egg consumption, cardiovascular diseases and type 2 diabetes." *European journal of clinical nutrition* (2017).

[12] Kishimoto, Yoshimi, et al. "Additional consumption of one egg per day increases serum lutein plus zeaxanthin concentration and lowers oxidized low-density lipoprotein in moderately hypercholesterolemic males." *Food Research International* (2017).

[13] Fernandez, Maria Luz, and Mariana Calle. "Revisiting dietary cholesterol recommendations: does the evidence support a limit of 300 mg/d?." *Current Atherosclerosis Reports* 12.6 (2010): 377-383.

[14] Volek, Jeff S et al. "Carbohydrate restriction has a more favorable impact on the metabolic syndrome than a low fat diet." *Lipids* 44.4 (2009): 297-309.

[15] Centers for Disease Control and Prevention (CDC). Surveillance for Foodborne Disease Outbreaks, United States, 2012, Annual Report. Atlanta, Georgia: US Department of Health and Human Services, CDC, 2014.

[16] Painter, John A., et al. "Attribution of foodborne illnesses, hospitalizations, and deaths to food commodities by using outbreak data, United States, 1998–2008." *Emerging infectious diseases* 19.3 (2013): 407.

[17] Alali, Walid Q et al. "Prevalence and distribution of Salmonella in organic and conventional broiler poultry farms." *Foodborne pathogens and disease* 7.11 (2010): 1363-1371.

[18] Ebel, Eric, and Wayne Schlosser. "Estimating the annual fraction of eggs contaminated with Salmonella enteritidis in the United States." *International journal of food microbiology* 61.1 (2000): 51-62.

[19] Wallace, Taylor C., and Victor L. Fulgoni. "Usual Choline Intakes Are Associated with Egg and Protein Food Consumption in the United States." *Nutrients* 9.8 (2017): 839.

[20] Breymann, Christian. "Iron deficiency anemia in pregnancy." *Seminars in hematology*. Vol. 52. No. 4. WB Saunders, 2015.

[21] Perez, Eva M., et al. "Mother-infant interactions and infant development are altered by maternal iron deficiency anemia." *The Journal of nutrition* 135.4 (2005): 850-855.

[22] Greenberg, James A., and Stacey J. Bell. "Multivitamin supplementation during pregnancy: emphasis on folic acid and l-methylfolate." *Reviews in Obstetrics and Gynecology* 4.3-4 (2011): 126.

[23] Molloy, Anne M et al. "Effects of folate and vitamin B12 deficiencies during pregnancy on fetal, infant, and child development." *Food & Nutrition Bulletin* 29.Supplement 1 (2008): 101-111.

[24] Rogne, Tormod, et al. "Associations of Maternal Vitamin B12 Concentration in Pregnancy With the Risks of Preterm Birth and Low Birth Weight: A Systematic Review and Meta-Analysis of Individual Participant Data." *American journal of epidemiology* (2017).

[25] Bae, Sajin, et al. "Vitamin B-12 status differs among pregnant, lactating, and control women with equivalent nutrient intakes." *The Journal of Nutrition* 145.7 (2015): 1507-1514.

[26] Masterjohn, Christopher. "Vitamin D toxicity redefined: vitamin K and the molecular mechanism." *Medical Hypotheses* 68.5 (2007): 1026-1034.

[27] Buss, NE et al. "The teratogenic metabolites of vitamin A in women following supplements and liver." *Human & Experimental Toxicology* 13.1 (1994): 33-43.

[28] Strobel, Manuela, Jana Tinz, and Hans-Konrad Biesalski. "The importance of β-carotene as a source of vitamin A with special regard to pregnant and breastfeeding women." *European Journal of Nutrition* 46.9 (2007): 1-20.

[29] National Institutes of Health. "Vitamin A — Health Professional Fact Sheet." (2016).

[30] Van den Berg, H., K. F. A. M. Hulshof, and J. P. Deslypere. "Evaluation of the effect of the use of vitamin supplements on vitamin A intake among (potentially) pregnant women in relation to the consumption of liver and liver products." *European Journal of Obstetrics & Gynecology and Reproductive Biology* 66.1 (1996): 17-21.

[31] Strobel, Manuela, Jana Tinz, and Hans-Konrad Biesalski. "The importance of β-carotene as a source of vitamin A with special regard to pregnant and breastfeeding women." *European Journal of Nutrition* 46.9 (2007): 1-20.

[32] Harrison, Earl H. "Mechanisms involved in the intestinal absorption of dietary vitamin A and provitamin A carotenoids." *Biochimica et Biophysica Acta (BBA)-Molecular and Cell Biology of Lipids* 1821.1 (2012): 70-77.

[33] Tang, Guangwen. "Bioconversion of dietary provitamin A carotenoids to vitamin A in humans." *The American Journal of Clinical Nutrition* 91.5 (2010): 1468S-1473S.

[34] Novotny, Janet A et al. "β-Carotene conversion to vitamin A decreases as the dietary dose increases in humans." *The Journal of Nutrition* 140.5 (2010): 915-918.

[35] van Stuijvenberg, Martha E., et al. "Serum retinol in 1–6-year-old children from a low socio-economic South African community with a high intake of liver: implications for blanket vitamin A supplementation." *Public health nutrition* 15.4 (2012): 716-724.

[36] Rodahl, K., and T. Moore. "The vitamin A content and toxicity of bear and seal liver." *Biochemical Journal* 37.2 (1943): 166.

[37] Hoffman, Jay R., and Michael J. Falvo. "Protein-Which is best." *Journal of Sports Science and Medicine* 3.3 (2004): 118-130.

[38] Foster, Meika, et al. "Zinc status of vegetarians during pregnancy: a systematic review of observational studies and meta-analysis of zinc intake." *Nutrients* 7.6 (2015): 4512-4525.

[39] Hunt, Janet R. "Bioavailability of iron, zinc, and other trace minerals from vegetarian diets." *The American Journal of Clinical Nutrition* 78.3 (2003): 633S-639S.

[40] Wang, Hua, et al. "Maternal zinc deficiency during pregnancy elevates the risks of fetal growth restriction: a population-based birth cohort study." *Scientific reports* 5 (2015).

[41] Morris, M.S.; Picciano, M.F.; Jacques, P.F.; Selhub, J. Plasma pyridoxal 5'-phosphate in the US population: The National Health and Nutrition Examination Survey, 2003–2004. Am. J. Clin. Nutr. 2008, 87, 1446–1454.

[42] Ho, Chia-ling, et al. "Prevalence and Predictors of Low Vitamin B6 Status in Healthy Young Adult Women in Metro Vancouver." *Nutrients* 8.9 (2016): 538.

[43] Godfrey, Keith, et al. "Maternal nutrition in early and late pregnancy in relation to placental and fetal growth." *Bmj* 312.7028 (1996): 410.

[44] Rees, William D, Fiona A Wilson, and Christopher A Maloney. "Sulfur amino acid metabolism in pregnancy: the impact of methionine in the maternal diet." *The Journal of Nutrition* 136.6 (2006): 1701S-1705S.

[45] Persaud, Chandarika et al. "The excretion of 5-oxoproline in urine, as an index of glycine status, during normal pregnancy." *BJOG: An International Journal of Obstetrics & Gynaecology* 96.4 (1989): 440-444.

[46] Morrione, Thomas G, and Sam Seifter. "Alteration in the collagen content of the human uterus during pregnancy and postpartum involution." *The Journal of Experimental Medicine* 115.2 (1962): 357-365.

[47] Aziz, Jazli, et al. "Molecular mechanisms of stress-responsive changes in collagen and elastin networks in skin." *Skin Pharmacology and Physiology* 29.4 (2016): 190-203.

[48] Dasarathy, Jaividhya et al. "Methionine metabolism in human pregnancy." *The American Journal of Clinical Nutrition* 91.2 (2010): 357-365.

[49] Rees, William D, Fiona A Wilson, and Christopher A Maloney. "Sulfur amino acid metabolism in pregnancy: the impact of methionine in the maternal diet." *The Journal of Nutrition* 136.6 (2006): 1701S-1705S.

[50] Jackson, Alan A., Michael C. Marchand, and Simon C. Langley-Evans. "Increased systolic blood pressure in rats induced by a maternal low-protein diet is reversed by dietary supplementation with glycine." *Clinical Science* 103.6 (2002): 633-639.

[51] Rees, William D. "Manipulating the sulfur amino acid content of the early diet and its implications for long-term health." *Proceedings of the Nutrition Society* 61.01 (2002): 71-77.

[52] El Hafidi, Mohammed, Israel Perez, and Guadalupe Banos. "Is glycine effective against elevated blood pressure?." (2006): 26-31.

[53] Austdal, Marie, et al. "Metabolomic biomarkers in serum and urine in women with preeclampsia." *PloS one* 9.3 (2014): e91923.

[54] Friesen, Russell W et al. "Relationship of dimethylglycine, choline, and betaine with oxoproline in plasma of pregnant women and their newborn infants." *The Journal of Nutrition* 137.12 (2007): 2641-2646.

[55] Kalhan, Satish C. "One-carbon metabolism, fetal growth and long-term consequences." *Maternal and Child Nutrition: The First 1,000 Days*. Vol. 74. Karger Publishers, 2013. 127-138.

[56] Leite, Isabel Cristina Gonçalves, Francisco José Roma Paumgartten, and Sérgio Koifman. "Chemical exposure during pregnancy and oral clefts in newborns." *Cadernos de saude publica* 18.1 (2002): 17-31.

[57] Brown, Melody J et al. "Carotenoid bioavailability is higher from salads ingested with full-fat than with fat-reduced salad dressings as measured with electrochemical detection." *The American Journal of Clinical*

Nutrition 80.2 (2004): 396-403.

[58] Fabbri, Adriana DT, and Guy A. Crosby. "A review of the impact of preparation and cooking on the nutritional quality of vegetables and legumes." *International Journal of Gastronomy and Food Science* 3 (2016): 2-11.

[59] Baker, Brian P., et al. "Pesticide residues in conventional, integrated pest management (IPM)-grown and organic foods: insights from three US data sets." Food Additives & Contaminants 19.5 (2002): 427-446.

[60] Ralston, Nicholas VC, and Laura J Raymond. "Dietary selenium's protective effects against methylmercury toxicity." *Toxicology* 278.1 (2010): 112-123.

[61] Hibbeln, Joseph R., et al. "Maternal seafood consumption in pregnancy and neurodevelopmental outcomes in childhood (ALSPAC study): an observational cohort study." *The Lancet* 369.9561 (2007): 578-585.

[62] Burger, Joanna, and Michael Gochfeld. "Mercury and selenium levels in 19 species of saltwater fish from New Jersey as a function of species, size, and season." *Science of the Total Environment* 409.8 (2011): 1418-1429.

[63] Bodnar, Lisa M et al. "High prevalence of vitamin D insufficiency in black and white pregnant women residing in the northern United States and their neonates." *The Journal of Nutrition* 137.2 (2007): 447-452.

[64] Zimmermann, Michael B. "The effects of iodine deficiency in pregnancy and infancy." *Paediatric and Perinatal Epidemiology* 26.s1 (2012): 108-117.

[65] Stagnaro-Green, Alex, Scott Sullivan, and Elizabeth N Pearce. "Iodine supplementation during pregnancy and lactation." *JAMA* 308.23 (2012): 2463-2464.

[66] Mozaffarian, Dariush, and Eric B Rimm. "Fish intake, contaminants, and human health: evaluating the risks and the benefits." *JAMA* 296.15 (2006): 1885-1899.

[67] Cabello, Felipe C., et al. "Aquaculture as yet another environmental gateway to the development and globalisation of antimicrobial resistance." *The Lancet Infectious Diseases* 16.7 (2016): e127-e133.

[68] Conti, Gea Oliveri, et al. "Determination of illegal antimicrobials in aquaculture feed and fish: an ELISA study." *Food Control* 50 (2015): 937-941.

[69] Hossain, M. A. "Fish as source of n-3 polyunsaturated fatty acids (PUFAs), which one is better-farmed or wild?." *Advance Journal of Food Science and Technology* 3.6 (2011): 455-466.

[70] Tsuchie, Hiroyuki et al. "Amelioration of pregnancy-associated osteoporosis after treatment with vitamin K2: a report of four patients." *Upsala Journal of Medical Sciences* 117.3 (2012): 336-341.

[71] Choi, Hyung Jin et al. "Vitamin K2 supplementation improves insulin sensitivity via osteocalcin metabolism: a placebo-controlled trial." *Diabetes Care* 34.9 (2011): e147-e147.

[72] "Iodine — Health Professional Fact Sheet - Office of Dietary Supplements." National Institutes of Health. 24 Jun. 2011.

[73] Bertelsen, Randi J et al. "Probiotic milk consumption in pregnancy and infancy and subsequent childhood allergic diseases." *Journal of Allergy and Clinical Immunology* 133.1 (2014): 165-171. e8.

[74] Myhre, Ronny et al. "Intake of probiotic food and risk of spontaneous preterm delivery." *The American Journal of Clinical Nutrition* 93.1 (2011): 151-157.

[75] Cordain, Loren, et al. "Plant-animal subsistence ratios and macronutrient energy estimations in worldwide hunter-gatherer diets." *The American journal of clinical nutrition* 71.3 (2000): 682-692.

[76] Price, Weston A. *Nutrition and Physical Degeneration A Comparison of Primitive and Modern Diets and Their Effects.* New York: Hoeber. 1939. Print.

[77] Chmurzynska, Agata. "Fetal programming: link between early nutrition, DNA methylation, and complex diseases." *Nutrition Reviews* 68.2 (2010): 87-98.

[78] Molloy, Anne M et al. "Effects of folate and vitamin B12 deficiencies during pregnancy on fetal, infant, and

child development." *Food & Nutrition Bulletin* 29.Supplement 1 (2008): 101-111.

[79] Rogne, Tormod, et al. "Associations of Maternal Vitamin B12 Concentration in Pregnancy With the Risks of Preterm Birth and Low Birth Weight: A Systematic Review and Meta-Analysis of Individual Participant Data." *American Journal of Epidemiology* (2017).

[80] Pawlak, Roman, et al. "How prevalent is vitamin B12 deficiency among vegetarians?." *Nutrition reviews* 71.2 (2013): 110-117.

[81] Koebnick, Corinna, et al. "Long-term ovo-lacto vegetarian diet impairs vitamin B-12 status in pregnant women." *The Journal of nutrition* 134.12 (2004): 3319-3326.

[82] Smulders, Y. M., et al. "Cellular folate vitamer distribution during and after correction of vitamin B12 deficiency: a case for the methylfolate trap." *British journal of haematology* 132.5 (2006): 623-629.

[83] Bae, Sajin, et al. "Vitamin B-12 status differs among pregnant, lactating, and control women with equivalent nutrient intakes." *The Journal of Nutrition* 145.7 (2015): 1507-1514.

[84] Black, Maureen M. "Effects of vitamin B12 and folate deficiency on brain development in children." *Food and nutrition bulletin* 29.2_suppl1 (2008): S126-S131.

[85] "The ethical case for eating oysters and mussels | Diana Fleischman." 20 May. 2013.

[86] Zeisel SH. Nutrition in pregnancy: the argument for including a source of choline. *Int J Womens Health.* 2013;5:193-199.

[87] Wallace, Taylor C., and Victor L. Fulgoni. "Usual Choline Intakes Are Associated with Egg and Protein Food Consumption in the United States." *Nutrients* 9.8 (2017): 839.

[88] Davenport, Crystal, et al. "Choline intakes exceeding recommendations during human lactation improve breast milk choline content by increasing PEMT pathway metabolites." *The Journal of nutritional biochemistry* 26.9 (2015): 903-911.

[89] Jiang, Xinyin, et al. "Maternal choline intake alters the epigenetic state of fetal cortisol-regulating genes in humans." *The FASEB Journal* 26.8 (2012): 3563-3574.

[90] Jiang, Xinyin, et al. "A higher maternal choline intake among third-trimester pregnant women lowers placental and circulating concentrations of the antiangiogenic factor fms-like tyrosine kinase-1 (sFLT1)." *The FASEB Journal* 27.3 (2013): 1245-1253.

[91] Caudill, Marie A., et al. "Maternal choline supplementation during the third trimester of pregnancy improves infant information processing speed: a randomized, double-blind, controlled feeding study." *The FASEB Journal* (2017): fj-201700692RR.

[92] Ganz, Ariel B., et al. "Genetic impairments in folate enzymes increase dependence on dietary choline for phosphatidylcholine production at the expense of betaine synthesis." *The FASEB Journal* 30.10 (2016): 3321-3333.

[93] Meléndez-Hevia, Enrique, et al. "A weak link in metabolism: the metabolic capacity for glycine biosynthesis does not satisfy the need for collagen synthesis." *Journal of biosciences* 34.6 (2009): 853-872.

[94] Lewis, Rohan M., et al. "Low serine hydroxymethyltransferase activity in the human placenta has important implications for fetal glycine supply." *The Journal of Clinical Endocrinology & Metabolism* 90.3 (2005): 1594-1598.

[95] Lewis, Rohan M., et al. "Low serine hydroxymethyltransferase activity in the human placenta has important implications for fetal glycine supply." *The Journal of Clinical Endocrinology & Metabolism* 90.3 (2005): 1594-1598.

[96] Meléndez-Hevia, Enrique, et al. "A weak link in metabolism: the metabolic capacity for glycine biosynthesis does not satisfy the need for collagen synthesis." *Journal of biosciences* 34.6 (2009): 853-872.

[97] Meléndez-Hevia, Enrique, et al. "A weak link in metabolism: the metabolic capacity for glycine

biosynthesis does not satisfy the need for collagen synthesis." *Journal of biosciences* 34.6 (2009): 853-872.

[98] Solomons NW. Vitamin A and carotenoids. In: Bowman BA, Russell RM, eds. *Present Knowledge in Nutrition.* Washington, D.C.: ILSI Press; 2001:127-145.

[99] Ross AC. Vitamin A and retinoids. In: Shils ME, Olson JA, Shike M, Ross AC, eds. *Modern Nutrition in Health and Disease.* Baltimore: Lippincott Williams & Wilkins; 1999:305-327.

[100] Novotny, Janet A et al. "β-Carotene conversion to vitamin A decreases as the dietary dose increases in humans." *The Journal of Nutrition* 140.5 (2010): 915-918.

[101] Elder, Sonya J., et al. "Vitamin K contents of meat, dairy, and fast food in the US diet." *Journal of agricultural and food chemistry* 54.2 (2006): 463-467.

[102] Maresz, Katarzyna. "Proper calcium use: vitamin K2 as a promoter of bone and cardiovascular health." *Integrative Medicine: A Clinician's Journal* 14.1 (2015): 34.

[103] Innis, Sheila M. "Dietary (n-3) fatty acids and brain development." *The Journal of Nutrition* 137.4 (2007): 855-859.

[104] Singh, Meharban. "Essential fatty acids, DHA and human brain." *The Indian Journal of Pediatrics* 72.3 (2005): 239-242.

[105] Gerster, H. "Can adults adequately convert alpha-linolenic acid (18: 3n-3) to eicosapentaenoic acid (20: 5n-3) and docosahexaenoic acid (22: 6n-3)?." *International Journal for Vitamin and Nutrition Research.* 68.3 (1997): 159-173.

[106] Creighton, C. "Vegetarian diets in pregnancy: RD resources for consumers." *Vegetarian Nutrition DPG of the Academy of Nutrition and Dietetics* (2010).

[107] Kim, Hyejin, et al. "Association between maternal intake of n-6 to n-3 fatty acid ratio during pregnancy and infant neurodevelopment at 6 months of age: results of the MOCEH cohort study." *Nutrition journal* 16.1 (2017): 23.

[108] Sakayori, Nobuyuki, et al. "Maternal dietary imbalance between omega-6 and omega-3 polyunsaturated fatty acids impairs neocortical development via epoxy metabolites." *Stem Cells* 34.2 (2016): 470-482.

[109] Sanders, T. A., Frey R. Ellis, and J. W. Dickerson. "Studies of vegans: the fatty acid composition of plasma choline phosphoglycerides, erythrocytes, adipose tissue, and breast milk, and some indicators of susceptibility to ischemic heart disease in vegans and omnivore controls." *The American journal of clinical nutrition* 31.5 (1978): 805-813.

[110] Sanders, Thomas AB. "DHA status of vegetarians." *Prostaglandins, Leukotrienes and Essential Fatty Acids* 81.2 (2009): 137-141.

[111] dos Santos Vaz, Juliana, et al. "Dietary patterns, n-3 fatty acids intake from seafood and high levels of anxiety symptoms during pregnancy: findings from the Avon Longitudinal Study of Parents and Children." *PLoS One* 8.7 (2013): e67671.

[112] da Rocha, Camilla MM, and Gilberto Kac. "High dietary ratio of omega-6 to omega-3 polyunsaturated acids during pregnancy and prevalence of postpartum depression." *Maternal & child nutrition* 8.1 (2012): 36-48.

[113] Marangoni, Franca, et al. "Maternal Diet and Nutrient Requirements in Pregnancy and Breastfeeding. An Italian Consensus Document." *Nutrients* 8.10 (2016): 629.

[114] Hurrell, Richard F., et al. "Degradation of phytic acid in cereal porridges improves iron absorption by human subjects." *The American Journal of Clinical Nutrition* 77.5 (2003): 1213-1219.

[115] Haddad, Ella H., et al. "Dietary intake and biochemical, hematologic, and immune status of vegans compared with nonvegetarians." *The American journal of clinical nutrition* 70.3 (1999): 586s-593s.

[116] Hunt, Janet R. "Bioavailability of iron, zinc, and other trace minerals from vegetarian diets." *The

American Journal of Clinical Nutrition 78.3 (2003): 633S-639S.

[117] Breymann, Christian. "Iron deficiency anemia in pregnancy." *Seminars in hematology*. Vol. 52. No. 4. WB Saunders, 2015.

[118] Breymann, Christian. "Iron deficiency anemia in pregnancy." *Seminars in hematology*. Vol. 52. No. 4. WB Saunders, 2015.

[119] Hunt, Janet R. "Bioavailability of iron, zinc, and other trace minerals from vegetarian diets." *The American Journal of Clinical Nutrition* 78.3 (2003): 633S-639S.

[120] Schüpbach, R., et al. "Micronutrient status and intake in omnivores, vegetarians and vegans in Switzerland." *European journal of nutrition* 56.1 (2017): 283-293.

[121] Wang, Hua, et al. "Maternal zinc deficiency during pregnancy elevates the risks of fetal growth restriction: a population-based birth cohort study." *Scientific reports* 5 (2015).

[122] Uriu-Adams, Janet Y., and Carl L. Keen. "Zinc and reproduction: effects of zinc deficiency on prenatal and early postnatal development." *Birth Defects Research Part B: Developmental and Reproductive Toxicology* 89.4 (2010): 313-325.

[123] Hunt, Janet R. "Bioavailability of iron, zinc, and other trace minerals from vegetarian diets." *The American Journal of Clinical Nutrition* 78.3 (2003): 633S-639S.

[124] Gibson, Rosalind S., Leah Perlas, and Christine Hotz. "Improving the bioavailability of nutrients in plant foods at the household level." *Proceedings of the Nutrition Society* 65.2 (2006): 160-168.

[125] Gilani, G. Sarwar, Kevin A. Cockell, and Estatira Sepehr. "Effects of antinutritional factors on protein digestibility and amino acid availability in foods." *Journal of AOAC International* 88.3 (2005): 967-987.

[126] Janelle, K. Christina, and Susan I. Barr. "Nutrient intakes and eating behavior see of vegetarian and nonvegetarian women." *Journal of the American Dietetic Association* 95.2 (1995): 180-189.

[127] Haddad, Ella H., and Jay S. Tanzman. "What do vegetarians in the United States eat?." *The American journal of clinical nutrition* 78.3 (2003): 626S-632S.

[128] "The ethical case for eating oysters and mussels | Diana Fleischman." 20 May. 2013.

[129] Lopez, Hubert W., et al. "Making bread with sourdough improves mineral bioavailability from reconstituted whole wheat flour in rats." *Nutrition* 19.6 (2003): 524-530.

[130] Hurrell, Richard F., et al. "Degradation of phytic acid in cereal porridges improves iron absorption by human subjects." *The American Journal of Clinical Nutrition* 77.5 (2003): 1213-1219.

REAL FOOD

FOR

PREGNANCY

第四章

阻碍宝宝健康生长的食物

　　大量证据均支持孕妇的营养状况会显著影响妊娠结局这一观点。低质量饮食会增大妊娠并发症，如严重的结构性出生缺陷、早产、低出生体重发生的风险，还会增大婴儿出生后神经行为与免疫方面出现异常的概率。

美国加州大学戴维斯分校　珍妮特·尤里乌-亚当斯博士

世界上存在能促进胎儿发育的富含营养的食物，也存在会阻碍胎儿健康生长的食物，后者中最广为人知的是被细菌或病毒污染后可致病的食物和含有毒素的食物。在网上搜索"孕期禁忌食物"时，你看到的大部分食物都因容易造成食物中毒而入选。不幸的是，其中的许多食物都是胎儿生长所需的关键营养素的来源。你完全戒掉这些"孕期禁忌食物"可能弊大于利。

另外，有一些食物虽然不存在食品安全问题，但会影响你和宝宝的营养状况，甚至会增大你患上某些妊娠并发症的风险。这类食物在常规孕期营养指南中常常不受关注，但它们其实非常重要，需要你引起重视。本章将讨论上述各类饮食问题，并重点关注其中一些争议性较强的话题。

孕期禁忌食物

你如果浏览过孕期营养相关内容，可能见过长长的孕期禁忌食物清单。软质奶酪、生牛乳、某些鱼类（尤其是生鱼肉）、生肉、溏心蛋、熟食店的加工肉类是这些清单中的"常客"。

从某种角度来说，这些建议的提出是非常谨慎的。为了胎儿的生长，你的免疫系统在孕期发生了巨大的变化，因此你更容易发生感染。食物中毒，也被学者们称为"食源性疾病"，在孕期会引发严重的问题。例如，一种叫作"李斯特菌"的细菌引起的感染就可能导致流产，甚至死胎。[1]

因此，常规孕期营养指南对这些食物的食用进行了非常严格的限制。但是，常规孕期营养指南所提供的建议有有力的证据支持吗？我们会不会有些因噎废食呢？

保守饮食与营养缺乏

不幸的是，完全戒掉所有可能引发食源性疾病的食物会让你很难满足身体在孕期的营养需求。事实上，一项涉及近7 500名澳洲女性的研究发现，"有意识地限制食用可能含李斯特菌的食物的女性更容易膳食营养不良"，尤其是出现膳食纤维、叶酸、铁、维生素E和钙摄入不足的问题。这项研究的研究人员认为，"在权衡利弊之后，孕期女性适量食用可能含有李斯特菌的食物是合理的，否则限制食用或完全戒掉这些食物需要以孕期营养缺乏作为代价"。[2]

孕期女性的确更容易感染李斯特菌，但感染的概率非常小。研究人员利用美国食品药品监督管理局提供的数据分析孕期女性感染李斯特菌的风险，估算出食用熟食店的加工肉类的感染风险为1/83 000，而食用软质奶酪的感染风险为1/5 000 000。[3]不管怎么看，感染李斯特菌的风险都很小。

另一项研究的研究人员总结道："如果食物加工、储存得当，食用者感染李斯特菌的风险很小。因此，只要从可靠途径购买并适量食用，孕期女性无须规避软质成熟奶酪或熟食店的加工肉类。"[4]他们进一步解释道："尽管孕期女性感染李斯特菌的风险相对较大，但绝对风险仍然极小。此外，不允许孕期女性吃一点儿肉类熟食有些残忍。"对此我表示完全赞同，过分严格的饮食要求与惩罚无异。

除了丧失享用软质奶酪、萨拉米香肠等美食的快乐之外，你还有可能用不够健康的食物去替代这些有营养的食物。例如，我经常听到孕妇描述她放弃了鸡蛋，改吃早餐麦片，原因就是别人警告她吃溏心蛋有致病风险。这一小小的改变似乎微不足道，却影响了她对蛋白质、胆碱、DHA、碘等众多营养素的摄入。在这个例子中，这位孕妇失去了鸡蛋中众多营养素带来的诸多益处，摄入的却是对健康毫无益处甚至可能有害的精制碳水化合物（大概率还有添加糖）。她并不知道的是，据估计，一个鸡蛋携带沙门菌的概率仅仅为1/30 000～1/12 000。[5]可以说，因为吃鸡蛋感染沙门菌的风险非常小。如果她选择的是有机农场饲养的或者牧场放养的母鸡下的蛋，这一概率会进一步下降至原来的1/8。[6]

有关孕期鱼类食用的建议也失之偏颇。在之前的章节中，我已经介绍了食用海鱼的好处以及汞的危害，但是大多数女性没有获得足够的信息，以至于无法做出准确、合理的判断。一场针对美国孕妇的小组座谈会发现，"许多女性知道海鱼中可能含有汞这种神经毒素，并且曾被建议限制食用海鱼，但很少有人知道海鱼含有DHA，也不知道DHA的作用。她们中没有一个人在孕期被建议多食用海鱼，大多数人都没有收到过有关海鱼的种类与汞或DHA含量的信息"。[7]我打赌她们也从未深入了解硒以及它在预防汞中毒方面的作用。

令人感到唏嘘的是，海鱼中汞的危害总是比它们中各种营养素的益处更吸引眼球。这导致越来越多的女性错过了许多可安全食用的海鱼中的 DHA、碘、锌、铁、维生素 B_6、维生素 B_{12}、甘氨酸等营养素。最终，信息的缺失，或者说错误信息让许多女性"为了避免对自己和宝宝可能的伤害，宁愿完全不吃鱼"。[8]毫不意外的是，这一利弊抉择在日本完全相反。一位在日本生下一胎、在美国生下另外两胎的日本物理学家是这样描述她的经历的："在日本，人们普遍认可鱼油的益处远远胜过因吃鱼而摄入汞带来的风险。"[9]

除了对汞的担忧，女性被建议避免吃生鱼肉或生鱼寿司还为了防止食物中毒，但这一建议存在争议。在日本，孕妇吃生鱼肉不仅十分常见，还因为可以促进胚胎发育而受到推崇。英国国家医疗服务体系也认为"孕期食用生鱼寿司等生鱼料理一般是安全的"。[10]加拿大的一期医学杂志解释道："海鲜在供人食用之前需要接受微生物污染相关检查，而这提高了海鲜的安全性。烹饪确实是杀灭寄生虫最有效的方法，但生鱼寿司使用的鱼类一般曾被快速冷冻，这也可以有效杀灭寄生虫。只要从可靠来源购买、妥善储存并在购买后尽快食用，孕妇是可以吃生鱼肉的。"[11]

更有趣的是，我发现许多女性在孕期偶尔非常想吃生鱼肉或生鱼寿司，有的人甚至难以忍受熟鱼。这说明你的身体可能比你想象的更聪明。实际上，就某些鱼类，如三文鱼而言，生鱼肉中所含的硒的生物利用率更高。[12]鉴于硒在预防汞中毒方面的作用，孕妇非常想吃生鱼肉可能是身体自我保护的方法。不仅如此，一些数据表明，与熟鱼肉相比，生鱼肉中的 ω-3 脂肪酸更易被吸收，碘含量也更高（烹饪后，碘含量最多可下降 58%）。[13~14]也许你的身体正时刻惦记着宝宝的脑部发育呢！需要注意的是，如果在孕期吃生鱼肉，一定要选择野生的而非人工养殖的鱼类，以免感染耐药性细菌。[15]

贝类等带壳海鲜是例外。大约 75% 的海鲜中毒都是贝类，如牡蛎、蛤蜊等造成的。[16]对于贝类，我认为生吃弊大于利。除非你对它的来源及新鲜程度非常有信心，否则你最好把它完全煮熟后再吃。带壳海鲜富含营养，如果你爱吃，我推荐你多吃煮熟的贝类。

我曾在公共卫生领域工作过，所以我理解为什么官方会发布这种"一竿子打死"的建议。但是无论接收到什么样的建议，你都需要谨慎考虑要不要全盘接受，因为现实中没有绝对安全或绝对危险的食物。的确有些食物更容易被污染，但矛盾的是，它们往往不是最容易引发疾病的食物。

美国疾病控制与预防中心发布的有关 2009—2011 年李斯特菌食源性疾病暴发事件的分析显示，除一例外，所有与乳制品相关的疾病暴发都是以巴氏杀菌奶（而非生牛乳）为原料制作的奶酪造成的。[17]唯一的例外，即因生牛乳所制奶酪引发疾病的事件的源头是一次婚宴，而办酒席一向容易出现食物保存和制作不当的情况。在这 3 年中，共有 224 人感染李斯特菌，其中 147 人的感染是食用哈密瓜引起的。还有一次感染是生食新鲜芹菜导致的。2016 年，美国疾病控制与预防中心分析了沙门菌导致的 5 次疾病暴发事件，除其中 1 次是鸡蛋造成的外，另外 4 次均是植物性食物造成的，罪魁祸首分别是苜蓿芽（2次）、开心果（1 次）和素食蛋白粉（1 次）。[18]

我举这些例子是为了证明没有任何食物是绝对安全的，同理，也没有任何食物是绝对危险的。巴氏杀菌奶仍可能在后续加工或储存的过程中被污染。现今美国的生牛乳生产商生产生牛乳需要接受严格的审查，许多生产商生产的生牛乳中的微生物总数甚至远远少于巴氏杀菌奶中的微生物总数。美国佛蒙特州对 21 家手工奶酪生产商使用的生牛乳进行检查，无一检出李斯特菌、沙门菌或危险的大肠杆菌菌株 O157:H7。[19]他们总结道："经过多次取样，结果显示，从微生物角度来看，大部分小规模手工奶酪生产商使用的生牛乳的质量都很高，未检出任何致病菌。"也许好吃的由生牛乳制成的切达奶酪比你所认为的更安全。①

最后，让我再唱唱反调。人们认为的"孕期禁忌食物"大部分是动物性食物，但是蔬菜和水果可能也很危险，它们也不是绝对安全的食物。如果你在炎炎夏日参加户外聚餐，食物在室外放置了好几个小时，那么你不光吃鸡蛋沙拉时需要留意，吃蔬菜水果沙拉时也同样要小心。46% 的食物中毒事件都是植物性食物（尤其是新鲜水果和绿叶蔬菜）造成的。[20]事实上，一项 2013 年的食物中毒相关分析显示，造成食物中毒最多的就是绿叶蔬菜，它们是导致人因食物中毒而住院的第二大因素。[21]但是，你可能从未听到任何卫生官员建议孕

---

① 请注意小型作坊生产的食品的安全问题。——译者注

妇不吃沙拉。正如一位研究人员所说，"蔬菜和水果是健康饮食的重要组成部分，但是食用未经烹饪的新鲜蔬菜也是有风险的"。[22] 这让人不禁要问，为什么吃蔬菜和水果就可以，吃溏心蛋、肉类熟食、软质奶酪就不可以呢？

在了解上述内容后，你大概可以理解为什么我不接受常规孕期营养指南中有关"孕期禁忌食物"的建议了吧。我的看法看起来是有点儿不同寻常，但是已经有越来越多的健康从业者认为孕期饮食过分保守是不必要的，其中一个人这样说道："不断提升的食品标准与不断变严的监控措施减小了市面上的食物受到污染的概率。因此，孕期女性无须再避免食用肉类熟食和软质奶酪（与李斯特菌有关）、溏心蛋（与沙门菌有关）、生鱼寿司……确保食物安全的一般建议是，孕妇应确保食物来源可靠，并对食物进行妥善储存、加工、烹饪，且及时食用。"[23]

在权衡吃某种特定食物的利弊时，既要考虑致病风险，也要考虑它们所含的营养物质。如果来源和处理方式不妥，任何食物都有可能从"安全食物"变成"问题食物"。如果你出于个人喜好选择不吃软质奶酪、溏心蛋或是肉类熟食，这完全没有问题。你也可以选择将鸡蛋完全煮熟或者将肉类熟食加热后食用，在获得这些食物所含的营养的同时减小感染致病菌的风险。不这么做的人也无须担心，因为食用这些食物带来的风险微乎其微。无论你如何选择，记得遵循下列措施。

食品安全保障措施

即使你觉得自己的胃是"铁胃"，吃加工不当的食物也还是有可能把你撂倒的。下面是一些减小常见食源性致病菌感染风险的小贴士。

- 相信自己的嗅觉。如果食物闻起来很奇怪就别吃了。

- 购买易变质的新鲜食品时，选择合适的商家。例如，精品熟食店的鸡蛋沙拉三明治大概率比加油站的鸡蛋沙拉三明治更新鲜。

- 尽量不要购买鲜切的蔬菜或水果，除非你在食用前会进行烹制。鲜切蔬果被致病菌污染的概率要大得多。[24]

- 更多地选择自己在家做饭。大部分食源性疾病与在餐厅就餐和食用即食食品有关。[25]

- 解冻肉类时选择将其放在冰箱冷藏室过夜（而非放在室温下），但不要将生肉放在冰箱冷藏超过3天。
- 在烹饪和用餐前做好清洁工作。清洗双手、台面、案板以及任何食物会接触的地方。切肉用专门的案板。你可以使用白醋给厨房杀菌。
- 在处理生肉后一定要洗手。（是的，在你用盐和胡椒调味或是接触台面之前！）
- 一定要生熟分开以避免交叉污染。举个例子，不要将做熟的肉再放回之前用调料腌肉的容器中（除非腌肉调料一同被煮熟了，否则也不要食用腌肉调料）。
- 不要生吃贝类等带壳海鲜。
- 剩菜剩饭要在烹饪结束的2小时内冷藏保存（如果室温较高，需缩短在室温下摆放的时间）。
- 冷藏的剩菜剩饭要在3~4天内吃完（如果希望保存更长时间则需冷冻）。
- 如果怀疑食物的新鲜程度或来源，就不要吃。

增强免疫力

除了采取上述措施外，在孕期重视免疫系统健康也是防止食物中毒的关键。人体大约80%的免疫系统存在于肠道中，而你的饮食会直接影响肠道健康。下面是一些可以促进肠道和免疫系统健康的方法。

- 经常食用发酵食物，如普通酸奶、开菲尔酸奶、德国酸菜、韩国泡菜、康普茶以及天然发酵的"腌菜"，为饮食增加益生菌。注意，最好吃生的、没有经过巴氏杀菌的发酵蔬菜（在保证来源可靠的情况下）；烹饪或杀菌后的此类食物不再含有活菌。
- 多吃富含益生元的食物，如蔬菜（尤其是当地种植的十字花科蔬菜，如包菜、羽衣甘蓝、抱子甘蓝）、水果（尤其是莓果及未完全成熟的香蕉）、坚果、种子（尤其是奇亚籽）和豆类，这是在为肠道益生菌提供养料。[26]

- 定期喝骨头汤，吃慢炖肉。这些食物含有的明胶有助于维持肠道黏膜健康，提高肠道对食源性致病菌的抵抗力。
- 限制糖和精制碳水化合物的摄入，它们可能抑制免疫系统，造成肠道菌群紊乱。[27]
- 了解你的食物来源。最好从有机农场或者牧场购买肉类、禽类、乳制品和鸡蛋，以减少接触抗生素及致病菌。前文我已经提到，与工业化养殖场的母鸡相比，有机农场的母鸡发生沙门菌感染的风险只有1/8。[28]与传统农场的奶牛相比，有机农场的奶牛携带的耐药菌也显著减少（而最严重的食源性疾病往往是耐药菌造成的）。[29]采取严格卫生措施的小型非工业化奶牛场生产的生牛乳，微生物含量往往比拥有巴氏杀菌许可的奶牛场生产的生牛乳的低。[30]再次强调，食物品质非常重要。

需要限制食用或戒掉的食物

你需要限制食用或戒掉的是那些对你和宝宝的健康无益，甚至可能增大你孕期并发症发生风险的食物。其中一些食物，如酒精饮料和含咖啡因食物已经受到广泛关注，但另一些则常常不被重视。总体来说，这些食物对保持健康都不是必要的，它们不能提供促进胎儿生长所需的丰富的营养，当食用过量时还可能有害。是选择完全戒掉这些食物，还是限制食用，由你来决定。我能做的就是告诉你相关的研究结论，这样你就可以做出自己的判断了。

酒精

你也许已经意识到了孕期应尽量避免饮酒。酒精可以通过胎盘进入胎儿体内，影响胎儿发育。最令人担忧的就是胎儿酒精谱系障碍（FASDs），这是孕期饮酒造成的一系列儿童发育障碍的总称。每个患儿的表现不同，但共同的特征是智力或行为受损。报道最多、最严重的一种酒精谱系障碍是胎儿酒精综合征，患儿会出现各种发育问题，包括智力减退、听力障碍、面部发育异常及发育迟缓。[31]

在世界上的一些地区，孕期饮酒仍然比较普遍，相关的风险研究也因此仍在持续。开展孕期酒精暴露研究的一大挑战是研究人员无法做随机对照实验，即强制一部分孕妇饮酒而另一部分禁酒。这意味着这些研究只能依赖对自主选择饮酒或禁酒的孕妇进行观察。大部分孕妇收到过戒酒的建议，选择在孕期饮酒的女性往往也会忽视其他建议，如戒烟、不滥用药物、健康饮食。例如，一个经常被引用的研究结论是：即使孕妇每周只饮用 1 个酒精单位的酒，也会增大孩子出现行为问题的概率。[32] 但如果你仔细分析研究数据就会惊讶地发现，这些孕妇的咖啡因——没错，就是咖啡因——摄入量也大得惊人。饮酒的孕妇中几乎有一半（45%）的人也摄入了咖啡因。与之相对的是，不饮酒的孕妇中只有 18% 的人摄入了咖啡因（虽然我认为这一比例也很高）。这篇研究报告的标题不应该叫"孕期酒精摄入与 6～7 岁儿童行为之间的剂量反应关系"，更准确的标题应该是"孕期药物滥用与儿童行为问题"。

如何界定孕期的安全饮酒量是一大挑战，这一点一直有些模糊不清。一篇包含了 34 项孕期酒精暴露研究的综述指出，女性孕期酗酒（单次饮酒超过 4 个酒精单位）会显著损害儿童认知功能。这完全在意料之中。但是，这些研究人员还发现，少量或适量摄入酒精（每周饮酒不足 6 个酒精单位）也会影响儿童的行为或认知。[33] 他们总结道："对孕妇而言，酒精摄入没有确定的安全剂量。"

还有一些研究的结论与上述结论不一致，这些研究认为少量饮酒并没有害处。一项纳入了 3 000 名澳洲女性的研究分析了母亲孕期饮酒对 2～14 岁儿童行为问题的影响。按照孕期饮酒量，这些女性被分为 5 组：不饮酒、偶尔饮酒（每周 1 个酒精单位）、轻度饮酒（每周 2～6 个酒精单位）、中度饮酒（每周 7～10 个酒精单位）、大量饮酒（每周 11 个酒精单位）。研究结果称，母亲孕期轻、中度饮酒不会引发儿童行为问题。事实上，如果你查看原始研究数据就会发现，轻度饮酒者的孩子发生行为问题的概率比完全禁酒者的孩子的小。[34]

另一项设计严谨、纳入了约 5 000 对母子的大型研究分析了母亲孕期饮酒及孩子 14 岁时的智商。在这项研究中，女性被分为 4 组：不饮酒、每日饮酒少于 1/2 杯、每日饮酒 1/2 ～1 杯、每日饮酒超过 1 杯。该研究并未发现孕妇日平均饮酒少于 1 杯会影响孩子的智商、注意力或认知能力。[35]

一项纳入了超过 10 000 名女性（和她们孩子）的研究发现，女性在孕期禁酒或轻度饮酒不会损害孩子的语言能力。这里的轻度饮酒指每日酒精摄入不足 10 g。[36] 通常而言，350 mL 啤酒（酒精体积分数为 4%～6%）含酒精 11～17 g，而 150 mL 红酒（酒精体积分数为 12%）含酒精 14 g 左右。尽管如此，研究人员也提醒道："在进一步论证孕妇轻、中度饮酒不会对孩子造成影响的证据出现之前，医疗从业者应继续建议孕妇禁酒。对于孕妇酒精的安全摄入剂量，各国尚未达成共识。"[37]

我的观点

目前有关孕期能否饮酒的结论不一致。总体来看，研究认为与大量饮酒相比，孕妇轻度饮酒不容易造成问题，但是孕妇酒精摄入的安全剂量是多少目前尚无定论。我也认为酒精没有太高的营养价值，不足以让人支持孕期饮酒。"剂量决定毒性"的原则也适用于饮酒，但问题就在于安全剂量难以确定，而且可能因人而异。对某些人来说的少量，对另一些人来说可能已经很多了。同理，不同的人对酒精的耐受程度也不同。如果你只是偶尔喝一点儿红酒，我不会太担心，但我不建议你每天都喝几杯，尤其是你容易"微醺"的话。当然，最终的选择权还是在你手上。你是唯一清楚自己对酒精的耐受情况的人。

一些报道中所说的饮酒，尤其是酗酒对胚胎发育的危害可能是营养素消耗过度造成的——营养素都被身体用在酒精解毒上，而非用来满足胚胎发育的需求。这些营养素包括 B 族维生素（如叶酸）、维生素 A、甘氨酸、硒、锌和胆碱。动物研究证实了女性孕期饮酒会造成锌储备不足，这为上述理论提供了支持。[38] 也有数据表明，女性孕期摄入酒精会消耗肝脏功能维持所必需的胆碱及其代谢产物。[39] 认识这一点很重要，因为上述营养素参与胎儿脑部发育及 DNA 甲基化过程。因此，很有可能孕期饮酒的女性，尤其是那些本身营养素储备就不足或饮食就不佳的女性，对特定营养素的需求会更多，不过这尚未经研究证实。

不管怎么说，我相信每一位母亲都更希望将营养留给自己的孩子，而非用在酒精解毒上。

> **注意：**我唯一能接受的是天然含有少量酒精但同时含有益生菌的发酵饮料，如康普茶（一种发酵茶饮料）。康普茶的酒精体积分数一般不足 0.5%，也就是说 200 mL 康普茶所含的酒精一般不足 1 g。熟过头的水果（酒精体积分数在 0.6%～8.1% 之间）所含的酒精可能都比康普茶所含的要多。[40]

咖啡因

孕期喝还是不喝咖啡？这是一个问题。幸运的是，这个问题的答案不是非此即彼。令人意外的是，人们对孕期摄入咖啡因的安全性并没有太大的争议。目前已知的是，咖啡因会穿过胎盘且胎儿体内的咖啡因水平与母体体内的接近。另外，身体清除血液中咖啡因的速率会在孕期逐渐下降。[41]此外，母体咖啡因水平过高会减少胎盘血流，从而可能影响对胎儿的营养输送。[42]20～30 年前的研究表明，咖啡因摄入过多会增大流产与胚胎生长受限的风险。因此，建议女性孕期每日咖啡因摄入不超过 200 mg。[43]

作为参考，250 mL 咖啡约含 100 mg 咖啡因，具体含量与冲泡方法有关。味道更醇厚的咖啡一般咖啡因含量更高。而且，一般人"一杯的量"通常是 350 mL。茶和巧克力中也含有咖啡因：250 mL 红茶约含 30 mg 咖啡因（绿茶、白茶、乌龙茶中咖啡因的含量低一些）；30 g 巧克力含 20～30 mg 咖啡因。

鉴于饮用咖啡的普遍性，许多研究仍在持续探索孕期摄入咖啡因的影响，希望对孕期每日咖啡因摄入不超过 200 mg 的说法进行证实或证伪。不幸的是，这些研究并未得到一致的结论。一篇包含了 53 项研究、试图找到孕期咖啡因安全摄入剂量的循证证据的综述也一无所获。[44]在这篇综述中，作者虽然发现流产、死胎、低出生体重发生的概率随孕妇咖啡因摄入的增加而增大，但没有找到孕期咖啡因的安全摄入范围或危险摄入范围的阈值。结论是尚无充足的证据可以推翻目前官方"孕期每日咖啡因摄入不超过 200 mg"的建议，作者认为"有一些问题亟待解决"，包括找到明确的因果关系：咖啡因是否是引发上述健康问题的原因？咖啡因的代谢产物是什么？咖啡因与健康问题的相关性是不是发表偏倚①导致的？还是说咖啡因摄入只是孕期健康问题的表象？还需要说明的是，一些孕妇咖啡因的主要来源是碳酸饮料而非咖啡。[45]那么，是饮料中的糖和添加剂在搞破坏，还是咖啡因呢？我们无从得知。

孕期健康相关研究的性质决定了我们永远无法获得直接的证据，因为强制孕妇摄入大量咖啡因可能造成危害，是不道德的。目前来看，为安全起见，孕期最好还是将咖啡因的摄入限制在每日 200 mg 以内。也就是说，每天喝不到 500 mL 的咖啡应该是没问题的。如果你不喝咖啡，只喝茶或吃巧克力应该很难摄入过量的咖啡因，所以问题不大。

> **注意：**喝咖啡也要考虑咖啡的品质。传统咖啡生产的过程中会使用大量杀虫剂。最好选择美国农业部（USDA）认证的有机咖啡或雨林联盟（Rainforest Alliance）认可的咖啡，从而减少摄入杀虫剂。更多与杀虫剂相关的内容详见第十章。

精制碳水化合物

高碳水化合物食物经过精加工就含有精制碳水化合物。人们通常会去除完整的天然食物中的膳食纤维，或将其进一步制成面粉、淀粉。例如，全麦可以被精加工为精白面粉，玉米可以被精加工为玉米淀粉。这些食物的营养密度一般较低，换句话说，它们的主要成分就是精制碳水化合物，而维生素、矿物质、抗氧化物的含量很低。（人体消化和吸收精制碳水化合物的速度很快，因此精制碳水化合物会造成血糖大幅上升。）此外，这些"占肚子的食物"会挤占营养更丰富的食物的空间。

精制碳水化合物含量高的食物

精制碳水化合物含量高的食物列举如下。

- 精制谷物及其制品，包括用精白面粉或"强化面粉"制作的所有食品（面包、贝果、比萨、意大利面、椒盐脆饼干等）

---

① 具有统计学显著性研究意义的研究结果较无显著性意义和无效的结果被报告和发表的可能性更大，导致研究人员在进行综述研究时不可能完全纳入所有相关研究，从而在分析相关性时产生偏差。——译者注

- 早餐麦片（没错，由全谷物制成的不含糖的早餐麦片也是）
- 膨化谷物（爆米花、大米饼等）
- 即食食品，如即食米饭（速食米饭）、速食面（如方便面）、即食土豆、即食麦片（快煮麦片）
- 白米

通常来说，你摄入的精制碳水化合物越多，总体膳食的营养密度越低。一项针对孕期饮食微量元素含量的研究发现，精制碳水化合物的摄入量是膳食营养密度的最佳预测指标。该研究的作者注意到，"碳水化合物质量的变化能很好地反映微量营养素摄入的变化。尤其是淀粉摄入越多，能反映出总体微量元素摄入越不理想"。[46]认识到这一点非常关键，因为美国人精制碳水化合物的平均摄入水平比他们想象的要高得多。事实上，美国人食用的谷物中85%是精制谷物。[47]

全谷物呢？

除了上文所说的精制碳水化合物含量高的食物，值得注意的是，某些完整的天然食物所含的碳水化合物之多、营养素之少也超出你的想象。例如，很多女性认为孕期饮食中的全谷物必不可少，这可以保证她们摄入足量的膳食纤维。然而，即使是"不错的"全麦面包，每片也仅含2~5 g膳食纤维，但总碳水化合物的含量却高达15~20 g。另一个例子是糙米，每杯糙米仅含3.5 g膳食纤维，但总碳水化合物的含量却达到了45 g。说到底，这些食物的主要成分就是碳水化合物，且膳食纤维的含量很低。

值得注意的是，通过2汤匙椰子粉、1/3个牛油果、1汤匙奇亚籽或3/4杯树莓你就可以获得5 g膳食纤维。和非淀粉类蔬菜一样，这些食物天然含有较少的碳水化合物，且所含的微量营养素十分可观。换句话说，非谷物的膳食纤维来源有很多。我设计的饮食方案（见后文）所含的谷物十分有限，但每日能为你提供35~45 g膳食纤维，远远超过孕期每日膳食纤维的最低摄入量（28 g）。有关高膳食纤维低精制碳水化合物的食物的推荐详见第七章。

人们推荐大量食用全谷物的另一个原因是，它们含有B族维生素及矿物质。但如果比较谷物与其他天然食物，如海鲜、肉类、蔬菜的营养素水平你会发现，谷物远不如人们所说的那样有营养。与上述食物相比，全谷物尤其缺乏美国饮食中容易缺少的 13 种维生素和矿物质。[48]如果你用一份蔬菜或者一大份肉（或鱼）代替你常吃的谷物，你大概率会摄入更多的 B 族维生素、铁、镁、锌和钙。

在对血糖的影响上，全谷物比精制谷物稍好一点儿，但它们仍会显著提高血糖水平。在一项白面包和全麦酸面包的比较研究中（后者由现磨的全麦粉制成，经过传统发酵法获得"酸味"，属于优质酸面包），血糖反应与预想的情况不同。令人惊讶的是，一些受试者在食用全麦酸面包后血糖升高的幅度更大。[49]我个人仍然推荐孕妇食用传统全麦酸面包或由发芽谷物制成的面包，因为这类发酵食品能促进人体对营养物质的消化和吸收，其中微量营养素的含量（与白面包相比）也更高。不过，虽说这些食物更"天然"或"加工程度更低"，但这并不意味着你可以肆无忌惮地大吃特吃。

最后，越来越多的人因摄入麸质而出现健康问题。麸质是存在于某些谷物中的一组蛋白质，在小麦、黑麦和大麦中含量较高。[50]传统医学对不属于乳糜泻的麸质敏感接受度较低，但我在工作中经常遇到这类问题。如果进行无麸质饮食后你的健康状况有所改善，那么你无须为了追求营养更完善或更全面而在孕期重新开始食用含有麸质的谷物。无麸质饮食完全可以满足你的营养需求，如果你用天然食物（而非无麸质面粉或此类精制碳水化合物含量高的食物）代替含麸质的谷物，你饮食的营养密度甚至可能更高。[51]

大部分人都习惯每顿吃一些谷物，这完全没有问题，只要保证食用量较小且它们没有挤占肚子中其他更具营养价值的食物，如蔬菜、畜肉、鱼、禽肉、乳制品、坚果、豆类的空间即可。出于这个原因，本书提供的饮食方案中也包含全谷物，只不过分量较小。我这样做也是为了给你提供一些分量上的参考，因为人们食用谷物（以及所有高碳水化合物食物）时非常容易过量。仅在早餐吃一片发芽谷物面包和早餐吃一大碗麦片、午餐吃三明治、加餐吃饼干、晚餐吃全麦意大利面是完全不同的概念。如果你正在实行无谷物、无麸质的原始饮食法，或者你出于其他原因更喜欢饮食中完全不含谷物，你完全可以轻易地用其他食物替代谷物，具体做法参见第五章。

糖

含糖量较高的食物（无论其中的糖是人工添加的还是天然存在的）在孕期都不是很好的选择，这一点你可能早已知晓。吃太多糖可能导致你孕期体重增长过快、胎儿过大。[52]吃太多糖还会增大患妊娠糖尿病的风险。[53]母亲在孕期吃糖会使得孩子更易患哮喘或湿疹。[54]另外，吃糖会影响你对其他更健康食物中营养素的吸收并造成上瘾，还有可能让孩子的大脑产生嗜甜的倾向。[55]小鼠实验发现，孕期高糖饮食会导致子代大脑发育受损，容易出现类似多动症的问题，如注意力持续时间短、容易冲动。[56]基本上，没有研究表明糖对妊娠结局有任何好处。

你可能已经知道糖可以隐藏在各种各样的食品中。食品生产商深知配料需要按照添加量的多少从前往后罗列（主要原料放在配料表的第一位），所以他们通常会在一个产品中使用好几种不同类型的糖，这样糖的总量看起来会低一些。千万别上了他们的当！建议查找配料表中各种糖的名称。你也可以通过查看食品包装上标注的总含糖量来判断食品是否健康。① 作为参考，营养成分表所标识的 4 g 糖相当于 1 茶匙糖。营养成分表并不会区分添加糖和天然糖，这有时候很让人头疼，不过有的时候也能启发我们，比如通过查看营养成分表我们就能发现果脯的含糖量极高。1/4 杯葡萄干就含 25 g 糖，比 6 茶匙的量还多！

高糖食物

高糖食物列举如下。

- 糖：白糖、红糖、黄糖、浓缩甘蔗汁、糖蜜、蜂蜜、龙舌兰花蜜、糖浆（如玉米糖浆、枫糖浆或糙米糖浆）、枣糖、椰子糖、麦芽糊精、蔗糖、葡萄糖、果糖、麦芽糖（如果一种配料以"糖"结尾，那么它大概率就是糖了）
- 甜食：糖果、冰激凌、冻酸奶、雪葩、糕点、甜甜圈、饼干、派、冰棒、果酱、果冻等

---

① 中国不强制要求食品生产商标注食品的含糖量。——译者注

- 甜饮料：汽水、潘趣酒、柠檬水、果汁（包括 100% 鲜榨果汁）、甜茶、调味牛奶等
- 天然含糖量高的食物：果脯（蔓越莓干、葡萄干、枣干等）、水果奶昔、水果等
- 添加了大量糖的酱料：番茄酱、烧烤酱、照烧酱、蜂蜜芥末酱等

注意，我从未遇见任何一个可以在孕期完全戒糖的人，包括我自己在内。理想是理想，现实是现实。所以当你给自己一个甜蜜的奖励时，别忘了控制分量，有意识地进食（享受每一口的滋味），也可以适当减少本餐其他高碳水化合物食物的食用量，这样身体就不会受到血糖飙升的冲击了。举个例子，如果你晚餐想吃冰激凌，那么你可以减少晚餐中的其他高碳水化合物食物，比如用一份非淀粉类蔬菜替换土豆。

你还需要注意的是，即使是加工程度低的含糖食物，如果脯、蜂蜜、枫糖浆，它们的含糖量仍然很高。与精制糖，如白糖或玉米糖浆相比，我更喜欢前者，因为它们口感更丰富且含有微量营养素，但别忘了它们仍然是糖，因此它们只应是你饮食中的点缀。你可以通过阅读后文的食谱了解我是如何在甜品中适量使用这些天然糖的。

人工甜味剂

孕期能否摄入人工甜味剂是一个具有争议性的话题，但我认为选择最接近我们祖先饮食的食物几乎永远都是安全的。人工甜味剂是人工合成的化合物，用以"欺骗"身体尝到甜味。研究表明，味蕾接触的甜味越多（无论来自食物还是人工甜味剂），你就越偏好甜食。

一位科学家指出："正因为人工甜味剂是甜的，所以它们会促使人对糖产生更强烈的渴望和更大的依赖。反复接触人工甜味剂会训练出人对甜味的偏好。一个人经常接触某种味道和他对该种味道的偏好强度之间存在强相关性。"[57]

简单来说，无论是天然糖还是人工甜味剂，你的味蕾接触的甜味越少，你对甜味的渴望程度就越低。

人工甜味剂的另一个问题是其对血糖的影响。许多年来人们一直认为人工甜味剂不会也不能提高血糖水平，但是最新的研究推翻了这一观点。研究发

现，人工甜味剂摄入较多的人更容易出现血糖问题。人工甜味剂似乎可以与肠道菌群（益生菌）发生反应，造成血糖升高。在一项研究中，受试者服用人工甜味剂后血糖升高了 2 ~ 4 倍（研究中使用的人工甜味剂包括阿斯巴甜、三氯蔗糖和糖精）。[58]

人工甜味剂不仅会改变肠道中的有益菌，还可能将它们杀灭。尤其是三氯蔗糖，连续摄入三氯蔗糖 12 周后肠道中有益菌的数量会显著减少（总厌氧菌、双歧杆菌、乳酸菌、拟杆菌、梭菌和总需氧菌的数量均有所减少）。[59]而此时的每日剂量还仅相当于美国食品药品监督管理局设定的"安全剂量"（也被称为"日容许剂量"）的 1/5。

目前我们对自身微生物组，也就是体内的有益菌群对健康的影响知之甚少，但是相关研究，尤其是孕期健康方面的研究的队伍正不断壮大。考虑到你在孕期会将自身的肠道菌群传递给宝宝，你最好还是尽量保护自身的健康菌群。益生菌在免疫系统功能发挥、血糖调节、激素平衡、解毒和消化道健康方面有各种各样的益处。更多内容详见第六章。

除了扰乱血糖平衡与造成肠道菌群紊乱之外，人工甜味剂还会影响甲状腺激素的分泌。尤其是三氯蔗糖，它会抑制甲状腺功能，从而影响胚胎脑部发育。[60]甲状腺健康相关的内容参见第九章，其他会影响甲状腺功能的化合物参见第十章。

此外，人工甜味剂还会增大你的孩子今后肥胖的可能性。2017 年的一项研究发现，与孕期不摄入人工甜味剂的女性相比，孕期摄入人工甜味剂的女性的孩子出生时体重偏高（巨大儿）的概率大 1.6 倍，7 岁时超重或肥胖的概率大 1.9 倍。[61]此外，该研究发现，女性孕期用含人工甜味剂的饮料替代含糖饮料（比如用无糖汽水替代普通汽水）会增大孩子 7 岁时肥胖的风险，这与研究人员所预计的完全相反。这印证了之前针对成人的研究的结论：尽管人工甜味剂无糖无热量，但也无助于减重，甚至可能导致体重增加。

上述研究的作者总结得十分到位："与葡萄糖或蔗糖相比，高甜度的人工甜味剂可能导致肠道菌群变化，从而加剧葡萄糖不耐受，增加人体对肠道内葡萄糖转运蛋白 2 介导的葡萄糖的吸收，导致甜味味觉及大脑奖励机制失调，从而造成甜食的过量食用及体重增加。"[62]

我建议在孕期不摄入人工甜味剂，逐渐让身体适应偏淡的味道。当你偶尔想吃一点儿甜食时，可以食用少量的天然糖，或者选择安全替代品。

建议避免摄入的人工甜味剂

建议孕期不要摄入以下人工甜味剂。

- 阿斯巴甜
- 三氯蔗糖
- 糖精
- 乙酰磺胺酸钾（安赛蜜）
- 纽甜

人工甜味剂的安全替代品

首先，让我再次强调一下，对于任何甜食，在孕期能少吃就少吃。当然，如果你酷爱甜食，这不是轻易就能做到的，那么你就需要替代品，你可以试试甜菊苷或糖醇。

甜菊苷是从南美一种名为"甜叶菊"的植物中提取的，所以人们一般认为孕期摄入甜菊苷是安全的。与会使血糖升高的人工甜味剂不同的是，甜菊苷对血糖没有不良影响，还可能帮助降低血糖。[63]有的产品后味偏苦，所以你可能要多多挑选，直到找到你喜欢的。

糖醇是另一种不错的选择。虽然名称中有"醇"字，但它们并不含会让人醉酒的乙醇（酒精）。糖醇也会提供一些热量，但它们颗粒状的口感和令人愉悦的味道都与白砂糖类似（没有一些人认为的甜菊苷所带有的奇怪后味）。需要注意的是，一些糖醇会造成消化不良，如胀气、腹泻，所以千万不要摄入太多。最不容易影响消化的两种糖醇分别是木糖醇和赤藓糖醇。赤藓糖醇是低碳水化合物烘焙商和胃肠道敏感者的最爱之一。

植物油

正如我在前文所说的，孕期摄入充足的脂肪很重要。但是，所摄入的脂肪的类型同样重要。植物油提取自种子作物，如油菜籽、大豆、玉米、红花籽和棉籽。它们更准确的名称应该是"精炼种子油"，但它们广为人知的名称是"植物油"。直到20世纪之前，人们都无法从种子作物中榨取如此多的植物油，这也意味着当时人们所食用的植物油极少。植物油的榨取、精炼和除味需要密集的现代化农业生产技术、精密的机械和大量化学溶剂才能实现。

许多健康从业者认为植物油中饱和脂肪的含量低，因此十分健康，但这一信息非常具有误导性。过去的50年间，大部分人都用植物油代替了动物脂肪，但肥胖症、心脏病、糖尿病及其他各种慢性、炎症性疾病的发病率却在不断攀升。[64]

植物油中所含的不饱和脂肪酸在植物油暴露于空气、被储存在透明塑料容器中或被加热时非常容易受到破坏而变质。这会导致毒性物质，如自由基的产生，而它们是流产、早产、先兆子痫、胚胎发育受限等孕期并发症发生的风险因素。[65]

植物油中一类被称为"ω-6脂肪酸"的不饱和脂肪酸的含量很高。这类脂肪酸被认为会引发炎症反应，尤其是当它们的摄入水平远远高于ω-3脂肪酸的摄入水平时，而长期食用植物油是一定会发生这种情况的。

饮食中ω-6脂肪酸与ω-3脂肪酸的最佳比例应在1:1至4:1之间，但不幸的是，据估计，孕期女性所摄入的ω-6脂肪酸与ω-3脂肪酸的比例接近10:1（有些人所摄入的两者的比例甚至高达30:1）。[66~67]这令人感到不安，因为"现今西式饮食中ω-6脂肪酸与ω-3脂肪酸的比例较高，这会提高心血管疾病、癌症、骨质疏松症、各种炎症及自身免疫性疾病的发病率"。[68]饮食中必需脂肪酸的比例失调在孕期也是很麻烦的。一项研究发现，ω-6脂肪酸摄入过量（而ω-3脂肪酸摄入不足）会导致一种名为"类花生酸"的致炎因子的水平大幅升高，而这与早产有关。[69]

胎儿脑部发育也会受到女性孕期所摄入的膳食脂肪的类型的影响。在评估9月龄婴儿精神运动性发育情况时人们发现，孕期ω-6脂肪酸摄入水平更高的女性的后代表现出精细运动及大肌肉运动发育迟缓。[70]这一结果丝毫不令人感到意外，因为ω-6脂肪酸会在体内与ω-3脂肪酸竞争，从而阻止胎儿获得足量的能促进脑部发育的DHA，最终增加胎儿发育迟缓的可能。[71]

宝宝的代谢也可能因此受到长期的影响。在一项研究中，孕期ω-6脂肪酸摄入水平更高的女性所生的孩子更容易出现超重和体脂率过高的情况。[72]肥胖研究领域的学者称这一影响可能跨越代际，他们指出，"出生前后高水平的ω-6脂肪酸暴露会造成几代人的体脂逐渐累积"。[73]这意味着当下食用过多的植物油不只会影响你的子女，还会影响你的孙辈。

限制摄入ω-6脂肪酸的最佳办法就是避免食用精炼的植物油。建议在购买零食、蛋黄酱、沙拉酱及其他各种酱料时查看配料表，避免食用那些使用了大豆油、菜籽油、棉籽油、红花籽油、花生油或玉米油的食品。减少在外就餐，更多地在家做饭，因为几乎所有餐厅都会使用便宜的植物油进行烹饪。油炸食品，如薯条、洋葱圈、甜甜圈、薯片又是所有植物油含量高的食物中最不健康的一类食物，因为生产它们的过程中往往需要高温热油（而高温加热意味着大量致炎的自由基的产生）。

烹饪时最好选择饱和脂肪含量高的油脂（如动物脂肪或椰子油），它们不容易被氧化分解。对于沙拉酱，你可以考虑用初榨橄榄油、牛油果油、夏威夷果油等（参见第二章）自己制作。这些油脂天然含有较少的ω-6脂肪酸及较多健康的单不饱和脂肪酸。

人造反式脂肪酸

制作起酥油和人造奶油时，食品生产商将植物油由液态转化为固态，人造反式脂肪酸也随之产生——它们来源于"部分氢化"这一加工过程。油炸食品中含有人造反式脂肪酸，这种脂肪酸有利于延长食品的保质期，使食品能保存很长时间（这样快餐店就不需要经常更换油炸用油，而且夹心面包也"永远"不会坏了）。

不幸的是，这些"部分氢化油"对健康伤害很大。它们不光与糖尿病、心血管疾病有关，还会导致各种不良妊娠结局。对人体而言，人造反式脂肪酸属于外来物质，它们会扰乱人体的一系列正常功能。最令人担忧的是，人造反式脂肪酸会影响通过胎盘进行的营养输送。例如，人造反式脂肪酸会破坏必需脂肪酸的正常代谢，因此胎儿无法获得大脑及视力发育所必需的足量的ω-3脂肪酸。[74]人造反式脂肪酸还会加剧胰岛素抵抗，导致身体不能很好地降低血糖，而这一影响会传递给胎儿，增大他们今后患糖尿病的风险。[75]即使摄入较少，人造反式脂肪酸也与低出生体重、低胎盘重量及先兆子痫发生的风险增大有关。[76] 通过干扰胎盘功能的正常发挥，它们还可能导致流产。[77] 最后，摄入过量的人造反式脂肪酸是早产的风险因素。[78]

你一定要警惕人造反式脂肪酸。它们没有任何益处，只会带来风险。避免食用含有"部分氢化油"的食物，如起酥油、人造黄油、油炸食品、快餐、蛋糕、预制糖霜、饼干。你需要仔细阅读配料表，确保没有隐藏的"部分氢化油"，因为食品生产商会利用食品标签规定的漏洞，即他们仍使用人造反式脂肪酸，但只要每份的用量不足 0.5 g，他们就可以在食品标签上标注（并宣传）该食品"含 0 g 反式脂肪酸"或"不含反式脂肪酸"。

怀孕的时候，许多人觉得拥有了享用美食的权利，但是含有人造反式脂肪酸的食物绝不该成为你的选择。建议你用健康的饱和脂肪酸替代人造反式脂肪酸。毕竟，人造反式脂肪酸诞生的初衷就是取代这些健康的饱和脂肪酸。

注意： 我在本部分特别强调人造反式脂肪酸中的"人造"二字，是因为在反刍动物（如奶牛、绵羊）体内含有一些对人体有益的天然反式脂肪酸。这些动物所含的反式脂肪酸是唯一健康的膳食反式脂肪酸，所以我希望确保它们没有被错误地与人造反式脂肪酸混为一谈。最著名的健康的反式脂肪酸是共轭亚油酸（CLA），它对代谢、心脏健康、癌症预防都有益处。[79] 也就是说，在对健康的影响上，天然反式脂肪酸和人造反式脂肪酸有云泥之别。含共轭亚油酸的食物包括牛肉、乳制品和羊肉（草饲动物或牧场放养的动物体内共轭亚油酸的含量更高）。[80]

大豆

你可能读到过许多关于大豆的文章，但大豆并不是健康食物，在你怀孕前后这段急需营养的重要时期，食用大豆带来的问题尤其多。现在你应该能理解为什么某些营养素对成功度过孕期非常关键了。然而，大豆会在多方面搞破坏。

大豆会抑制人体对矿物质的吸收。大豆含有较高的植酸，而植酸会阻碍人体对包括钙、镁、铜、铁、锌在内的必需矿物质的吸收。[81] 如你所知，矿物质在孕期发挥着重要作用，包括塑造胎儿的骨骼和牙齿（需要钙）、维持正常的血糖水平（镁对此很关键）以及促进胎儿大脑的正常发育（需要铁和锌）。

然而，经过漫长的发酵后大豆中的植酸才能被分解。[82]用传统方法发酵的味噌、纳豆、酱油和天贝（印尼豆豉）是少数几种发酵时间够长、植酸含量显著降低的大豆制品。而如今的大部分大豆制品（如大豆粉）都是采用现代工艺加工制成的，植酸含量并不低。另外，你要知道蛋白质奶昔、蛋白棒、素食汉堡包、植物肉、低碳卷饼等食物中存在大豆分离蛋白。

除了影响人体对矿物质的吸收，大豆还会干扰人体消化分解蛋白质。这是因为大豆中抗营养物质的含量很高，而这些抗营养物质会干扰人体内消化酶的正常工作，从而影响身体消化和吸收营养物质的能力。

大豆所含的一种抗营养物质是在人体消化蛋白质的过程中起关键作用的胰蛋白酶的抑制剂。和植酸一样，大豆中的胰蛋白酶抑制剂不易被分解，即使经过深度加工也是如此。[83]在蛋白质需求增加的孕期，摄入任何影响蛋白质消化和吸收的物质可能都是不太明智的。然而，只关注蛋白质摄入量的健康从业者经常把大豆作为孕期女性的优选食物，他们甚至不知道胰蛋白酶抑制剂的存在。如果他们遵守常规教条，提倡减少饮食中的动物蛋白，那么这种推荐孕期女性食用大豆的情况就更常见了。

致甲状腺肿大物质是另一种在大豆中含量很高的抗营养物质。这种物质会影响人体对碘的吸收，而碘是甲状腺激素合成必需的矿物质。

孕期甲状腺承受的压力很大。女性孕早期甲状腺激素的分泌水平较孕前提高了50%，直到生产前甲状腺激素的分泌都维持在较高水平。在女性进入孕中期之前，胎儿都无法自行合成甲状腺激素，他所需的甲状腺激素完全来自母体。[84]碘和甲状腺激素对胎儿脑部发育十分关键，女性孕早期缺乏其中任何一种物质都会导致孩子智商偏低，严重的话甚至会造成永久性智力缺陷。[85]虽然令人难以置信，但"缺碘仍然是全世界可预防的、孩子智力发育迟缓的主要因素"。[86]没错，碘就是这么重要。

孕期对碘的需求量增加，但很多女性碘的摄入都不达标。在美国，缺碘并未被列为主要的公共健康问题，然而57%的孕期女性存在碘摄入不足的问题。[87]女性孕期即使只是轻度缺碘也与孩子患多动症和注意力缺陷障碍有关。[88]限制食用含有致甲状腺肿大物质的食物（如大豆），是保证碘吸收、维持正常甲状腺功能、促进孩子大脑发育的方法之一。

孕期甲状腺功能正常对胎儿脑部发育的重要性在各大文献中被证实，这几乎是无可争议的。《柳叶刀》（The Lancet）2016 年刊登的一项研究这样解释道："甲状腺激素与之后会形成灰质的胎儿神经细胞的迁移、增殖和分化，以及突触的产生、髓鞘的形成有关，因此它对胎儿宫内神经发育至关重要。"[89]

大豆对激素的影响不限于甲状腺。大豆含有大量的植物雌激素（大豆异黄酮），这些雌激素进入人体后与内源性雌激素的作用相似，并能影响多种激素的分泌。越来越多的啮齿类动物实验表明，孕期接触大豆中的植物雌激素会影响母体之后的生育能力及胎儿生殖器官的发育，还可导致孕妇无法足月生产。[90]这种抗生育作用似乎同样会出现在人类身上。一项纳入了近 12 000 名女性的研究发现，大豆食用量更大的人更不容易受孕。[91]

大豆的另一个问题是存在杀虫剂残留。大部分大豆都是在大型传统农场种植的，这些农场使用草甘膦（一种杀虫剂）来控制杂草，也会大量使用干燥剂来使植物干燥以提前收割。美国农业部对各类粮食作物设定了允许的农药残留水平，其中对大豆的设定值是最高的。[92]这并不奇怪，因为大多数大豆是转基因作物。保守估计美国 94% 的大豆作物为转基因生物体（GMO）。大部分大豆接受转基因改造都是为了使其能够耐受大剂量的草甘膦，它是农药"农达"（Roundup）的活性成分。也就是说，农民可以在这些"准备好应对农达"的大豆作物上喷洒大量的除草剂——剂量大到足以杀死正常作物——而不会造成任何损失。难怪转基因大豆中的除草剂残留水平如此之高，在所有食物中排在首位。[93]如果你对要不要吃转基因食物有所顾虑，你还需要知道，GMO 对孕妇和胎儿的安全性尚未得到验证。

我对草甘膦这种杀虫剂的担心来自一些最新的文献，它们显示草甘膦会对发育中的胎儿产生毒害作用，还会干扰激素代谢过程中关键的酶的工作。即使剂量很小，它也会损害人类胎盘细胞及胚胎。[94]它还与出生缺陷及其他生殖问题有关，比如可能造成激素及胎盘异常。[95]大鼠实验显示，母体接触草甘膦会引发内分泌问题，导致行为改变，还会"干扰雄性后代的雄性化生理过程"。[96]

这也许能解释为什么与其他女性相比，从事农业生产的女性通常更容易患孕期并发症。孕早期接触草甘膦会增大患妊娠糖尿病的风险。[97] 即便摄入的草甘膦不多，也会造成伤害。

研究除草剂毒性的科学家认为："草甘膦及含有草甘膦活性成分的其他除草剂会严重影响胚胎及胎盘细胞。仅摄入远少于农业作业剂量的草甘膦就足以造成线粒体损伤、细胞坏死及程序性细胞凋亡。"[98] 在一项针对人体胎盘的研究中，在接触少于农业作业剂量的草甘膦18小时后，即观察到毒性反应。如果接触时间延长或摄入了"农达"中的佐剂（该除草剂中除草甘膦之外的原料），毒性反应更强烈。[99]

除了杀虫剂，大豆还可能被另一种毒性物质——铝污染。一般认为，大豆中的铝来自大豆酸洗或加工过程（其间大豆被浸泡在铝罐中）；在某些特殊的情况下，铝还可能来自额外添加的矿盐（通常为氯化铝）。例如，超市里卖的大部分豆腐都是在铝制容器（而非传统的木制容器）中压制成形的，而这会导致铝进入豆腐。

铝是一种有毒金属，对人体没有任何益处。它优先在大脑中沉积，与神经问题的产生有关。[100] 这可能也是为什么美国儿科学会曾提醒不要给婴儿食用大豆配方奶粉并特别强调对铝的毒害作用的担忧。可以确认的是，大豆配方奶粉含有大量植酸、铝和植物雌激素，可能造成不良后果。[101]

铝会通过胎盘进入胎儿体内，至少已经有小鼠实验显示铝会对胎盘以及子宫细胞产生毒性。[102] 还有小鼠实验表明，铝会经小鼠母亲的乳汁进入小鼠宝宝体内。该研究发现，"铝会造成子代神经递质水平发生显著紊乱，且铝对神经系统的毒害作用具有剂量依赖性"，比如铝就会对血清素及多巴胺的水平产生影响。这些子代在感觉运动反射和运动行为方面存在缺陷，体重也偏重。研究人员最后得出结论："女性孕期接触铝对子宫内发育的胎儿的大脑有潜在的神经毒害作用。"[103]

关于"铝对妊娠有害"的研究证据越来越多，在回顾了这些证据之后，研究人员总结道："实验数据表明，孕期经口摄入铝会显著影响多种必需微量元素在组织间的分布，可能对胚胎代谢造成影响。"[104] 更可怕的是，最新研究表明，如果孕妇同时接触铝和草甘膦，毒害作用（尤其是对胎儿脑部的毒害作用）更大。[105] 无论从哪方面看，大豆都不是优质食物。

出于伦理原因，我们可能永远无法做随机对照的人体实验来比较大豆含量不同的孕期饮食的优劣，所以还是主动限制食用大豆制品以防摄入抗营养物质、植物雌激素、草甘膦、铝等物质比较好。

如果你选择孕期食用大豆，最好选择用有机大豆制成的发酵食品，如酱油、味噌、纳豆或天贝，而且最好不要经常吃。只有这样，你才可以避免摄入有毒的矿物质和杀虫剂。

总结

如你所见，在确定孕期应限制食用或完全戒食的食物时，需要考虑的因素有很多。在权衡食用某种食物的利弊时，你可以这样问自己："这有助于我孕育一个健康的宝宝吗？"对于某些食物，答案显而易见。没有营养的食物，如碳酸饮料、蛋糕对你毫无益处。哪怕是那些能为你提供营养的完整的天然食物，比如新鲜蔬菜、鱼类，如果你处理不当也会带来风险。我希望读完本章后，你对在选择吃不吃某些食物时要考虑哪些因素有了更深入的理解，并能做出明智的选择。

【本章参考文献】

[1] Janakiraman, Vanitha. "Listeriosis in pregnancy: diagnosis, treatment, and prevention." *Rev Obstet Gynecol* 1.4 (2008): 179-85.

[2] Pezdirc, Kristine B., et al. "Listeria monocytogenes and diet during pregnancy; balancing nutrient intake adequacy v. adverse pregnancy outcomes." *Public health nutrition* 15.12 (2012): 2202-2209.

[3] Einarson, Adrienne, et al. "Food-borne illnesses during pregnancy." *Canadian Family Physician* 56.9 (2010): 869-870.

[4] Tam, Carolyn, Aida Erebara, and Adrienne Einarson. "Food-borne illnesses during pregnancy Prevention and treatment." *Canadian Family Physician* 56.4 (2010): 341-343.

[5] Ebel, Eric, and Wayne Schlosser. "Estimating the annual fraction of eggs contaminated with Salmonella enteritidis in the United States." *International journal of food microbiology* 61.1 (2000): 51-62.

[6] Alali, Walid Q et al. "Prevalence and distribution of Salmonella in organic and conventional broiler poultry farms." *Foodborne pathogens and disease* 7.11 (2010): 1363-1371.

[7] Bloomingdale, Arienne, et al. "A qualitative study of fish consumption during pregnancy." *The American Journal of Clinical Nutrition* 92.5 (2010): 1234-1240.

[8] Bloomingdale, Arienne, et al. "A qualitative study of fish consumption during pregnancy." *The American Journal of Clinical Nutrition* 92.5 (2010): 1234-1240.

[9] Ito, Misae, and Nancy C. Sharts-Hopko. "Japanese women's experience of childbirth in the United States." *Health care for women International* 23.6-7 (2002): 666-677.

[10] "Is it safe to eat sushi during pregnancy? - Health questions - NHS ...."

[11] Tam, Carolyn, Aida Erebara, and Adrienne Einarson. "Food-borne illnesses during pregnancy Prevention and treatment." *Canadian Family Physician* 56.4 (2010): 341-343.

[12] Laird, Brian D., and Hing Man Chan. "Bioaccessibility of metals in fish, shellfish, wild game, and seaweed harvested in British Columbia, Canada." *Food and chemical toxicology* 58 (2013): 381-387.

[13] Costa, Sara, et al. "Fatty acids, mercury, and methylmercury bioaccessibility in salmon (Salmo salar) using an in vitro model: effect of culinary treatment." *Food chemistry* 185 (2015): 268-276.

[14] Harrison, Michael, et al. "Nature and availability of iodine in fish." *The American journal of clinical nutrition* 17.2 (1965): 73-77.

[15] Conti, Gea Oliveri, et al. "Determination of illegal antimicrobials in aquaculture feed and fish: an ELISA study." *Food Control* 50 (2015): 937-941.

[16] Iwamoto, Martha, et al. "Epidemiology of seafood-associated infections in the United States." *Clinical Microbiology Reviews* 23.2 (2010): 399-411.

[17] Centers for Disease Control and Prevention (CDC. "Vital signs: Listeria illnesses, deaths, and outbreaks–United States, 2009-2011." *MMWR. Morbidity and mortality weekly report* 62.22 (2013): 448.

[18] "Outbreaks Involving Salmonella | CDC." 28 Nov. 2016.

[19] D'amico, D. J., and C. W. Donnelly. "Microbiological quality of raw milk used for small-scale artisan cheese production in Vermont: effect of farm characteristics and practices." *Journal of dairy science* 93.1 (2010): 134-147.

[20] Painter, John A., et al. "Attribution of foodborne illnesses, hospitalizations, and deaths to food commodities by using outbreak data, United States, 1998–2008." *Emerging infectious diseases* 19.3 (2013): 407.

[21] Painter, John A., et al. "Attribution of foodborne illnesses, hospitalizations, and deaths to food commodities

by using outbreak data, United States, 1998–2008." *Emerging infectious diseases* 19.3 (2013): 407.

[22] Sivapalasingam, Sumathi, et al. "Fresh produce: a growing cause of outbreaks of foodborne illness in the United States, 1973 through 1997." *Journal of food protection* 67.10 (2004): 2342-2353.

[23] Tam, Carolyn, Aida Erebara, and Adrienne Einarson. "Food-borne illnesses during pregnancy Prevention and treatment." *Canadian Family Physician* 56.4 (2010): 341-343.

[24] Harris, L. J., et al. "Outbreaks associated with fresh produce: incidence, growth, and survival of pathogens in fresh and fresh-cut produce." *Comprehensive reviews in food science and food safety* 2.s1 (2003): 78-141.

[25] Centers for Disease Control and Prevention (CDC). Surveillance for Foodborne Disease Outbreaks, United States, 2012, Annual Report. Atlanta, Georgia: US Department of Health and Human Services, CDC, 2014.

[26] Schley, P. D., and C. J. Field. "The immune-enhancing effects of dietary fibres and prebiotics." *British Journal of Nutrition* 87.S2 (2002): S221-S230.

[27] Sanchez, Albert, et al. "Role of sugars in human neutrophilic phagocytosis." *The American journal of clinical nutrition* 26.11 (1973): 1180-1184.

[28] Alali, Walid Q et al. "Prevalence and distribution of Salmonella in organic and conventional broiler poultry farms." *Foodborne pathogens and disease* 7.11 (2010): 1363-1371.

[29] Berge, Anna C., et al. "Geographic, farm, and animal factors associated with multiple antimicrobial resistance in fecal Escherichia coli isolates from cattle in the western United States." *Journal of the American Veterinary Medical Association* 236.12 (2010): 1338-1344.

[30] D'amico, D. J., and C. W. Donnelly. "Microbiological quality of raw milk used for small-scale artisan cheese production in Vermont: effect of farm characteristics and practices." *Journal of dairy science* 93.1 (2010): 134-147.

[31] Wilhoit, Lauren F., David A. Scott, and Brooke A. Simecka. "Fetal Alcohol Spectrum Disorders: Characteristics, Complications, and Treatment." *Community Mental Health Journal* (2017): 1-8.

[32] Sood, Beena, et al. "Prenatal alcohol exposure and childhood behavior at age 6 to 7 years: I. doseresponse effect." *Pediatrics* 108.2 (2001): e34-e34.

[33] Flak, Audrey L., et al. "The association of mild, moderate, and binge prenatal alcohol exposure and child neuropsychological outcomes: a meta-analysis." *Alcoholism: Clinical and Experimental Research* 38.1 (2014): 214-226.

[34] Robinson, Marc, et al. "Low–moderate prenatal alcohol exposure and risk to child behavioural development: a prospective cohort study." *BJOG: An International Journal of Obstetrics & Gynaecology* 117.9 (2010): 1139-1152.

[35] O'Callaghan, Frances V., et al. "Prenatal alcohol exposure and attention, learning and intellectual ability at 14 years: a prospective longitudinal study." *Early human development* 83.2 (2007): 115-123.

[36] O'Keeffe, Linda M., Richard A. Greene, and Patricia M. Kearney. "The effect of moderate gestational alcohol consumption during pregnancy on speech and language outcomes in children: a systematic review." *Systematic reviews* 3.1 (2014): 1.

[37] O'Keeffe, Linda M., Richard A. Greene, and Patricia M. Kearney. "The effect of moderate gestational alcohol consumption during pregnancy on speech and language outcomes in children: a systematic review." *Systematic Reviews* 3.1 (2014): 1.

[38] Uriu-Adams, Janet Y., and Carl L. Keen. "Zinc and reproduction: effects of zinc deficiency on prenatal and early postnatal development." *Birth Defects Research Part B: Developmental and Reproductive Toxicology* 89.4 (2010): 313-325.

[39] Zeisel, Steven H. "What choline metabolism can tell us about the underlying mechanisms of fetal alcohol

spectrum disorders." *Molecular neurobiology* 44.2 (2011): 185-191.

[40] Dudley, Robert. "Ethanol, fruit ripening, and the historical origins of human alcoholism in primate frugivory." *Integrative and Comparative Biology* 44.4 (2004): 315-323.

[41] Chen, Ling-Wei, et al. "Maternal caffeine intake during pregnancy is associated with risk of low birth weight: a systematic review and dose-response meta-analysis." *BMC medicine* 12.1 (2014): 174.

[42] Chen, Ling-Wei, et al. "Maternal caffeine intake during pregnancy is associated with risk of low birth weight: a systematic review and dose-response meta-analysis." *BMC medicine* 12.1 (2014): 174.

[43] American College of Obstetricians and Gynecologists. "Moderate caffeine consumption during pregnancy. ACOG Committee Opinion No. 462." *Obstetrics and Gynecology* 116.2 (2010): 467-468.

[44] Greenwood, Darren C., et al. "Caffeine intake during pregnancy and adverse birth outcomes: a systematic review and dose–response meta-analysis." *European Journal of Epidemiology* 29.10 (2014): 725-734.

[45] Chen, Lei, et al. "Exploring Maternal Patterns Of Dietary Caffeine Consumption Before Conception And During Pregnancy." *Maternal & Child Health Journal* 18.10 (2014): 2446-2455. *CINAHL Plus with Full Text*. Web. 26 Jan. 2017.

[46] Goletzke, Janina, et al. "Dietary micronutrient intake during pregnancy is a function of carbohydrate quality." *The American Journal of Clinical Nutrition* 102.3 (2015): 626-632.

[47] Cordain, Loren, et al. "Origins and evolution of the Western diet: health implications for the 21st century." *The American Journal of Clinical Nutrition* 81.2 (2005): 341-354.

[48] Cordain, Loren, et al. "Origins and evolution of the Western diet: health implications for the 21st century." *The American Journal of Clinical Nutrition* 81.2 (2005): 341-354.

[49] Korem, Tal, et al. "Bread Affects Clinical Parameters and Induces Gut Microbiome-Associated Personal Glycemic Responses." *Cell Metabolism* 25.6 (2017): 1243-1253.

[50] Czaja-Bulsa, Grażyna. "Non coeliac gluten sensitivity–A new disease with gluten intolerance." *Clinical Nutrition* 34.2 (2015): 189-194.

[51] Quero, JC Salazar, et al. "Nutritional assessment of gluten-free diet. Is gluten-free diet deficient in some nutrient?." *Anales de Pediatría (English Edition)* 83.1 (2015): 33-39.

[52] Clapp III, James F. "Maternal carbohydrate intake and pregnancy outcome." *Proceedings of the Nutrition Society* 61.01 (2002): 45-50.

[53] Zhang, Cuilin, and Yi Ning. "Effect of dietary and lifestyle factors on the risk of gestational diabetes: review of epidemiologic evidence." *The American journal of clinical nutrition* 94.6 Suppl (2011): 1975S-1979S.

[54] Bédard, Annabelle, et al. "Maternal intake of sugar during pregnancy and childhood respiratory and atopic outcomes." *European Respiratory Journal* 50.1 (2017): 1700073.

[55] Wiss, David A., et al. "Preclinical evidence for the addiction potential of highly palatable foods: Current developments related to maternal influence." *Appetite* 115 (2017): 19-27.

[56] Choi, Chang Soon, et al. "High sucrose consumption during pregnancy induced ADHD-like behavioral phenotypes in mice offspring." *The Journal of nutritional biochemistry* 26.12 (2015): 1520-1526.

[57] Yang, Qing. "Gain weight by "going diet?" Artificial sweeteners and the neurobiology of sugar cravings: Neuroscience 2010." *The Yale Journal of Biology and Medicine* 83.2 (2010): 101.

[58] Suez, Jotham et al. "Artificial sweeteners induce glucose intolerance by altering the gut microbiota." *Nature* 514.7521 (2014): 181-186.

[59] Abou-Donia, Mohamed B et al. "Splenda alters gut microflora and increases intestinal p-glycoprotein and cytochrome p-450 in male rats." *Journal of Toxicology and Environmental Health, Part A* 71.21 (2008): 1415-1429.

[60] Pałkowska-Goździk, Ewelina, Anna Bigos, and Danuta Rosołowska-Huszcz. "Type of sweet flavour carrier affects thyroid axis activity in male rats." *European journal of nutrition* (2016): 1-10.

[61] Zhu, Yeyi, et al. "Maternal consumption of artificially sweetened beverages during pregnancy, and offspring growth through 7 years of age: a prospective cohort study." *International Journal of Epidemiology* (2017).

[62] Zhu, Yeyi, et al. "Maternal consumption of artificially sweetened beverages during pregnancy, and offspring growth through 7 years of age: a prospective cohort study." *International Journal of Epidemiology* (2017).

[63] Mohd-Radzman, Nabilatul Hani, et al. "Potential roles of Stevia rebaudiana Bertoni in abrogating insulin resistance and diabetes: a review." *Evidence-Based Complementary and Alternative Medicine* 2013 (2013).

[64] Simopoulos, A. P., and J. J. DiNicolantonio. "The importance of a balanced ω-6 to ω-3 ratio in the prevention and management of obesity." *Open Heart* 3.2 (2016): e000385.

[65] Al-Gubory, K. H., P. A. Fowler, and C. Garrel. "The roles of cellular reactive oxygen species, oxidative stress and antioxidants in pregnancy outcomes." *The international journal of biochemistry & cell biology* 42.10 (2010): 1634-1650.

[66] Donahue, S. M. A., et al. "Associations of maternal prenatal dietary intake of n-3 and n-6 fatty acids with maternal and umbilical cord blood levels." *Prostaglandins, Leukotrienes and Essential Fatty Acids* 80.5 (2009): 289-296.

[67] Candela, C. Gómez, LMa Bermejo López, and V. Loria Kohen. "Importance of a balanced omega 6/omega 3 ratio for the maintenance of health. Nutritional recommendations." *Nutricion hospitalaria* 26.2 (2011): 323-329.

[68] Simopoulos, A. P. "Evolutionary aspects of diet, the omega-6/omega-3 ratio and genetic variation: nutritional implications for chronic diseases." *Biomedicine & pharmacotherapy* 60.9 (2006): 502-507.

[69] Coletta, Jaclyn M., Stacey J. Bell, and Ashley S. Roman. "Omega-3 fatty acids and pregnancy." *Reviews in Obstetrics and Gynecology* 3.4 (2010): 163.

[70] Strain, J. J., et al. "Associations of maternal long-chain polyunsaturated fatty acids, methyl mercury, and infant development in the Seychelles Child Development Nutrition Study." *Neurotoxicology* 29.5 (2008): 776-782.

[71] Kim, Hyejin, et al. "Association between maternal intake of n-6 to n-3 fatty acid ratio during pregnancy and infant neurodevelopment at 6 months of age: results of the MOCEH cohort study." *Nutrition journal* 16.1 (2017): 23.

[72] Moon, R. J., et al. "Maternal plasma polyunsaturated fatty acid status in late pregnancy is associated with offspring body composition in childhood." *The Journal of Clinical Endocrinology & Metabolism* 98.1 (2012): 299-307.

[73] Muhlhausler, Beverly S., and Gérard P. Ailhaud. "Omega-6 polyunsaturated fatty acids and the early origins of obesity." *Current Opinion in Endocrinology, Diabetes and Obesity* 20.1 (2013): 56-61.

[74] Innis, Sheila M. "Trans fatty intakes during pregnancy, infancy and early childhood." *Atherosclerosis Supplements* 7.2 (2006): 17-20.

[75] Micha, Renata, and Dariush Mozaffarian. "Trans fatty acids: effects on metabolic syndrome, heart disease and diabetes." *Nature Reviews Endocrinology* 5.6 (2009): 335-344.

[76] Grootendorst-van Mil, Nina H., et al. "Maternal Midpregnancy Plasma trans 18: 1 Fatty Acid Concentrations Are Positively Associated with Risk of Maternal Vascular Complications and Child Low Birth Weight." *The Journal of Nutrition* 147.3 (2017): 398-403.

[77] Morrison, John A, Charles J Glueck, and Ping Wang. "Dietary trans fatty acid intake is associated with increased fetal loss." *Fertility and Sterility* 90.2 (2008): 385-390.

[78] Carlson, Susan E., et al. "trans Fatty acids: infant and fetal development." *The American journal of clinical*

nutrition 66.3 (1997): 717S-736S.

[79] Ferlay, Anne, et al. "Production of trans and conjugated fatty acids in dairy ruminants and their putative effects on human health: A review." *Biochimie* (2017).

[80] Daley, Cynthia A., et al. "A review of fatty acid profiles and antioxidant content in grass-fed and grainfed beef." *Nutrition journal* 9.1 (2010): 10.

[81] Lopez, H. Walter, et al. "Minerals and phytic acid interactions: is it a real problem for human nutrition?." *International Journal of Food Science & Technology* 37.7 (2002): 727-739.

[82] Egounlety, M., and O. C. Aworh. "Effect of soaking, dehulling, cooking and fermentation with Rhizopus oligosporus on the oligosaccharides, trypsin inhibitor, phytic acid and tannins of soybean (Glycine max Merr.), cowpea (Vigna unguiculata L. Walp) and groundbean (Macrotyloma geocarpa Harms)." *Journal of Food Engineering* 56.2 (2003): 249-254.

[83] Anderson, Robert L., and Walter J. Wolf. "Compositional changes in trypsin inhibitors, phytic acid, sa." *The Journal of nutrition* 125.3 (1995): S581.

[84] Pearce, Elizabeth N. "Iodine in Pregnancy: Is Salt Iodization Enough?." *J Clin Endocrinol Metab* 93.7 (2008): 2466-2468.

[85] Korevaar, Tim IM, et al. "Association of maternal thyroid function during early pregnancy with offspring IQ and brain morphology in childhood: a population-based prospective cohort study." *The Lancet Diabetes & Endocrinology* 4.1 (2016): 35-43.

[86] Pearce, Elizabeth N. "Iodine in Pregnancy: Is Salt Iodization Enough?." *J Clin Endocrinol Metab* 93.7 (2008): 2466-2468.

[87] Caldwell KL, Makhmudov A, Ely E, Jones RL, Wang RY. Iodine status of the U.S. population, National Health and Nutrition Examination Survey, 2005-2006 and 2007-2008. *Thyroid* 21 (2011): 419–427.

[88] Pearce, Elizabeth N. "Iodine in Pregnancy: Is Salt Iodization Enough?." *J Clin Endocrinol Metab* 93.7 (2008): 2466-2468.

[89] Korevaar, Tim IM, et al. "Association of maternal thyroid function during early pregnancy with offspring IQ and brain morphology in childhood: a population-based prospective cohort study." *The Lancet Diabetes & Endocrinology* 4.1 (2016): 35-43.

[90] Cederroth, Christopher Robin, Céline Zimmermann, and Serge Nef. "Soy, phytoestrogens and their impact on reproductive health." *Molecular and cellular endocrinology* 355.2 (2012): 192-200.

[91] Jacobsen, Bjarne K., et al. "Soy isoflavone intake and the likelihood of ever becoming a mother: the Adventist Health Study-2." *International journal of women's health* 6 (2014): 377.

[92] "eCFR — Code of Federal Regulations - acamedia.info." 2 Sep. 2016, http://www.acamedia.info/sciences/sciliterature/globalw/reference/glyphosate/US_eCFR.pdf. Accessed 24 Feb. 2017.

[93] Bøhn, Thomas, et al. "Compositional differences in soybeans on the market: glyphosate accumulates in Roundup Ready GM soybeans." *Food Chemistry* 153 (2014): 207-215.

[94] Benachour, Nora, et al. "Time-and dose-dependent effects of roundup on human embryonic and placental cells." *Archives of Environmental Contamination and Toxicology* 53.1 (2007): 126-133.

[95] Paganelli, Alejandra, et al. "Glyphosate-based herbicides produce teratogenic effects on vertebrates by impairing retinoic acid signaling." *Chemical research in toxicology* 23.10 (2010): 1586-1595.

[96] Romano, Marco Aurelio, et al. "Glyphosate impairs male offspring reproductive development by disrupting gonadotropin expression." *Archives of toxicology* 86.4 (2012): 663-673.

[97] Saldana, Tina M., et al. "Pesticide exposure and self-reported gestational diabetes mellitus in the Agricultural Health Study." *Diabetes Care* 30.3 (2007): 529-534.

[98] Krüger, Monika, et al. "Detection of glyphosate in malformed piglets." *J Environ Anal Toxicol* 4.230 (2014):

2161-0525.

[99] Richard, Sophie, et al. "Differential effects of glyphosate and roundup on human placental cells and aromatase." *Environmental Health Perspectives* (2005): 716-720.

[100] Nayak, Prasunpriya. "Aluminum: impacts and disease." *Environmental research* 89.2 (2002): 101-115.

[101] Agostoni, Carlo, et al. "Soy protein infant formulae and follow-on formulae: a commentary by the ESPGHAN Committee on Nutrition." *Journal of pediatric gastroenterology and nutrition* 42.4 (2006): 352-361.

[102] Karimour, A., et al. "Toxicity Effects of Aluminum Chloride on Uterus and Placenta of Pregnant Mice." *JBUMS*, (2005): 22-27.

[103] Abu-Taweel, Gasem M., Jamaan S. Ajarem, and Mohammad Ahmad. "Neurobehavioral toxic effects of perinatal oral exposure to aluminum on the developmental motor reflexes, learning, memory and brain neurotransmitters of mice offspring." *Pharmacology Biochemistry and Behavior* 101.1 (2012): 49-56.

[104] Fanni, Daniela, et al. "Aluminum exposure and toxicity in neonates: a practical guide to halt aluminum overload in the prenatal and perinatal periods." *World J Pediatr* 10.2 (2014): 101-107.

[105] Seneff, Stephanie, Nancy Swanson, and Chen Li. "Aluminum and glyphosate can synergistically induce pineal gland pathology: connection to gut dysbiosis and neurological disease." *Agricultural Sciences* 6.1 (2015): 42.

REAL FOOD

FOR

PREGNANCY

第五章

饮食方案示例

没有知识的行动徒劳无益，而没有行动的知识只是空谈。

艾布·伯克尔

阅读到这里，你可能已经开始审视你的饮食，或者开始对如何调整自己的饮食有了一些想法。也有可能我引用的文献太多，导致你目不暇接、思路不畅（抱歉！）。我写这一章的初衷就是帮助你将知识学以致用。毕竟，如果你不能把所学转化为每一餐饮食的调整，学习又有什么意义呢？

我在此需要先申明，这里的饮食方案不是开给你的营养"处方"。它们不是唯一的饮食方案，只能给你提供参考。它们更像是大纲，或是灵感集。我只是要通过它们向你展示如何将营养丰富的食物纳入你的日常饮食，如何使饮食中的宏量营养素均衡，以及如何确保宝宝获得生长所需的营养。

每个人的饮食偏好都不同，而且在某种程度上，每个人的营养需求也不同，所以你需要在我给出的饮食方案的基础上进行调整以满足自己的需求。尽管如此，正如你在前几章所学到的，一些基本指导原则是不变的：你每餐都需要摄入一些蛋白质和脂肪，粗制碳水化合物比精制碳水化合物更有益，能够平衡血糖水平的完整的天然食物有助于你保持最佳状态。

在设计这些正餐和加餐时，我遵循了第二章所介绍的餐盘法。我选择了中低碳水化合物含量的饮食模板，这能满足大部分孕期女性的需求。但如果你体重增加较快、血糖或血压水平偏高，你可以减少饮食中的高碳水化合物食物。而如果你体力活动较多、体重增加不达标或者喜欢吃高碳水化合物食物，那么请务必对这里的饮食方案进行调整，增加饮食中的碳水化合物以满足你的需求。我强烈推荐你采用正念饮食法，并结合医生的建议，找到最适合你的均衡饮食方案。

我没有给饮食方案中的所有食物都标注具体分量，这是我刻意为之。我一般会给出高蛋白质食物的最小分量，因为我发现蛋白质是许多孕妇饮食中最常缺少的营养素。我还给出了高碳水化合物食物的具体分量，因为它们是你最容易过量食用的食物。我提供的是一个通用的饮食模板，而我希望你能自行调整。如果你吃 110 g 高蛋白质食物吃不饱，那么请务必多吃一些！

每个人对热量和宏量营养素的需求都不一样，因此没有任何一个饮食方案适用于所有人。

如果你无法耐受某种食物，放心大胆地换掉它。如果你想吃猪肉而非牛肉，那就去吃吧。如果你想用椰子油而非黄油进行烹饪，那就用吧。如果你想吃芦笋而非洋葱、青椒，都按自己的喜好抉择吧。如果你更喜欢无谷物或无豆类饮食，那么就用另一种高碳水化合物食物来换掉谷物和豆类。重要的是找到适合你的饮食方案，并且保证这样吃你能获得均衡的营养。如果你不吃乳制品或谷物，我也为你提供了方案。

每天的饮食包括 3 顿正餐、3 顿加餐和 1 份甜点（可选）。我之前也说过，并不是所有人都喜欢加餐，所以让你的饥饿感做决定吧。你可以按照计划选择加餐的食物，也可以从零食清单中挑选。我在每天的饮食方案中并未标明饮料，但你可以在本章最后找到一份列出了健康的低糖饮料的清单。

相信我，我绝不是要求你丝毫不差地按照我提供的方案进行饮食。在替换方案中的食物时你可以回看第二章的内容，确保你换上的食物与原来的食物营养相当。请努力在饮食中纳入第三章提到的食物而减少或去除第四章提到的食物，这样做可以帮助你获得足量的必需维生素、矿物质及其他有益于你和发育中的胎儿的营养素。

在本书最后的食谱中你可以找到这份饮食方案中许多菜肴的做法。本书并不是一本食谱书，但是我精心挑选的这些食谱介绍了我在第三章提及的某些营养价值极高的食物，比如肝脏和骨头汤的烹饪方法。

鼓励的话

尝试新的饮食方案并不容易。我想提醒的是，你只是一个普通人而已。会有那么几天你吃得没有其他时候那么健康，这完全没有问题。很多人会产生一种非胜即败的心理，认为一旦选择了某种不尽如人意的食物，一整天就"被毁掉了"，所以干脆那一天都放肆大吃。我向你保证，改变饮食并不像打开开关那么简单，你可能需要数月甚至数年才能真正"拥抱"全新的饮食。现在的你正踏在孕育新生命的奇妙征程上，而且你还在努力吃更多的天然食物，这多么不容易啊！所以一次尝试一份食谱、调整一餐饮食就够了。

你现在开始培养的技能和味觉偏好将帮助你和你的家人在今后的人生中保持健康。在孕期剩下的几个月里，去适应厨房、尝试新食材、享受天然食物吧！你们一家人都将受益匪浅。

7 天天然食物饮食方案

第1天

早餐

2～3 个鸡蛋（来自散养母鸡）和菠菜制成的炒蛋

佐以成熟的切达奶酪和番茄丁

1 个橙子

午餐

85～110 g 柠檬胡椒烤三文鱼

黄油煎芦笋

香葱、黄油拌无米花椰菜饭

1 杯草莓

晚餐

85～110 g 牛肉卷配生菜

佐以胡椒味杰克奶酪、烤洋葱、牛油果、番茄酱、黄芥末酱

1/2 杯烤红薯条

加餐（饥饿时）

1 个油桃 + 一小把榛子仁

胡萝卜、黄瓜片 +12 片大蕉 + 牛油果酱

芹菜 + 有机花生酱

甜点（可选）

30 g 黑巧克力（可可料用量占巧克力总量的 75% 以上）+ 巴旦杏仁

第2天

早餐

1 杯原味希腊酸奶（全脂、无糖）

新鲜蓝莓＋夏威夷果

甜菊苷＋香草精（可选）

午餐

1 杯无豆牛肉汤

1/2 杯黑豆（可选）

佐以杰克奶酪碎、酸奶油、莎莎酱、小葱、新鲜酸橙

1/2 个牛油果

晚餐

2 个三文鱼饼

蔬菜沙拉佐以水萝卜片、巴旦杏仁碎、柠檬蒜汁

1/2 杯新鲜菠萝

加餐（饥饿时）

橄榄＋圣女果＋马苏里拉奶酪＋橄榄油＋新鲜罗勒

30 g 牛肝酱＋黄瓜片或大米饼

煮鸡蛋＋1 片发芽谷物面包＋黄油

甜点（可选）

自制浆果雪葩

第3天

早餐

菠菜乳蛋饼

1～2根早餐猪肉肠（来自牧场放养猪）

1/2根香蕉

午餐

2杯鸡肉蔬菜汤

1/2杯熟兵豆（加在汤中）

芝麻菜沙拉＋柠檬香草酱

帕玛森奶酪

晚餐

85～110 g 牛肉卷

烤抱子甘蓝

1/2杯烤红皮土豆

加餐（饥饿时）

橄榄油浸沙丁鱼＋大米饼

1个苹果＋巴旦杏仁酱＋肉桂

1/2杯希腊酸奶（全脂）+1汤匙奇亚籽＋香草精＋甜菊苷（可选）

甜点（可选）

新鲜树莓＋自制鲜奶油

早餐

无谷物"燕麦"脆

1 杯全脂牛奶、无糖开菲尔酸奶或无糖巴旦杏仁奶

1/2 杯树莓

午餐

希腊沙拉：长叶生菜、1/2 杯鹰嘴豆、菲达奶酪、

卡拉马塔橄榄、黄瓜、番茄

油醋汁

晚餐

110 g 低碳水牧羊人派

柠檬烤西蓝花

1/2 杯烤红薯条

加餐（饥饿时）

腰果或南瓜子 + 新鲜黑莓

1 个魔鬼蛋（或 1 个煮鸡蛋）

1/2 杯烤红薯条（上一餐剩的）+30 g 切达奶酪

甜点（可选）

2 个椰子味马卡龙

第5天

早餐

1 杯全脂白干酪

1/2 杯新鲜芒果或其他水果

一小把山核桃仁

一小撮肉桂粉＋少量蜂蜜（或甜菊苷，以增加风味）

午餐

二次烘烤金丝瓜

3～4 个牛肉丸

熟西蓝花

1 片涂抹黄油的全麦蒜香面包（可选）

晚餐

1 杯咖喱椰子鸡

咖喱烤花椰菜

黄油炒菠菜

1/2 杯土豆或米饭（可选）

加餐（饥饿时）

彩椒、芹菜切段＋1/4 杯菠菜酱

牛肉干或火鸡肉干

坚果能量棒

甜点（可选）

酸樱桃橡皮软糖

第 6 天（无谷物）

早餐

2～3 个黄油煎鸡蛋

炒羽衣甘蓝 + 新鲜番茄

1/2 杯熟红薯

午餐

85～110 g 烤比目鱼或鳕鱼

蔬菜沙拉：长叶生菜、卷心菜丝、巴旦杏仁碎、1/2 杯甜豌豆、亚洲风味沙拉酱

1 个新鲜的橘子

晚餐

85 g 黄油煎鸡肝（来自牧场放养的鸡）

炒菠菜 + 洋葱

1 杯烤南瓜

加餐（饥饿时）

一小把巴旦杏仁 +1 个水蜜桃或油桃

30 g 切达奶酪 +1/2 杯黑豆

牛肉干或火鸡肉干

甜点（可选）

1 份法式枫糖布丁

第7天（无乳制品）

早餐

用 2～3 个鸡蛋和蔬菜做成的蔬菜蛋饼

（可选蔬菜：洋葱、红甜椒、牛皮菜、菠菜、蘑菇）

2 片厚切培根

午餐

长叶生菜卷烤火鸡胸肉（85～110 g，带皮）

佐以咸香卷心菜沙拉、甜菜根碎、小葱碎

1 杯烤南瓜

晚餐

85～110 g 墨西哥慢炖肉

无米花椰菜饭、烤甜椒和洋葱

佐以莎莎酱和现榨的酸橙汁

1/2 个牛油果

加餐（饥饿时）

核桃 +1/2 杯黑莓或其他水果

芹菜 + 有机花生酱或巴旦杏仁酱

1 杯骨头汤 + 海苔类零食

甜点（可选）

草莓 +30 g 黑巧克力酱（可可料用量占巧克力总量的 75%～85%）

加餐或零食

在我设计加餐时，我希望它们可口且饱腹感强，但不会造成血糖大幅上升。从食物的角度看，这意味着营养均衡的加餐肯定含有一定量的蛋白质和脂肪，只有这样才能增加饱腹感。当然，有时加餐里也可以包含碳水化合物。如果加餐只吃高碳水化合物食物，比如饼干或水果，往往会造成血糖迅速上升后又急剧下降，让你在吃下一餐前倍感饥饿。因此，吃饼干时应搭配一些奶酪，吃苹果时应搭配一些花生酱。

并不是每个人的加餐都需要很多碳水化合物，所以我分别列举了一些碳水化合物含量较低和处于中等水平的食物以供选择。每份含量处于中等水平的食物约含 15 g 碳水化合物，如果你喜欢碳水化合物，那么它们是很好的选择。它们还很适合你在运动前食用，因为运动时肌肉消耗能量（血糖）的速度更快。

加餐有助于你在正餐时少吃一点儿（预防血糖波动、胃酸反流、消化不良），能防止你在两餐间过度饥饿，还能降低你对垃圾食品的渴望程度。建议你始终采取正念饮食法来确定加餐的时间和分量。

碳水化合物含量低的加餐（几乎不会使血糖升高）

碳水化合物含量低的加餐列举如下。

- 任何一种坚果（巴旦杏、腰果、核桃、山核桃、夏威夷果、松子、葵花子等）
- 1/2 杯原味希腊酸奶 + 1/4 杯莓果（可以用甜菊苷调味）
- 牛肉干或火鸡肉干
- 奶酪，如切达奶酪、杰克奶酪、高达奶酪或手撕奶酪
- 1/4 杯蓝莓或草莓 + 无糖鲜奶油
- 新鲜芹菜或甜椒 + 牛油果酱
- 小份沙拉 + 松子 + 香醋汁 + 山羊奶酪
- 水煮蛋 + 盐 + 黑胡椒
- 魔鬼蛋
- 烤海苔（紫菜）+ 牛油果

- 圣女果 + 马苏里拉奶酪 + 新鲜罗勒 + 橄榄油 + 香醋汁

- 橄榄 + 腌黄瓜

- 羽衣甘蓝脆 + 坚果

- 1/2 个牛油果 + 盐 + 黑胡椒 + 柠檬汁

- 烤鸡胸肉 + 香蒜酱 + 帕玛森奶酪

- 沙丁鱼 + 黄瓜 + 甜椒片

- 牡蛎罐头 + 柠檬汁

- 咖喱烤花椰菜 + 椰子奶 + 腰果

- 芹菜茎 + 花生酱或巴旦杏仁酱

- 30 g 黑巧克力（可可料用量占巧克力总量的 75% 以上）+ 坚果

- 牛肉卷 + 奶酪 + 小份蔬菜沙拉

- 炒羽衣甘蓝 + 煎培根

- 1/4 杯树莓 + 里科塔奶酪或白干酪（可以用甜菊苷调味）

- 风干萨拉米香肠 + 圣女果 + 马苏里拉奶酪

碳水化合物含量中等的加餐（会使血糖轻微升高）

碳水化合物含量中等的加餐列举如下。

- 1/2 杯烤红薯条 + 烤鸡肉

- 墨西哥卷饼：1 小张玉米薄饼 + 奶酪 + 牛油果 + 莎莎酱 + 全脂酸奶油

- 墨西哥塔可饼：1 小张玉米薄饼 + 鸡肉、牛肉、鱼肉或虾肉 + 卷心菜 + 莎莎酱 + 全脂酸奶油

- 1/2 杯芸豆或兵豆 + 奶酪

- 全麦饼干 + 奶酪、花生酱、萨拉米香肠或牛肝酱

- 全麦饼干 + 沙丁鱼或牡蛎罐头

- 1 个中等大小的苹果 + 一小把巴旦杏仁或手撕奶酪

- 1/2 个香蕉 + 花生酱或巴旦杏仁酱

- 1/2 杯新鲜菠萝 + 白干酪

- 1/2 杯风味希腊酸奶

- 1 杯牛奶 + 一小把巴旦杏仁

- 1/2 杯鹰嘴豆泥 + 菲达奶酪 + 芹菜或胡萝卜条
- 1/2 份花生酱三明治（用发芽谷物面包片制作）
- 1/2 份火鸡肉或奶酪三明治（配黄芥末酱、生菜、番茄等）
- 开放式汉堡包：牛肉饼、1 片全麦面包
- 奶昔：1/4 杯莓果、1/2 杯原味希腊酸奶、1 杯无糖巴旦杏仁奶，加甜菊苷或香草精调味（加入 1 汤匙奇亚籽或胶原蛋白粉更好！）

饮料

让我们面对现实吧，只喝水是不现实的，尤其是在对水的需求增加的孕期（还记得吗？每天 3 L），你需要更多可供选择的选项。下面是一些你在选择饮料时需要注意的事项。

许多饮料中隐藏着糖。比如果汁，250 mL 橙汁中大约含有 30 g 糖，即使是现榨的、未加工的、带有果粒的有机果汁也是如此。250 mL 橙汁与 250 mL 汽水含糖量相当。即使这些糖是天然的，果汁也比汽水更有营养，但它们造成的血糖反应几乎是一样的，即血糖急速上升。和果汁类似，奶昔的含糖量也很高，有的每杯的含糖量甚至高达 70~80 g。因此，在购买前一定要查看食品标签。

我的建议是不喝含有天然糖或添加糖的饮料，把肚子里的更多空间留给饮食中其他的高碳水化合物食物。吃水果，不喝果汁。如果你想喝含糖饮料，那么就得少吃点儿甜点。

下面列举了一些健康的饮料。除非特意标注，否则它们中碳水化合物或糖的含量都较低。

健康的饮料

健康的饮料列举如下。

- 自制果味水：一种含糖量不高但风味极佳的饮料。
  - 黄瓜 + 酸橙
  - 西柚 + 蓝莓

　　○桃子＋罗勒

　　○草莓或黑莓

　　○橙子、黄柠檬或青柠檬

　　○草莓＋猕猴桃

　　○苹果＋肉桂条

　　○薄荷＋青柠檬

　　○梨＋鲜姜片

- 气泡水（可选择不同口味的，但一定要选无糖的）

- 无糖红茶、绿茶、乌龙茶或白茶 *

- 咖啡（每天不超过 500 mL，低因咖啡或脱因咖啡除外）*

- 薄荷茶、姜茶、路易波士茶（南非红茶）或覆盆子叶茶 **

- 热巧克力（使用无糖巴旦杏仁奶／无糖椰子奶、无糖可可粉和甜菊苷制成）

- 无糖巴旦杏仁奶或椰子奶

- 椰子水（虽然含少量天然糖，但也是电解质的优质来源）

- 来自牧场饲养的动物的全脂牛奶（250 mL 约含 12 g 碳水化合物）

- 康普茶（一种发酵茶饮料，不同产品的含糖量差别较大，需注意）

- 绿色蔬菜汁（如芹菜汁、黄瓜汁、菠菜汁、羽衣甘蓝汁等。注意，胡萝卜汁和甜菜汁与果汁一样含糖量很高）

- 骨头汤（没错，它是咸味的，但食用量也需要计入饮水量！）

　　* 最好限制含咖啡因饮料的饮用。通常建议孕期女性每日摄入的咖啡因不超过 200 mg。500 mL 咖啡大约含有 200 mg 咖啡因。详细内容参见第四章。

　　** 使用覆盆子叶泡茶前请先向医生咨询。详见第六章。

总结

　　现在，你应该对正餐、加餐和饮料的选择都有了初步的了解，那就开始设计属于你的完美饮食吧。你可以将上面饮食方案中提及的食物随意混合或搭配。让你的感受决定你吃饭的时间和饭量吧！你可以根据自身需求自行调整饮食方案。尽情在厨房发挥你的创意吧！天然食物有时会给你带来意想不到的美味。

有的时候，比如处于厌食期或孕吐严重的时候，如果你的饮食偏离了正轨，你可以重新翻看这些饮食方案，从中寻找动力和灵感。据说最适合你的饮食方案就是你不知不觉在实施的那一种，所以享受食物可能是你坚持某种饮食方案的唯一方法。

REAL FOOD

FOR

PREGNANCY

第六章

营养补充剂

　　营养拥有影响一代又一代人健康的能力，这一基本观点转变了人们对健康和疾病的认识。一个人所获得的健康传承密码是由早在其出生之前和生命早期发生的一系列因素决定的。

　　　　　雀巢研究中心　伊尔玛·席尔瓦－佐莱齐博士

你应该已经发现了，我倡导先尝试从食物中获取营养再求助于补充剂，因为食物中的有些营养素无法满足人们的需求，尤其是当人们存在挑食、厌食的情况时。

虽然我已经在第三章介绍了许多有关营养素的研究，但还有更多研究值得我们探讨。本章我会更加深入地探究我们在孕期需要着重关注哪些营养补充剂。你无须为了保持健康而购买我所列举的所有补充剂。但当你需要时，我希望你知道如何选购，并了解该补充剂对你有益的原因。对不希望服用补充剂的人，我也会介绍一些关键营养素的食物来源。

孕期维生素

似乎每一位医护人员都会向孕妇推荐孕期维生素，这是有原因的。怀孕时身体对大部分营养素的需求均会增加，而一些女性无法单纯通过饮食满足身体的需求。研究人员发现，孕期女性维生素 D、维生素 E、铁、锌、镁和叶酸的摄入量通常都小于推荐值。[1] 即使日常饮食的营养密度很高，女性也可能在孕期的某一阶段出现营养不良的问题。但是孕期维生素品质良莠不齐，所以有几点需要引起注意。

大部分孕期维生素会在标签上注明"日需要量占比"，虽然看到每种营养素满足"100% 每日所需"让人感到很安心，但可能事实并非如此。某些孕期维生素远不像看起来那样面面俱到，它们可能完全不含某些营养素或是含量不足。值得注意的是，大部分营养素的孕期每日膳食推荐量是在成年男性数据的基础上，通过复杂的估算方法得到的。此外，设定孕期每日膳食推荐量的目的是防止孕妇营养素严重缺乏，而不是保证孕妇达到最佳营养状态。

一项研究这样描述道："孕妇的营养需求是在非妊娠、非哺乳女性营养需求的基础上，加上胚胎生长发育及母体相关组织代谢所需的营养计算出来的。但是这一计算方法没有考虑孕妇消化、吸收、排泄方面的代谢变化，因此并不一定准确。"[2]

研究人员还分析了目前推行的各种营养素的 RDA 能否满足孕期需求，而得出的结论是，女性孕期至少对一部分维生素的实际需求量要比这些估算值更大。例如，一项研究发现，孕期维生素 B_{12} 的最佳摄入量是目前 RDA 的 3 倍。[3] 另一项研究分析了摄入量达到或超过 RDA 的女性孕期体内维生素 B_6 的水平，结果发现其中 58% 的女性在生产时血液中的维生素 B_6 浓度偏低，这表明维生素 B_6 的 RDA 设得偏低。[4] 女性孕期维生素 D 的需求也显著高于 RDA——几乎高出 10 倍以上，这一点我稍后介绍。女性孕期所需的营养素种类太多，我无法找到所有的研究数据，但上述几个例子已经足以说明问题。我建议还是把服用孕期维生素视作辅助性营养补充措施，它们只起辅助作用，不能代替富含营养的天然食物。

另一点需要注意的是，孕期维生素所含的某些营养素与其在食物中存在的形式不同。通常来说，营养补充剂中人工合成形式的营养素更不易被人体利用。大部分保健品公司生产产品时，出于成本考虑都会选择价格更低而非生物利用率更高的形式的营养素。建议选择含有"活化"B 族维生素的孕期维生素，它们更容易被身体代谢。虽然价格更高，但物有所值。

"活化"B 族维生素示例

"活化"B 族维生素有以下几种：

- 叶酸（L- 甲基叶酸，也被称作"5- 甲基四氢叶酸"）
- 维生素 B_6（5- 磷酸吡哆醛）
- 维生素 B_{12}（甲钴胺和 / 或钴酰胺）

保证服用的是正确形式的叶酸（而非合成叶酸）尤其重要，这是因为据研究人员估计，至少 60% 的人因基因问题（MTHFR 酶相关变异）导致叶酸代谢能力下降，从而需要活性的 L- 甲基叶酸。[5] 如果女性叶酸摄入不足或是自身存在基因变异却补充了无法被身体有效利用的合成叶酸，就会增大胎儿发生神经管缺陷的风险。幸运的是，食物中所含的是可被生物有效利用的叶酸，而非合成叶酸，所以除了高质量的孕期维生素，你还可以从绿叶蔬菜、豆类、肝脏、牛油果、鸡蛋、坚果、种子中获得叶酸。

除了"活化"B 族维生素，你还应该检查孕期维生素包装上的标签，确保它包含你孕期所需的全部营养素。我发现市面上出售的孕期维生素最常缺少的是碘、维生素 B_{12}、胆碱、镁、硒、维生素 D 和维生素 K_2。有些营养素，如胆碱和矿物质"体积较大"，因此生产商选择将它们剔除或仅少量添加以缩小每粒产品的大小，方便吞咽、包装和运输。一些孕期维生素中含有的不是预成型的维生素 A（视黄醇），而是效力较弱的 β- 胡萝卜素。孕期的确禁忌补充大剂量的视黄醇，即每日超过 10 000 IU（国际单位），但我所见过的孕期维生素中视黄醇的含量都没有达到这么高。第三章我曾提及很多孕妇，尤其是不吃肝脏的孕妇，无法从日常饮食中摄入足量的维生素 A，而 β- 胡萝卜素不是可靠的维生素 A 来源。换句话说，孕期维生素所含的维生素 A 至少有一部分应为其活性形式（一般在标签上显示为"视黄醇棕榈酸酯"）。

最后，你需要注意孕期维生素的服用方法。建议在用餐时，而非空腹时服用，这样既能促进吸收，又能减少恶心等副作用。大部分优质孕期维生素每日需服数粒才能达到每日剂量（那些一天只需一片的通常仅含最低限度的营养素或缺少某些营养素）。身体一次能吸收的营养素是有限的，因此为了最大限度发挥营养补充剂的价值，最好一天分几次服用。举个例子，如果你选择的孕期维生素一天需服用 3 粒，那你可以每餐服用 1 粒，或早餐服用 2 粒、午餐服用 1 粒。有些女性习惯临睡前服用，这会影响睡眠（B 族维生素会提高人的精力水平）。如果你有这样的习惯，建议提早服用。

如果用一句话概括我对孕期维生素的观点，那就是：孕期维生素只起辅助性营养补充作用，别指望从小小的药片中获得你所需的全部营养。

维生素 D

补充剂与天然食物相结合可以满足孕期女性的大部分维生素需求，却不一定能提供足量的维生素 D。维生素 D 是人体可通过光照合成的唯一的维生素，因此很特别。饮食并不是这种营养素的主要来源，事实上，对不服用补充剂的人来说，体内 90% 的维生素 D 是借助光照合成的。[6]

但身体通过光照合成维生素 D 的能力受到许多因素的影响，这或许能解释为什么维生素 D 缺乏在全球范围内存在很大的地域性差异。据研究估计，全球孕期女性维生素 D 的缺乏率在 20% ~ 85% 之间，一些地区孕期女性维生素 D 的缺乏率甚至高达 98%。[7~8]

如果你天生肤色偏深，那么你缺乏维生素 D 的风险会增大 6 倍，部分原因是你皮肤中阻碍维生素 D 通过光照合成的黑色素的含量更高。因此，肤色越深，身体合成维生素 D 所需的光照量就越大。其他导致维生素 D 缺乏的因素包括：不在正午时晒太阳（此时身体合成维生素 D 的能力最强）、生活在远离赤道的地区（南纬或北纬 33° 以外的地区，冬季日照不足）、涂抹防晒霜、穿防晒服等。

美国医学研究所设定的维生素 D 的 RDA 为 600 IU，但是一些研究表明该摄入量无法将孕期女性体内的维生素 D 维持在最佳水平。[9~10]两项大型荟萃分析研究显示，缺乏维生素 D 会增大孕妇患先兆子痫、妊娠糖尿病，以及新生儿出生体重低的风险。[11~12]

除了预防孕期并发症，女性孕期维生素 D 的水平对胎儿的健康也很关键。81% 的佝偻病（一种导致骨骼变柔软、脆弱的疾病）患儿的母亲在孕期严重缺乏维生素 D。[13]更令人担忧的是，母亲孕期缺乏维生素 D 会对孩子的健康造成长期影响。《柳叶刀》2006 年发表的一项研究显示，如果母亲孕期缺乏维生素 D，那么孩子直至 9 岁时骨骼发育仍受到阻碍。[14]母亲孕期缺乏维生素 D 还可能与孩子患哮喘、语言障碍症、精神分裂症、1 型糖尿病、多发性硬化症的风险较大有关。[15~20]

那么，你到底需要多少维生素 D，又该如何保证摄入充足呢？

2011 年开展的一项设计严谨的研究可以回答这个问题。这是一个双盲、安慰剂对照的随机对照实验，受试者是 450 名孕期女性，她们分别服用 3 种不同水平的维生素 D 补充剂（400 IU、2 000 IU、4 000 IU），并在孕期和分娩时接受体内维生素 D 水平的测定。

简单来说，该研究发现，服用最高水平（4 000 IU）的维生素 D 补充剂不仅十分安全，且对提高母亲和孩子维生素 D 的血液浓度明显更加有效。[21]每日服用 400 IU 维生素 D 补充剂的女性中仅有 50% 分娩时体内维生素 D 的水平在正常范围内，而这一比例在每日服用 2 000 IU 和 4 000 IU 维生素 D 补充剂的女性中分别是 70.8% 和 82.0%。婴儿体内的维生素 D 水平也符合这一规律，3 组婴儿中出生时维生素 D 达到正常水平的比例分别为 39.7%、58.2%、78.6%。

尽管维生素 D 补充剂的服用剂量远大于 RDA，但它们并未造成副作用，受试者中无一例显示维生素 D 的血液浓度过高。此外，孕期补充维生素 D 剂量更大的女性，更少出现包括妊娠糖尿病在内的孕期并发症。鉴于缺乏维生素 D 的人数之多而服用补充剂的安全性之高，我认为所有孕妇都应接受维生素 D 缺乏的筛查。

不幸的是，美国妇产科医师协会，这个对孕期护理指南的制定颇有影响力的组织并不赞同普遍筛查。他们只建议特定种族、生活在寒冷气候或高纬地区、涂抹防晒霜或穿防晒服以及吃素的人进行筛查。[22]但是，考虑到美国 2/3 的地区都位于北纬 33° 以北（大约从加利福尼亚州的长滩到佐治亚州的亚特兰大），我们可以认为大部分美国女性在冬季都无法通过光照获得足量的（甚至完全无法获得）维生素 D。也就是说，对每一名美国女性进行筛查才是更积极的举措。

如果你的医生还未检测你的维生素 D 水平，你可以要求在下次就诊时接受这项简单的检查。你需要检查的是"25- 羟基维生素 D"（25-OHD）的水平，正常的指标参见第九章。记住，大部分孕期维生素中仅含有 400～600 IU 维生素 D，如果你不规律晒太阳，只吃这些孕期维生素远不足以维持体内维生素 D 的水平。我推荐每天服用 4 000 IU 的维生素 D 补充剂以将体内的维生素 D 维持在正常水平，如果出现维生素 D 缺乏，则可能需要服用更多的补充剂。一些学者提出维生素 D 的 RDA 应为 7 000～8 000 IU（是当前 RDA 的 10 倍以上），当然，适合你的剂量应该由医生根据你测得的维生素 D 的血液浓度决定。[23～24]

市面上的维生素 D 通常有两种形式：维生素 D_3（胆钙化醇）和维生素 D_2（麦角钙化醇）。维生素 D_3 能更有效地提高并维持体内维生素 D 的水平，而且其化学结构与身体经光照合成的维生素 D 的一致。[25]简单来说，建议始终选择维生素 D_3。维生素 D 是一种脂溶性营养素，为保证身体良好吸收，你可以在吃含有脂肪的正餐或加餐时服用（参考我在第五章介绍的有关正餐或加餐的内容）。

最后，维生素 D 代谢需要其他一些营养素，包括维生素 A、维生素 K_2、锌和镁的参与。[26]因此，你的孕期维生素和饮食应包含这些营养素。请务必阅读本章中关于镁的内容，并参考第三章了解其他营养素的食物来源。

ω-3 脂肪酸和鱼油

正如前文所述，在孕期通过饮食或营养补充剂获得 DHA 这种特定的 ω-3 脂肪酸是非常必要的。子宫内胎儿快速发育的大脑和眼睛会利用这些 DHA，促进神经元（大脑细胞）的合成、保护大脑免于发炎和受到其他损伤。[27] 在出生前 3 个月，每天胎儿体内平均累积 67 mg 的 DHA。[28] 直到孩子 2 周岁前，它们都会对孩子的脑部发育提供支持。

每天应摄入至少 300 mg 的 DHA 以满足你自己和孩子的需求，且研究表明进一步增加剂量存在益处。一项研究中，女性被分为两组，在孕期的最后 20 周，一组每日补充 2 200 mg 的 DHA，另一组则服用安慰剂（橄榄油）。孩子两岁半时接受手眼协调测试，结果显示服用补充剂的女性的孩子得分明显更高。[29] 另一项研究中，孕期每日补充 1 200 mg 的 DHA 的女性，孩子在 4 岁时解决问题的能力更强。[30]

如果每周吃 2 ~ 3 次生活在寒冷海域、脂肪含量高的鱼等海鲜，如三文鱼、鲱鱼、沙丁鱼、鳟鱼、鱼卵或贻贝，你仅通过饮食完全可以满足身体对 DHA 的需求。散养母鸡下的蛋（或饲料中含有亚麻籽的母鸡下的蛋）、内脏、草饲动物的奶制成的乳制品、牧场放养的动物的肉是 DHA 的其他来源（这些食物中 DHA 的含量仅次于海鲜）。作为参考，85 g 沙丁鱼或阿拉斯加红大马哈鱼中 DHA 的含量高达 1 400 mg，而 85 g 草饲牛的肉含 100 mg DHA。一个散养母鸡下的蛋含 100 mg 左右的 DHA。鱼卵是 DHA 含量最高的食物之一，每 30 g 鱼卵中约含 1 900 mg 的 DHA。藻类是 DHA 唯一的植物来源，但不同种类的藻类中 DHA 的含量也有所不同（换句话说，提取自藻类的 DHA 补充剂是很好的选择，但想靠食用藻类来补充 DHA 就不太可行了）。

如果你不喜欢上述食物或者你食用上述食物的频率很低，那么一定要考虑服用 DHA 补充剂。优质的鱼油、鱼肝油、磷虾油或海藻油都可提供 DHA。请确保你选择的补充剂中同时含有二十碳五烯酸（EPA），这是另一种 ω-3 脂肪酸，能促进 DHA 的跨胎盘转运。[31] 海鲜天然同时含有 DHA 和 EPA，但是一些品牌的生产商在制作鱼油时会分离这两种脂肪酸（再次向天然食物的精妙致敬）。如果你选择服用鱼肝油，注意它还含有维生素 A 和维生素 D（但不同品牌的含量不同），所以在服用其他补充剂时需要考虑这一部分的摄入，以免摄入过量，尤其要防止维生素 A 摄入过量。你还应该选择经过检测不含重金属、多氯联苯等有毒物质的优质鱼油补充剂。

虽然我完全支持服用 DHA 补充剂，但正如我在第三章已经说明的，认识到海鲜可以提供 DHA 之外的许多营养素以及孕期常吃海鲜有益也很重要。例如，如果不吃海鲜或藻类就无法摄入足量的碘。考虑到碘对大脑发育的重要性，如果你不爱吃海鲜，一定要保证孕期补充剂中碘的含量达到 RDA。

关于亚麻籽的说明

一些孕期营养科普资料存在知识性错误，即它们并未区分 ω-3 脂肪酸和 DHA，而这两者并不完全相同。正如我在第三章素食部分所讨论的，不是所有来源的 ω-3 脂肪酸都是或都能转化为 DHA，而人体不能很好地将植物来源的 ω-3 脂肪酸转化为 DHA。也就是说，亚麻籽油不是很好的 DHA 来源。DHA 唯一的优质植物来源是藻类，因此服用提取自藻类等的 DHA 补充剂很重要。再次强调，亚麻籽油不能代替鱼油。

益生菌

益生菌是人体内和体表均存在的"好菌"。人体微生物数是细胞总数的 10 倍，它们定殖在人体从消化系统到皮肤、阴道的各个角落。想象一下，我们更像是由微生物（而非细胞）组成的，因此它们理应受到我们的重视。

人体内的微生物（也被称为"微生物组"）受人的饮食、睡眠、压力水平等影响而处于不断的变化之中。虽然大部分微生物都存在于肠道中，但益生菌对健康的影响针对的不仅仅是消化系统。例如，据估计，高达 80% 的免疫系统都存在于肠道中。

维持微生物组的健康对人的整体健康很重要，这甚至会影响你患孕期并发症的概率。健康菌与致病菌比例失衡会增大早产、先兆子痫、妊娠糖尿病及孕期体重增长过快发生的风险。[32] 孕期食用富含益生菌的食物会减小早产和先兆子痫发生的风险，研究人员认为这与胎盘炎症减少有关。[33] 孕期服用益生菌补充剂还能改善血糖水平。一项研究中，益生菌补充剂使妊娠糖尿病的发病率降低了 23% 之多。[34]患妊娠糖尿病的女性服用益生菌补充剂可以减小胎儿过大的风险。[35]

近期研究显示，曾被认为无菌的胎盘其实富含细菌，并且细菌会被输送给发育中的胎儿。[36]在此之前，人们认为孩子与细菌的首次接触发生在产道中。孕期维持微生物组健康的理由又多了一个。

一种维持微生物组健康的重要方式是避免非必要的抗生素暴露。抗生素会杀死细菌，无论细菌是好是坏，而这会对胎儿造成长久的影响。一项研究发现，母亲孕中期和孕晚期接触抗生素会导致孩子肥胖症的发病率提高 84%。[37]母亲孕期抗生素暴露还会增大婴儿患过敏、哮喘、湿疹的概率。[38～40]相反，母亲在怀孕后期（及哺乳期）通过益生菌补充剂为微生物组提供支持，则可以预防婴儿出现过敏、湿疹、腹绞痛、吐奶等问题。[41～42]

一种确保体内微生物平衡的方式是定期食用发酵食物，比如开菲尔酸奶、普通酸奶、成熟奶酪、德国酸菜、韩国泡菜、乳酸菌发酵的蔬菜（如腌黄瓜）、苹果醋、发酵饮料（如水开菲尔、康普茶）、味噌和纳豆，它们都是天然的益生菌"补充剂"。应当生食发酵蔬菜，一定不可以对它们进行巴氏杀菌，否则有益菌将失去活性。不要总认为补充剂比食物更好。1 汤匙德国酸菜汁中的活菌多达 1.5 万亿 CFU（CFU 是 colony forming units 的缩写，即菌落形成单位，表示活菌数量）。[43]开菲尔酸奶中益生菌的数量也与之相当（比普通酸奶中的益生菌多）。[44]这一数量相当惊人，因为大部分益生菌补充剂中活菌的数量只是百万级、十亿级的，而非万亿级的。

食用多种多样的含有益生元的食物也很重要，益生元是益生菌的食物，帮助维持肠道菌群健康。富含膳食纤维的蔬菜、坚果、种子、豆类，以及一些膳食纤维含量高的水果（如莓果）都是富含益生元的食物。第五章中的饮食方案可为你提供足量的膳食纤维：每日 35～45 g。含有抗性淀粉这种特殊益生元的食物也对健康十分有益[45]。尚未完全成熟的香蕉（稍微泛青）、豆类、腰果、放凉的熟土豆（比如土豆沙拉中的土豆）都含有抗性淀粉。限制添加糖和精制碳水化合物的摄入也有利于健康菌群（而非有害菌群）的增殖。这样做不仅有益于消化道健康，还可以预防细菌性阴道炎和真菌感染。[46]

如果你需要服用益生菌补充剂，我建议你选择每份活菌含量超过 300 万 CFU 的产品。这可能看起来很多，但只要想到人体内的微生物数量超过 100 万亿，你就会发现"每份含 100 亿 CFU"的益生菌补充剂所提供的活菌只是沧海一粟。优质的益生菌补充剂会在标签上列出所添加的每一种菌株及其含量。建议选择同时含有乳酸菌和双歧杆菌的产品。

你可能还需要含有针对阴道的特定菌株的补充剂以预防某些细菌，如 B 族链球菌（GBS）及细菌性阴道炎相关细菌的滋生。[47] 你得保证阴道中有益菌的存在，从而在生产时将健康的菌群传递给孩子。满足要求的两种有益菌为鼠李糖乳杆菌 GR-1® 及罗伊氏乳杆菌 RC-14®，它们已经有 25 年以上的临床应用史，适用性和安全性都得到了验证。[48] 在一个设计严谨的对照实验中，研究人员对 99 名孕 35～37 周、GBS 阳性的女性进行实验，其中一半女性接受益生菌治疗（每种有益菌的含量为 100 亿 CFU），另一半女性服用安慰剂。在入院准备生产时，研究人员让这些女性再次进行 GBS 筛查以观察 GBS 是否仍然存在。结果显示，接受益生菌治疗的女性中有 43% 的人 GBS 结果转阴，而安慰剂组中仅有 18% 的人 GBS 结果转阴。[49] 也就是说，益生菌具有改善阴道微生物平衡的能力。

钙

我鲜少推荐钙补充剂，但相关问题很常见，因此我在这里集中说明一下。与其他许多营养素不同，女性孕期钙的需求量并未增加。而且大部分女性单纯通过饮食就可以获得足量的钙。一项针对美国人钙摄入的研究发现，19～30 岁的女性平均每天从饮食中获得 838 mg 钙（他们采用标准美式饮食，并不十分健康）。30 岁以上女性的钙摄入水平甚至更高。[50] 孕期钙的 RDA 为 1 000 mg，因此你不服用钙补充剂也能满足自身对钙的需求。此外，女性孕期肠道对钙的吸收能力翻倍，因此食物中的钙更易被身体吸收并利用。[51] 我发现，只要实行（如本书中所倡导的）营养价值极高的天然食物饮食法，大部分女性完全可以通过饮食满足身体对钙的需求。我设计的饮食方案每天可为你提供 1 200～1 500 mg 钙，你只要对照实施，完全不需要食用强化食品或服用营养补充剂。

与钙摄入不足相比，我更常看到的是维生素 D、维生素 K$_2$、镁等协同营养素摄入不足的情况。它们是身体充分利用钙和保持骨骼强健所必需的营养素。

不过，一些女性，尤其是不吃乳制品的女性需要留心她们的钙摄入情况。非乳制品的钙来源有很多，包括绿叶蔬菜、大白菜、西蓝花、巴旦杏、芝麻、奇亚籽、带骨的罐装沙丁鱼或三文鱼。如果你不吃乳制品，那么日常饮食中一定要含有上述食物。除非你对上述食物都非常抵触且有其他医疗需求，否则没必要服用钙补充剂。但如果你有高血压或存在先兆子痫发病风险，根据一些研究，钙（和镁）补充剂对你有益，详见第七章。

如果医生建议你服用钙补充剂，你需要注意铁与钙的吸收会相互抑制。孕前缺铁的女性将遇到这方面的困扰。避免这一问题的最佳方法是将钙补充剂与铁补充剂（或富含铁的食物）分开服用。

镁

不同于缺钙的是，缺镁十分常见。事实上，据最新估计，48% 的美国人膳食镁摄入不足。[52] 缺镁在孕期更为常见，而研究发现，镁缺乏会增大女性患妊娠心血管并发症（如先兆子痫）的风险，尤其是在钙摄入过量的情况下。患妊娠糖尿病的女性通常也缺镁。[53]

虽然大多数女性并不会表现出明显的缺镁症状，但肌肉痉挛通常是镁摄入不足的表现，而研究发现补充镁可以减少孕期腿抽筋的情况。[54] 镁补充剂还可以减小发生孕期高血压的风险。[55] 镁缺乏的症状之一为头晕恶心，根据经验，一些女性服用镁补充剂或增加含镁食物的食用可减少晨吐。

镁最好的食物来源包括藻类、绿叶蔬菜、南瓜子、巴西坚果、葵花子、芝麻、巴旦杏、腰果、奇亚籽、牛油果、无糖可可粉（或黑巧克力）、骨头汤以及绿色芳香植物（如香葱、香菜、欧芹、薄荷、茴香、鼠尾草和罗勒）。但随着农业现代化水平的提高，如大量使用除草剂，许多农场土壤中的镁消失殆尽。[56] 从这些土壤中生长出来的作物镁含量很低。有机及生物动力农场①土壤

---

① 生物动力学农业是一种种植业与饲养业结合、自给自足、可持续发展的农业。——译者注

中镁的含量更高，所种植的作物中镁的含量也更高，因此在条件允许的情况下最好从注重土壤肥力的小型农场采购食物。[57]

口服镁补充剂时，需注意可能出现腹泻等副作用。补充剂中镁的形式很重要，其中甘氨酸镁最易被吸收且最不容易造成胃肠道不适。如果你希望排便速度更快（也就是存在便秘的困扰），柠檬酸镁是很好的选择。为减少任何可能的消化道反应，我推荐从小剂量开始服用镁补充剂，如每日先服用 100 mg，然后逐渐增加至每日 300 mg。如果你想服用更大剂量的镁，请提前向医生咨询。

如果你在沐浴或泡脚时使用天然镁盐（硫酸镁），那么你通过皮肤也能吸收大量镁。[58]如果你选择全身沐浴，需要注意水温不能过高，因为体温过高是胎儿某些先天畸形发生的风险因素。[59]你还可以选择在皮肤表面喷含镁喷雾（常被称为"镁油"），也就是氯化镁和水的混合物。

铁

随着红细胞大量合成以及胚胎和胎盘的发育，孕期女性对铁的需求会增加。女性孕期所需的铁较平时增加了 1.5 倍。[60]孕期铁的 RDA 为 27 mg，而孕前女性每日仅需 18 mg 铁。铁在胚胎发育中扮演着关键作用，因此女性孕期铁的水平被纳入了常规检查。缺铁会增大早产及新生儿低出生体重发生的风险。[61]缺铁还会影响孕妇的甲状腺功能，以及造成宝宝神经发育迟缓。[62]

上述信息使孕期女性非常积极地服用铁补充剂，但它其实是一把双刃剑。大部分铁补充剂都很难被有效吸收以及会带来副作用，如便秘、恶心、胃酸反流。[63]一项研究显示，在近 500 名服用铁补充剂的孕妇中，45% 的孕妇表示出现过副作用，而有 89% 的孕妇停止服用铁补充剂是因为无法忍受副作用。[64]

我建议你尽可能从饮食，尤其是动物性食物中获得铁，因为它们所含的铁更益于人体吸收，且无副作用。动物性食物中的铁以血红素铁的形式出现，吸收率比植物来源的非血红素铁的高 2～4 倍。[65]这一方面是因为它们所含的铁的形式不同，另一方面是因为植物性食物中含有抑制铁吸收的物质，如植酸、草酸及某些多酚类物质。这就是为什么素食者铁的 RDA 是非素食者的 2.8 倍。铁最好的食物来源是肝脏和其他动物内脏。红肉、牡蛎、沙丁鱼、深色禽肉

（如鸡大腿）也是可靠的铁来源。

富含血红素铁的食物

富含血红素铁的食物（按 85 g 食物中铁的含量由高到低排列）如下所示。

- 鸡肝（9.9 mg）
- 牡蛎（5.7 mg）
- 牛肝（5.6 mg）
- 牛心（5.4 mg）
- 鹿肉（3.8 mg）
- 沙丁鱼（2.4 mg）
- 牛肉糜（2.3 mg）
- 蛤蜊（2.3 mg）
- 羊肉（1.7 mg）
- 火鸡肉糜（1.7 mg）
- 鸡大腿（1.2 mg）
- 鸡胸肉（0.9 mg）
- 野生三文鱼（0.5 mg）

你可以通过一些方法促进自己对食物中铁的吸收。第一，你可以在食用含铁食物的同时搭配含维生素 C 的食物或其他酸性食物，如用含醋的酱汁腌肉、在肉馅中加入番茄酱或者在含铁餐食中搭配柑橘。第二，避免将富含铁的食物与富含钙的食物、钙补充剂或抗酸药同食，因为钙等矿物质会抑制铁的吸收。第三，建议采用铸铁锅烹饪，它们可以"强化"食物。一项研究发现，在铸铁锅中烹饪后，非酸性食物，如鸡蛋或土豆中铁的含量平均升高了 5 倍；而番茄酱（酸性食物）中铁的含量甚至升高了 29 倍。[66]正因如此，铸铁锅是我最爱的锅具。

医生会持续关注你的铁水平，并在出现铁缺乏时及时告知你。根据我的经验，大部分采用了我的膳食建议的女性不需要额外服用铁补充剂就可以在孕期维持良好的铁水平，即使需要，也一般在孕晚期。我建议需要服用铁补充剂或膳食铁含量不足的人选择人体易吸收的形式的铁，如甘氨酸亚铁。不要选择富马酸亚铁或硫酸亚铁，（不幸的是）它们最常见，但副作用发生的概率是甘氨酸亚铁的 2 倍，且人体的吸收率更低。[67]

你还可以通过服用肝粉（如果不吃肝脏的话）或螺旋藻（一种藻类）来获得铁。肝粉有很长的应用史，尽管没有关于其作用效果的现代研究，但早期研究发现，它对孕期贫血的治疗效果比铁补充剂更好。[68]螺旋藻也是很好的补铁选择。在一项研究中，孕妇被分为两组，分别服用螺旋藻补充剂（每天1 500 mg）和铁补充剂（每天 90 mg 硫酸亚铁）。结果显示，螺旋藻组孕妇贫血的发生率显著低于铁补充剂组孕妇贫血的发生率。[69]除了能更有效地提高血红蛋白的水平，螺旋藻更易被人体吸收且不会造成便秘。更多有关螺旋藻的益处详见第十章。

明胶和胶原蛋白

如我在第三章所述，明胶和胶原蛋白是甘氨酸的主要来源，而甘氨酸是孕期的条件必需氨基酸，需要我们从饮食中获取。[70]动物的结缔组织、骨头和皮肤中的明胶和胶原蛋白的含量很高。如果你经常喝骨头汤、吃慢炖肉、带皮鸡肉、炸猪皮（或猪皮冻）、带骨肉，那么基本上你可以从饮食中获得足量的胶原蛋白和明胶。

如果你不这样做，那你可以通过食用提纯的胶原蛋白粉或明胶粉补充。你可以在热饮、汤或奶昔等食物中加一点儿胶原蛋白粉或明胶粉。两者唯一的区别是明胶会使冷却后的液体变为固体，而胶原蛋白不会。但在营养上它们是一样的。一种将它们纳入饮食的简单方法是，早上喝茶或咖啡时加一汤匙，或者加在酸奶或汤中。如果你喜欢明胶制成的甜点，可以尝试自制软糖，将无糖明胶与 100% 果汁混合（参考书后食谱中酸樱桃橡皮软糖的做法）。和所有的动物性食物一样，明胶粉及胶原蛋白粉的品质很重要。建议选择用草饲或牧场散养的动物制作的明胶粉和胶原蛋白粉。

奇亚籽

虽然奇亚籽是天然食物，但它们常被用作营养补充剂，所以我选择在本章介绍它们。奇亚籽有众多营养上的益处。它们富含钙、镁、铁、钾等矿物质，膳食纤维的含量也很高（它们虽然含有ω-3脂肪酸，却不能为人体提供DHA，这一点我已在前文说明）。

奇亚籽的特别之处在于理想的可溶性与不可溶性膳食纤维的比例，因此，无论是对便秘的人还是对腹泻的人来说，它都有用。这些膳食纤维属于益生元，可以帮助维持肠道菌群健康。你可能已经发现，奇亚籽接触水后周围会产生透明的凝胶。这种凝胶可以吸收水分，从而帮助人调节消化能力和粪便硬度。奇亚籽"凝胶"还可以减缓人体对碳水化合物的消化和吸收，起调节血糖的作用。一些人会在餐前服用奇亚籽以降低餐后血糖。

服用奇亚籽应从小剂量开始，如每天先服用1茶匙，然后逐渐增加至每日1~2汤匙。和亚麻籽不同的是，奇亚籽即使不被磨成粉末也可以被人体消化和吸收，所以你可以直接食用它们。当然，如果你喜欢奇亚籽粉也没有问题。但一定要将其装入密封容器并冷藏或冷冻保存，因为它们含有不饱和脂肪，容易发生氧化。

奇亚籽食用方法

奇亚籽的食用方法如下。

- 奇亚籽凝胶：将1汤匙奇亚籽倒进250 mL水中，静置至少5分钟后饮用。
- 奇亚籽布丁：在85 g巴旦杏仁奶中加1汤匙奇亚籽及其他调料（如枫糖浆、甜菊苷、肉桂、可可粉、香草精），静置至少5分钟后饮用。
- 在蛋白质奶昔、水果奶昔等中加奇亚籽。
- 在牛奶或苹果泥中加奇亚籽。

草本植物

几乎所有来找我的孕妇都向我咨询过关于草本植物的问题。我本不打算在本书中讨论相关话题，因为作为科学爱好者，我发现相关研究少得令人灰心。正如一篇综述的作者所说："几乎一半的孕妇都尝试过各种各样的草本植物，然而它们的有效性和安全性我们知之甚少。"[71]

历史上，大多数文化都推荐女性在孕期食用某些特定的草本植物以应对不适，但其中大部分都缺少高质量的研究数据的支持。因此，医生不推荐孕妇食用草本植物并不是因为它们被证明有害，而是因为它们没有被证明是安全的。不过，少数草本植物有着悠久的应用史，并且在安全性上有研究数据的支持。

红树莓叶

红树莓叶就是其中一种草本植物（不要将它与树莓味茶饮或树莓混淆）。它是树莓的叶子，口味宜人，和树莓完全不同。这种草本植物一般被用来制作茶饮，但也可以被做成粉末、胶囊或酊剂。许多草药学家和助产士建议女性在孕中期或孕晚期食用红树莓叶，帮助"强化、调理子宫，软化、调整宫颈，从而辅助分娩"。[72]早在1941年主流医学文献就记录了红树莓叶的益处，认为其可以使子宫肌肉放松。[73]关于红树莓叶在孕早期的应用人们尚未达成一致，不过一些孕期补充剂中含有少量红树莓叶。

从营养学角度来看，红树莓叶富含矿物质、维生素C以及被认为可以减少炎症的芦丁等抗氧化物。[74]动物研究显示，"它所含的一些营养成分，如类黄酮，被多次证明对平滑肌有放松作用"。[75]研究并未确定红树莓叶对缩短分娩过程或缓解分娩痛苦有效果，但同时也并未发现女性孕期食用后会出现不良反应。[76]我个人认为这一口味温和的、可能对你有益的草本植物值得一试。至少你可以得到一份富含维生素和矿物质的饮料。

姜

姜是被研究得最为透彻的一种孕期可食用的草本植物，被证实可有效缓解恶心和呕吐。[77]数百年来，姜一直被用来缓解孕吐，而且是唯一的几乎所有传统饮食文化均认可其孕期食用的安全性的草本植物。[78]你可以尝试姜茶、糖姜（干燥、加糖的姜片），或者每6小时服用不超过250 mg姜补充剂来缓解恶心、反胃的感觉。[79]值得注意的是，姜汁汽水中姜的含量无法达到有效剂量。更多应对孕吐的方法见第七章。

洋甘菊

洋甘菊通常被用来泡茶，可以起放松和安眠的作用。它是孕期最常用的草本植物之一，但它的安全性缺乏数据支持。一些研究表明它可能会刺激子宫收缩。[80] 近期一项研究发现，怀孕超过 40 周的女性服用洋甘菊补充剂（每日大剂量补充 3 000 mg）可有效促进分娩——"一周后，洋甘菊组中 92.5% 的女性开始分娩，而安慰剂组中只有 62.5% 的女性开始分娩"。[81] 需要说明的是，偶尔喝一杯洋甘菊茶不足以刺激子宫收缩，但孕期大剂量饮用或有早产征兆时则需特别注意。我不鼓励你一次喝很多，但也有研究人员说过"没有证据显示这种常见的茶饮具有毒性"。[82] 在产后，洋甘菊可以用来催乳（增加乳汁分泌）、改善睡眠质量、帮助减少产后抑郁的发生。[83~84]

其他草本植物及通用注意事项

其他你可能可在孕期安全使用的草本植物包括紫锥菊（短期提升免疫力，如应对普通感冒和流感）、蔓越莓（应对尿路感染）、圣约翰草（应对抑郁情绪）、印度人参（应对压力、养护肾上腺）。[85~87] 放眼全球，适用于孕期的传统草药有很多，不同地域有不同的使用偏好及特点。总体来说，相关研究数据较少、有关安全性的结论也不统一，因此我很难说某种草本植物是绝对安全的或绝对危险的（除了上面已经讨论过的那些）。考虑到临床研究开展的方法以及对孕妇进行试验的伦理问题，关于草本植物我们大概很难得到清晰的答案，说"是的，它们永远是安全的"。如果规范操作，草药疗法的药方都非常具有针对性。对一个人有效的药方可能对另一个人有害或毫无作用。许多人认为草本植物是天然的，因此绝对安全，但事实并非总是如此。一些草本植物可能造成孩子先天畸形或出现其他发育问题。[88]

烹饪中使用的草本植物大概率不会造成问题，所以你无须从心爱的菜肴中去除牛至叶或欧芹。你需要注意的是草本植物补充剂，尤其是那些你长期规律服用或大剂量服用的草本植物补充剂。浓缩配方，如草本精华液或精油你也需要谨慎对待，尤其是在孕早期，因为此时胚胎最易受到损害。例如，研究发现，将小鼠胚胎暴露于 5 种常见的草本植物精油（鼠尾草精油、牛至精油、百里香精油、肉桂精油和丁香精油）中后，除百里香精油外，其他精油均对胚胎发育产生不利影响。[89]这一研究结论是否适用于人类尚不明确。

同样需要注意的是草本植物补充剂的品质。营养补充剂的生产并未经过重重监管，因此存在被其他物质，如（未在商品上注明的）药物或重金属污染的风险。[90]服用掺假或标签有误的草本植物补充剂与妊娠不良结局相关。[91]所以，你不仅需要关注草本植物的种类，还需要保证购买渠道可靠。我的建议是：疑则不用。我建议你在选择草本植物补充剂之前，向值得信任的医生或受过专业训练的草药师咨询。

其他补充剂

如前文所说，我在这里没有列举孕期所需的全部营养补充剂，只是列举了一些常见的补充剂。请根据自身健康状况和个人需求来衡量你是否还需要其他一些补充剂。例如，如果你存在胃酸不足等影响维生素 B_{12} 吸收的问题或者你缺乏该维生素，你可能需要舌下含服维生素 B_{12} 补充剂。如果你饮食中的胆碱含量常常偏低，那么服用胆碱补充剂（如酒石酸胆碱或向日葵卵磷脂）可能对你有帮助（见第三章）。如果你常常恶心、想吐，那你可能需要额外补充维生素 B_6，可单独服用或与姜同服（见第七章）。小球藻和螺旋藻同属藻类，对毒素暴露有一定的缓解作用（见第十章）。如果你的孕期维生素中不含硒但你存在甲状腺或重金属暴露问题，额外补充硒补充剂可能对你有所帮助（见第九章、第十章）。我还可以继续列举下去，但具体问题你还是向孕期营养学知识功底扎实的、经验丰富的医护人员咨询更好。

总结

显而易见，营养补充剂不是非黑即白的。选择补充剂时需要考虑的因素有很多，包括膳食营养摄入情况、自身的健康状况（如基因、孕期并发症的情况）等。我希望阅读本章后你可以大致了解一些最常见的补充剂，以及在选择补充剂时需要重点关注的信息。在选择补充剂和确定服用剂量时，向医生咨询将对你有所帮助。

【本章参考文献】

[1] Giddens, Jacqueline Borah, et al. "Pregnant adolescent and adult women have similarly low intakes of selected nutrients." *Journal of the American Dietetic Association* 100.11 (2000): 1334-1340.

[2] Ladipo, Oladapo A. "Nutrition in pregnancy: mineral and vitamin supplements." *The American Journal of Clinical Nutrition* 72.1 (2000): 280s-290s.

[3] Bae, Sajin, et al. "Vitamin B-12 status differs among pregnant, lactating, and control women with equivalent nutrient intakes." *The Journal of Nutrition* 145.7 (2015): 1507-1514.

[4] Kim, Denise, et al. "Maternal intake of vitamin B6 and maternal and cord plasma levels of pyridoxal 5'phosphate in a cohort of Canadian pregnant women and newborn infants." *The FASEB Journal* 29.1 Supplement (2015): 919-4.

[5] Greenberg, James A, and Stacey J Bell. "Multivitamin supplementation during pregnancy: emphasis on folic acid and L-methylfolate." *Reviews in Obstetrics and Gynecology* 4.3-4 (2011): 126.

[6] Schmid, Alexandra, and Barbara Walther. "Natural vitamin D content in animal products." *Advances in Nutrition: An International Review Journal* 4.4 (2013): 453-462.

[7] Bodnar, Lisa M et al. "High prevalence of vitamin D insufficiency in black and white pregnant women residing in the northern United States and their neonates." *The Journal of Nutrition* 137.2 (2007): 447-452.

[8] Dawodu, Adekunle, and Reginald C Tsang. "Maternal vitamin D status: effect on milk vitamin D content and vitamin D status of breastfeeding infants." *Advances in Nutrition: An International Review Journal* 3.3 (2012): 353-361.

[9] Lee, Joyce M et al. "Vitamin D deficiency in a healthy group of mothers and newborn infants." *Clinical Pediatrics* 46.1 (2007): 42-44.

[10] Viljakainen, HT et al. "Maternal vitamin D status determines bone variables in the newborn." *The Journal of Clinical Endocrinology & Metabolism* 95.4 (2010): 1749-1757.

[11] Wei, Shu-Qin et al. "Maternal vitamin D status and adverse pregnancy outcomes: a systematic review and meta-analysis." *The Journal of Maternal-Fetal & Neonatal Medicine* 26.9 (2013): 889-899.

[12] Aghajafari, Fariba et al. "Association between maternal serum 25-hydroxyvitamin D level and pregnancy and neonatal outcomes: systematic review and meta-analysis of observational studies." *BMJ: British Medical Journal* 346 (2013).

[13] Nozza, Josephine M, and Christine P Rodda. "Vitamin D deficiency in mothers of infants with rickets." *The Medical Journal of Australia* 175.5 (2001): 253-255.

[14] Javaid, MK et al. "Maternal vitamin D status during pregnancy and childhood bone mass at age 9 years: a longitudinal study." *The Lancet* 367.9504 (2006): 36-43.

[15] Litonjua, Augusto A. "Childhood asthma may be a consequence of vitamin D deficiency." *Current Opinion in Allergy and Clinical Immunology* 9.3 (2009): 202.

[16] Brehm, John M et al. "Serum vitamin D levels and markers of severity of childhood asthma in Costa Rica." *American Journal of Respiratory and Critical Care Medicine* 179.9 (2009): 765-771.

[17] Whitehouse, Andrew JO et al. "Maternal serum vitamin D levels during pregnancy and offspring neurocognitive development." *Pediatrics* 129.3 (2012): 485-493.

[18] Kinney, Dennis K et al. "Relation of schizophrenia prevalence to latitude, climate, fish consumption, infant mortality, and skin color: a role for prenatal vitamin d deficiency and infections?." *Schizophrenia Bulletin* (2009): sbp023.

[19] Stene, LC et al. "Use of cod liver oil during pregnancy associated with lower risk of Type I diabetes in the offspring." *Diabetologia* 43.9 (2000): 1093-1098.

[20] Salzer, Jonatan, Anders Svenningsson, and Peter Sundström. "Season of birth and multiple sclerosis in Sweden." *Acta Neurologica Scandinavica* 121.1 (2010): 20-23.

[21] Hollis, Bruce W et al. "Vitamin D supplementation during pregnancy: Double-blind, randomized clinical trial of safety and effectiveness." *Journal of Bone and Mineral Research* 26.10 (2011): 2341-2357.

[22] ACOG Committee on Obstetric Practice. "ACOG Committee Opinion No. 495: Vitamin D: Screening and supplementation during pregnancy." *Obstetrics and Gynecology* 118.1 (2011): 197.

[23] Veugelers, Paul J., and John Paul Ekwaru. "A statistical error in the estimation of the recommended dietary allowance for vitamin D." *Nutrients* 6.10 (2014): 4472-4475.

[24] Papadimitriou, Dimitrios T. "The big Vitamin D mistake." *Journal of Preventive Medicine and Public Health* (2017).

[25] Heaney, Robert P., et al. "Vitamin D3 is more potent than vitamin D2 in humans." *The Journal of Clinical Endocrinology & Metabolism* 96.3 (2011): E447-E452.

[26] Masterjohn, Christopher. "Vitamin D toxicity redefined: vitamin K and the molecular mechanism." *Medical Hypotheses* 68.5 (2007): 1026-1034.

[27] Innis, Sheila M. "Dietary (n-3) fatty acids and brain development." *The Journal of Nutrition* 137.4 (2007): 855-859.

[28] Candela, C. Gómez, LMa Bermejo López, and V. Loria Kohen. "Importance of a balanced omega 6/omega 3 ratio for the maintenance of health. Nutritional recommendations." *Nutricion hospitalaria* 26.2 (2011): 323-329.

[29] Dunstan, J. A., et al. "Cognitive assessment of children at age 2½ years after maternal fish oil supplementation in pregnancy: a randomised controlled trial." *Archives of Disease in Childhood-Fetal and Neonatal Edition* 93.1 (2008): F45-F50.

[30] Helland, Ingrid B., et al. "Maternal supplementation with very-long-chain n-3 fatty acids during pregnancy and lactation augments children's IQ at 4 years of age." *Pediatrics* 111.1 (2003): e39-e44.

[31] Greenberg, James A., Stacey J. Bell, and Wendy Van Ausdal. "Omega-3 fatty acid supplementation during pregnancy." *Reviews in obstetrics and Gynecology* 1.4 (2008): 162.

[32] Dunlop, Anne L., et al. "The maternal microbiome and pregnancy outcomes that impact infant health: A review." *Advances in neonatal care: official journal of the National Association of Neonatal Nurses* 15.6 (2015): 377.

[33] Brantsæter, Anne Lise, et al. "Intake of probiotic food and risk of preeclampsia in primiparous women: the Norwegian Mother and Child Cohort Study." *American journal of epidemiology* 174.7 (2011): 807-815.

[34] Luoto, Raakel et al. "Impact of maternal probiotic-supplemented dietary counselling on pregnancy outcome and prenatal and postnatal growth: a double-blind, placebo-controlled study." *British Journal of Nutrition* 103.12 (2010): 1792-1799.

[35] Luoto, Raakel et al. "Impact of maternal probiotic-supplemented dietary counselling on pregnancy outcome and prenatal and postnatal growth: a double-blind, placebo-controlled study." *British Journal of Nutrition* 103.12 (2010): 1792-1799.

[36] Aagaard, Kjersti et al. "The placenta harbors a unique microbiome." *Science Translational Medicine* 6.237 (2014): 237ra65-237ra65.

[37] Mueller, Noel T et al. "Prenatal exposure to antibiotics, cesarean section and risk of childhood obesity." *International Journal of Obesity* (2014).

[38] "Jędrychowski, Wiesław, et al. "The prenatal use of antibiotics and the development of allergic disease

in one year old infants. A preliminary study." *International journal of occupational medicine and environmental health* 19.1 (2006): 70-76.

[39] Timm, Signe, et al. "Prenatal antibiotics and atopic dermatitis among 18-month-old children in the Danish National Birth Cohort." *Clinical & Experimental Allergy* (2017).

[40] Gray, Lawrence EK, et al. "The Maternal Diet, Gut Bacteria, and Bacterial Metabolites during Pregnancy influence Offspring Asthma." *Frontiers in Immunology* 8 (2017).

[41] Rautava, Samuli, Marko Kalliomäki, and Erika Isolauri. "Probiotics during pregnancy and breast-feeding might confer immunomodulatory protection against atopic disease in the infant." *Journal of Allergy and Clinical Immunology* 109.1 (2002): 119-121.

[42] Baldassarre, Maria Elisabetta, et al. "Administration of a multi-strain probiotic product to women in the perinatal period differentially affects the breast milk cytokine profile and may have beneficial effects on neonatal gastrointestinal functional symptoms. A randomized clinical trial." *Nutrients* 8.11 (2016): 677.

[43] Yoon, Kyung Young, Edward E. Woodams, and Yong D. Hang. "Production of probiotic cabbage juice by lactic acid bacteria." *Bioresource technology* 97.12 (2006): 1427-1430.

[44] Timar, A. V. "Comparative study of kefir lactic microflora." *Analele Universității din Oradea, Fascicula: Ecotoxicologie, Zootehnie și Tehnologii de Industrie Alimentară* (2010): 847-858.

[45] Bird, A., et al. "Resistant starch, large bowel fermentation and a broader perspective of prebiotics and probiotics." *Beneficial Microbes* 1.4 (2010): 423-431.

[46] Thoma, Marie E et al. "Bacterial vaginosis is associated with variation in dietary indices." *The Journal of Nutrition* 141.9 (2011): 1698-1704.

[47] De Gregorio, P. R., et al. "Preventive effect of Lactobacillus reuteri CRL1324 on Group B Streptococcus vaginal colonization in an experimental mouse model." *Journal of Applied Microbiology* 118.4 (2015): 1034-1047.

[48] Martinez, Rafael CR, et al. "Improved cure of bacterial vaginosis with single dose of tinidazole (2 g), Lactobacillus rhamnosus GR-1, and Lactobacillus reuteri RC-14: a randomized, double-blind, placebocontrolled trial." *Canadian Journal of Microbiology* 55.2 (2009): 133-138.

[49] Ho, Ming, et al. "Oral Lactobacillus rhamnosus GR-1 and Lactobacillus reuteri RC-14 to reduce Group B Streptococcus colonization in pregnant women: a randomized controlled trial." *Taiwanese Journal of Obstetrics and Gynecology* 55.4 (2016): 515-518.

[50] Bailey, Regan L et al. "Estimation of total usual calcium and vitamin D intakes in the United States." *The Journal of Nutrition* 140.4 (2010): 817-822.

[51] Kovacs, Christopher S. "Maternal mineral and bone metabolism during pregnancy, lactation, and postweaning recovery." *Physiological reviews* 96.2 (2016): 449-547.

[52] Rosanoff, Andrea, Connie M Weaver, and Robert K Rude. "Suboptimal magnesium status in the United States: are the health consequences underestimated?." *Nutrition Reviews* 70.3 (2012): 153-164.

[53] Bardicef, Mordechai et al. "Extracellular and intracellular magnesium depletion in pregnancy and gestational diabetes." *American Journal of Obstetrics and Gynecology* 172.3 (1995): 1009-1013.

[54] Dahle, Lars O., et al. "The effect of oral magnesium substitution on pregnancy-induced leg cramps." *American Journal of Obstetrics and Gynecology* 173.1 (1995): 175-180.

[55] Rylander, Ragnar, and Maria Bullarbo. "[304-POS]: Use of oral magnesium to prevent gestational hypertension." *Pregnancy Hypertension: An International Journal of Women's Cardiovascular Health* 5.1 (2015): 150.

[56] Guo, Wanli, et al. "Magnesium deficiency in plants: An urgent problem." *The crop journal* 4.2 (2016): 83-91.

[57] Mäder, Paul et al. "Soil fertility and biodiversity in organic farming." *Science* 296.5573 (2002): 1694-1697.

[58] Chandrasekaran, Navin Chandrakanth, et al. "Permeation of topically applied Magnesium ions through human skin is facilitated by hair follicles." *Magnesium Research* 29.2 (2016): 35-42.

[59] Edwards, Marshall J. "Hyperthermia and fever during pregnancy." *Birth Defects Research Part A: Clinical and Molecular Teratology* 76.7 (2006): 507-516.

[60] Aggett PJ. Iron. In: Erdman JW, Macdonald IA, Zeisel SH, eds. Present Knowledge in Nutrition. 10th ed. Washington, DC: Wiley-Blackwell; 2012: 506-20.

[61] Breymann, Christian. "Iron deficiency anemia in pregnancy." *Seminars in Hematology*. Vol. 52. No. 4. WB Saunders, 2015.

[62] Zimmermann, Michael B., Hans Burgi, and Richard F. Hurrell. "Iron deficiency predicts poor maternal thyroid status during pregnancy." *The Journal of Clinical Endocrinology & Metabolism* 92.9 (2007): 3436-3440.

[63] Hyder, SM Ziauddin, et al. "Do side-effects reduce compliance to iron supplementation? A study of dailyand weekly-dose regimens in pregnancy." *Journal of Health, Population and Nutrition* (2002): 175-179.

[64] Melamed, Nir, et al. "Iron supplementation in pregnancy—does the preparation matter?." *Archives of Gynecology and Obstetrics* 276.6 (2007): 601-604.

[65] Hurrell R, Egli I. Iron bioavailability and dietary reference values. *Am J Clin Nutr* 2010;91:1461S-7S.

[66] Moore CV. Iron nutrition and requirements. In "Iron Metabolism," *Series Haematologica, Scandinavia J. Hematol.* 1965. Vol 6: 1-14.

[67] Melamed, Nir, et al. "Iron supplementation in pregnancy—does the preparation matter?." *Archives of Gynecology and Obstetrics* 276.6 (2007): 601-604.

[68] Tompkins, Winslow T. "The clinical significance of nutritional deficiencies in pregnancy." *Bulletin of the New York Academy of Medicine* 24.6 (1948): 376.

[69] Niang, Khadim, et al. "Spirulina Supplementation in Pregnant Women in the Dakar Region (Senegal)." *Open Journal of Obstetrics and Gynecology* 7.01 (2016): 147.

[70] Rees, William D, Fiona A Wilson, and Christopher A Maloney. "Sulfur amino acid metabolism in pregnancy: the impact of methionine in the maternal diet." *The Journal of Nutrition* 136.6 (2006): 1701S-1705S.

[71] Dante, Giulia, et al. "Herbal therapies in pregnancy: what works?." *Current Opinion in Obstetrics and Gynecology* 26.2 (2014): 83-91.

[72] Holst, Lone, Svein Haavik, and Hedvig Nordeng. "Raspberry leaf–Should it be recommended to pregnant women?." *Complementary therapies in clinical practice* 15.4 (2009): 204-208.

[73] Burn JH, Withell ER. A principle in raspberry leaves which relaxes uterine muscle. *Lancet*. 1941; 241:6149–6151.

[74] Pavlović, Aleksandra V., et al. "Phenolics composition of leaf extracts of raspberry and blackberry cultivars grown in Serbia." *Industrial Crops and Products* 87 (2016): 304-314.

[75] Holst, Lone, Svein Haavik, and Hedvig Nordeng. "Raspberry leaf–Should it be recommended to pregnant women?." *Complementary therapies in clinical practice* 15.4 (2009): 204-208.

[76] Holst, Lone, Svein Haavik, and Hedvig Nordeng. "Raspberry leaf–Should it be recommended to pregnant women?." *Complementary therapies in clinical practice* 15.4 (2009): 204-208.

[77] Dante, G., et al. "Herb remedies during pregnancy: a systematic review of controlled clinical trials." *The Journal of Maternal-Fetal & Neonatal Medicine* 26.3 (2013): 306-312.

[78] Vutyavanich, Teraporn, Theerajana Kraisarin, and Rung-aroon Ruangsri. "Ginger for nausea and vomiting

in pregnancy: randomized, double-masked, placebo-controlled trial." *Obstetrics & Gynecology* 97.4 (2001): 577-582.

[79] Niebyl, Jennifer R. "Nausea and vomiting in pregnancy." *New England Journal of Medicine* 363.16 (2010): 1544-1550.

[80] Anderson, F. W. J., and C. T. Johnson. "Complementary and alternative medicine in obstetrics." *International Journal of Gynecology & Obstetrics* 91.2 (2005): 116-124.

[81] Gholami, Fereshte, et al. "Onset of Labor in Post-Term Pregnancy by Chamomile." *Iranian Red Crescent Medical Journal* 18.11 (2016).

[82] Srivastava, Janmejai K., Eswar Shankar, and Sanjay Gupta. "Chamomile: a herbal medicine of the past with a bright future." *Molecular medicine reports* 3.6 (2010): 895-901.

[83] Silva, Fernando V., et al. "Chamomile reveals to be a potent galactogogue: the unexpected effect." *The Journal of Maternal-Fetal & Neonatal Medicine* (2017): 1-3.

[84] Chang, Shao-Min, and Chung-Hey Chen. "Effects of an intervention with drinking chamomile tea on sleep quality and depression in sleep disturbed postnatal women: a randomized controlled trial." *Journal of advanced nursing* 72.2 (2016): 306-315.

[85] Dante, Giulia, et al. "Herbal therapies in pregnancy: what works?." *Current Opinion in Obstetrics and Gynecology* 26.2 (2014): 83-91.

[86] Prabu, P. C., and S. Panchapakesan. "Prenatal developmental toxicity evaluation of Withania somnifera root extract in Wistar rats." *Drug and chemical toxicology* 38.1 (2015): 50-56.

[87] Dar, Nawab John, Abid Hamid, and Muzamil Ahmad. "Pharmacologic overview of Withania somnifera, the Indian Ginseng." *Cellular and molecular life sciences* 72.23 (2015): 4445-4460.

[88] Jafarzadeh, Lobat, et al. "Antioxidant activity and teratogenicity evaluation of Lawsonia Inermis in BALB/c mice." *Journal of clinical and diagnostic research: JCDR* 9.5 (2015): FF01.

[89] Domaracky, M., et al. "Effects of selected plant essential oils on the growth and development of mouse preimplantation embryos in vivo." *Physiological Research* 56.1 (2007): 97.

[90] Marcus, Donald M., and Arthur P. Grollman. "Botanical medicines--the need for new regulations." *The New England Journal of Medicine* 347.25 (2002): 2073.

[91] American Herbal Products Association's Botanical Safety Handbook, 2nd ed. (CRC Press, 2013).

REAL FOOD

FOR

PREGNANCY

第七章

怀孕预期与常见不适反应

怀孕通过引发母体身体结构、生理、生化方面的巨大变化来支持胎儿的生长和发育。这些变化从受精的那一刻即开始，贯穿整个孕期。这些非凡的变化大部分是母体基于胎儿的刺激及显著变化的激素水平所做出的反应。尽管这些改变是妊娠进展的自然结果，但它们常被错误地解读为患有某种疾病或身体有损伤。

美国空军护理队　惠子·托格森

怀孕后你开启的是一段跌宕起伏的旅程。有的时候你会觉得自己精力充沛、可以征服全世界，有的时候却感觉不妙。虽然每个人的怀孕体验都不同，但面对从未有过、变化莫测的各种感受，所有人可能都会产生许多疑问。

你可能想知道：我是不是胖了太多？胃灼热是正常的吗？恶心、厌食什么时候才能结束？我怎么做才能控制好血压和血糖？我的消化系统怎么这么奇怪？

对与营养相关（或与营养有些许联系）的症状，我会简要地分析一下它们出现的原因以及应对的方法。我发现许多孕妇都被过来人告诫过"你等着瞧吧"。她们被告诫接下来的日子会多么难熬。我怀孕的时候就被这样对待过，这让我对下一个阶段将发生的事充满好奇且焦虑不已。为防止你们重蹈覆辙，我按照症状，而非怀孕的不同阶段来安排本章内容。这样你可以对症下药、继续前行，而无须为过来人口中的"每个女人都将在孕晚期经历胃酸反流和便秘"而担忧（你也许会幸运地躲开它们）。

事实上，孕期有许多症状，你可能会经历，也可能不会，而它们也没有固定的出现时间。我记得我刚开始在一家高风险产科门诊开展临床营养工作时（"高风险"意味着许多孕妇都存在孕期并发症），我需要回答关于不同症状的各种各样的问题。有趣的是，作为营养师，我不像医生那样令人紧张，因此她们会与我开诚布公地讨论各种问题。当然，由于我不是医生，我经常需要向医生咨询以了解她们的情况是否正常。毕竟，我需要知道是给出安慰和应对策略就好，还是她们的情况需要得到医生的关注。工作几年后我发现，我听到的大部分症状都是完全正常的，它们只会短暂地出现，用简单的办法就可以得到处理，大家无须过度担心。

注意，我并不是要你忽略身体的症状，不与医生沟通，而是希望当你看到体重增加或被厌食的感觉折磨时不要恐慌。相信你的直觉，如果症状严重或异常，一定要寻求医生的帮助。

当我自己怀孕时，我亲身经历了胎儿成长带来的起起伏伏，我唯一可以确定的就是，怀孕时没有所谓的"正常"可言。我曾以为在十几年高营养饮食的帮助下，我的身体可以轻松应对怀孕带来的压力，当然大部分时候也的确如此。当一阵头晕、恶心感袭来或是胃酸反流时，我并不担心，因为我知道这些都是暂时的，我会记得顺势而行而不逆流而上。

在本章，我会深入探讨孕期可预见的一些常见情况及不适症状，分享我的见解、循证研究以及简单的应对方法，来帮助你尽量平稳、舒适地度过孕期。

恶心、呕吐

孕期恶心、呕吐常被称为"晨吐"，但这一表述并不准确。对很多孕妇来说，恶心是随时发生的。这种状况可能持续数周、数月，甚至持续整个孕期。通常来说，恶心是暂时的，一般发生在怀孕的前几周，并会逐渐缓解。大约60%的女性在孕早期（孕13周）之后就不再恶心、呕吐了，只有9%的人在孕20周之后仍会呕吐。[1]

在你用尽一切努力为宝宝提供营养的时候，身体却在拒绝这些食物，这真是件难事。坚持住！

要解决问题，首先要找到引起恶心的原因。是因为食物的强烈味道吗？都在一天的某一特定的时间段发生吗？还是与所食用的食物的种类有关呢？是运动、起床太快、过度饥饿、吃多了、吃少了、饮食不均衡、吃饭太快造成的，抑或吃饭时饮水造成的吗？

在症状最严重的时候，少食多餐而非一次性吃大量食物对大部分女性都很有帮助。这可以防止过度饥饿或过分饱足以及血糖大幅波动，而这些都是引起恶心的常见原因。在恶心、想吐的时候进食是很困难的。碳水化合物往往最易被消化，通常在呕吐前就被你消化完了，因此高碳水化合物食物至少可以为你提供一些热量。这虽然与前几章的说法相悖，但如果你吃什么都没有胃口，至少可以试一试水果、红薯、奶昔或米饭。（下文讨论厌食和食欲大增时会介绍孕早期你渴望高碳水化合物食物背后可能的生理机制。）但需要注意的是，血糖的剧烈波动也是引起恶心的原因之一，所以当你可以忍受少量高碳水化合物食物的时候，尝试搭配一小份含蛋白质或脂肪的食物，如坚果、奶酪、牛油果、希腊酸奶、炒蛋、牛肉干来帮助你稳定血糖。虽然这一时期你碳水化合物的摄入水平可能偏高，但也没有关系。记住，尽可能选择加工程度更低的高碳水化合物食物，购买前查看配料表以减少添加剂的摄入。人们很容易掉进甜麦片和糖果的陷阱。努力去吃天然的高碳水化合物食物吧。

蛋白质奶昔也很适合你在这段时期食用，不过你还是要注意查看蛋白粉的配料表。我更推荐无糖的蛋白粉，如谷饲牛乳清蛋白粉、有机大米蛋白粉（或大米蛋白与其他植物蛋白的混合产品，但此处的植物蛋白不包括大豆蛋白）。你可以在普通酸奶、开菲尔酸奶、椰子奶、巴旦杏仁奶里加 1/2～1 杯水果。如果胃口允许，你也可以再加一汤匙坚果酱或椰子油甚至半个牛油果以获得"持久的饱腹感"，增加健康脂肪的摄入。你还可以在奶昔中"藏"入绿叶蔬菜、胶原蛋白粉来增加营养。一些孕妇甚至会将孕期维生素胶囊掰开倒入奶昔中，这是她们唯一可以吃下补充剂的方法。用食物料理机试一试吧。

有些女性早上一起来就感到恶心（这可能是"晨吐"这个词的由来），她们发现起床前吃一点儿小吃对缓解晨吐有所帮助。撒盐饼干是经典选择，但根据我的个人经验，它引发的血糖波动会让恶心感更强烈。我喜欢盐焗腰果，起床前吃一两粒对我来说有缓解恶心的作用（我的孕吐大部分发生在早上）。对因起床过快造成恶心的人来说，起床前吃点儿东西也可以放慢起床的节奏。

早餐的蛋白质摄入对维持全天的血糖稳定尤为重要，这可以帮助你缓解当天的恶心感。即使只是几小口蛋白质奶昔、两口鸡蛋、几粒巴旦杏仁都可以给你以持久的帮助。

如果你发现吃得过饱会引起恶心，建议你放慢进食速度，采用正念饮食法。（关于正念饮食法的内容参见第二章。）最理想的是在感到舒适且饱足的情况下停止进食，不要吃撑。同时，避免在吃饭时喝大量水或饮料，改为全天少量多次饮用。

有的女性发现酸的或咸的食物可以帮助缓解恶心，这也许是为什么许多人在孕期想吃腌黄瓜。根据印度和墨西哥的传统，孕期宜用酸甜的食物（如酸角）来缓解恶心。其他可能有用的食物包括柠檬水、咸味冰棒（也可以用橙汁自制）、牛油果蘸盐和柠檬汁、无糖莓类果脯（又酸又甜，天然的酸味"糖果"）。你也可以试试我在后文的食谱中介绍的酸樱桃橡皮软糖，它是市售的酸酸甜甜的软糖的健康替代品。

如果某些特殊的气味会让你恶心，你可能需要请他人帮忙做饭，或者远离有强烈气味的地方（如海鲜餐馆或商场里的香水店）。在我怀孕的时候，烹饪某些食物会引起恶心，但如果我远离厨房，等我先生做好饭后我可以毫无障碍地把它们吃光。与热气腾腾的食物相比，冷食的气味更小，更容易为大多数人所接受。冷饮、冰棒、冷冻水果、酸奶也许能帮你缓解不适。如你所见，解决恶心、呕吐并没有绝对科学的办法，你需要像侦探一样不断摸索才能找到适合你的解决方案。不要在这个时候为饮食不均衡、不完美而责怪自己，能够吃下东西就值得庆祝了。

虽然一些讨厌的气味会引起恶心，但某些气味可以帮助你缓解不适。在孕期，用纯化薰衣草精油或薄荷精油实施的芳香疗法既安全又有效。一项研究测试了 100 名孕妇混合使用这两种精油（4 滴薰衣草精油 +1 滴薄荷精油）的香薰效果，发现其中大部分孕妇恶心的症状得到显著缓解。[2]

除了上述小妙招，一些营养补充剂也可以有效应对恶心。最常用的是维生素 B_6，通常每 8 小时服用 10 ~ 25 mg 有效。[3]我发现有些孕妇服用活性形式的维生素 B_6，即 5- 磷酸吡哆醛（而非大部分补充剂中常见的吡哆醇）最有效。此外，你还可以多吃一些富含维生素 B_6 的食物，如牛油果、香蕉、腰果、葵花子。虽然肉类（包括禽肉）和鱼类也是维生素 B_6 的良好来源，但很多人恶心的时候并不想吃这些食物（但如果你可以，就放心去吃吧）。数百年来，姜一直是传统用来缓解恶心的食物，其在孕期的临床安全性和有效性也都得到了证实。[4]吃姜有许多方法，包括喝姜茶、吃糖姜及服用姜补充剂（通常为胶囊）。如果你选择姜补充剂，每 6 小时服用不足 250 mg 被认为是安全的。[5]通常来说，姜汁汽水中姜的含量较低，所以喝姜汁汽水并无效果。一些女性发现服用镁补充剂可以减少晨吐，但尚无相关临床研究可以证实它的有效性。你可以通过服用镁补充剂（见第六章）、使用含镁喷雾、用硫酸镁盐泡澡或泡脚来提高体内镁的含量。

针压法或针灸疗法对一些女性有效。最常见的针灸部位位于手腕处，即内关穴（P6）。P6 位于手臂内侧、手腕横纹向上 3 指宽处。有一家公司甚至生产了能对这个部位施压的特制腕带。鉴于戴这种特制腕带无任何副作用，它值得一试！

如果呕吐了，一定要通过喝骨头汤、稀释果汁、椰子水或其他咸味饮料补充水和电解质（你也可以试试我的自制电解质饮料，配方见下）。此时，含钾食物，如牛油果、香蕉、土豆、红薯、南瓜、橙子对你很有帮助。第六章介绍的含镁食物也可能对你有益。如果你无法进食（任何食物，包括饮料都不行），请联系医生，因为孕期脱水十分危险。一小部分女性会出现妊娠剧吐的情况，可能需要接受药物治疗或采用其他手段进行干预。如果你呕吐得厉害，一定要立即向医生咨询或寻求急救服务。

自制电解质饮料

原料如下：

- 950 mL 无糖椰子汁

- 1/4 茶匙海盐（如喜马拉雅玫瑰盐）

- 1/2 杯果汁（如 100% 菠萝汁、橙汁、樱桃汁、苹果汁）

- 1 个柠檬，榨汁

- 10 滴矿物质精华（可选）

将以上原料混合均匀即可。你可以全天少量多次饮用该饮料，呕吐后尤其要喝一些。需冷藏保存。

总的来说，虽然没有什么办法可以完全消除孕期恶心、呕吐的症状，但有很多可以缓解症状的小技巧值得尝试：

- 少食多餐（不要吃太饱，也不要太饿）；

- 稳定血糖，每餐都要含有蛋白质和脂肪，可以选择小份食物（早上摄入蛋白质格外有帮助）；

- 尝试蛋白质奶昔；

- 放慢进食速度，采用正念饮食法；

- 尝试咸味、酸味食物或冷食；

- 进餐时不喝大量水或饮料；

- 在床边准备零食，晨起不要过快、过猛；

- 远离浓重的气味，请别人帮忙做饭；

- 使用精油（4 滴薰衣草精油 +1 滴薄荷精油）进行香薰；

- 考虑服用姜、维生素 B_6、镁等补充剂；

- 尝试针压法或针灸疗法；

- 呕吐后及时补充水和电解质。

最后，你可以告诉自己这一切都是暂时的。人体就像一台设计巧妙的机器，如果没有一套复杂的机制来应对暂时的营养缺乏，人类就无法在饥荒年间生存。在恶心感最强烈的那段时间，我为吃不下那些对宝宝发育十分关键的高营养食物而感到焦虑不安。但是，我仍然相信我的身体可以通过短期调用原有的营养储备来应对当下的需求。我的身体做到了，后来孕吐也渐渐消失了。虽然我孕早期的饮食并不完美，但我的宝宝仍然十分健康。（我必须承认：在那些糟糕的日子里，是盐醋味薯片拯救了我。它是理想的孕期食物吗？并不是。但吃它是不是比饿着好？那是自然。）如果你受到孕吐的困扰，一定要相信这一切终将结束，那时你就可以重拾均衡的饮食。

科学家仍在努力分析为什么女性孕期经常恶心、呕吐。可能的解释包括激素（如胎盘激素）变化、B族维生素缺乏，以及这是身体防止腐败或危险食物入侵的保护机制，甚至有人认为这与甲状腺健康有关。目前为止，最令人信服的解释是，这些症状是甲状腺激素的代谢产物造成的，是甲状腺健康的表现。这些症状的出现意味着，母体在向胎儿输送碘和甲状腺激素以促进胎儿生长发育。[7]事实上，没有孕吐症状可能说明你需要检查甲状腺激素。虽然恶心、呕吐让人困扰，但知道这代表良好的妊娠结局或许还是令人欣慰的。[8]（如果你没有孕吐症状也不要紧张。许多女性奇迹般地躲过了孕吐，宝宝也很健康。所以尽情享受舒适的孕期吧！）

对特定食物的厌恶与渴望

说到孕期特别渴望的食物，大多数女性都会想到酸黄瓜和冰激凌。90%以上的女性在孕期都出现过莫名渴望某些食物的情况，且大部分出现在孕早期和孕中期。[9]对食物的厌恶通常和恶心一起出现。这种厌恶并不是"我不想吃它"或者"我想吃别的"，而是"只要我闻到、尝到、看到甚至想到这种食物就想吐"。没人能说清怀孕造成女性对特定食物厌恶或渴望的原因，从代谢及激素变化到营养缺乏，甚至是文化或心理因素的影响，可谓众说纷纭。

对十分在意健康的准妈妈而言，对食物的厌恶和渴望会使她们进行自我批判和深感愧疚——"我真的很希望能多吃鸡蛋，但我现在就是想吃饼干"！在极度厌食的时候，我也曾产生过许多这样的想法。对我和来找我咨询的孕妇而言，认识到对食物的厌恶和渴望发生的原因可以帮助我们接受现状，消除负面情绪。在本章，我将讨论你对食物厌恶和渴望背后可能的发生机制，以及你该如何应对这些情绪。

大部分情况下，对食物的厌恶和渴望不足为惧，也不能说明身体存在问题。除非对不可食的东西产生渴望（被称为"异食癖"），孕期想吃某些食物并不一定有害，因此，我支持你听从身体的指引。

首先，在不知不觉中身体所发生的代谢改变是你对某些食物厌恶或渴望的原因之一。在孕早期，许多女性想吃高碳水化合物食物，就连那些在怀孕前实行低碳水化合物饮食法的人也是如此。这可能是因为身体希望增加脂肪储备以供孕晚期和产后（哺乳）所用。在怀孕初期，女性的胰腺功能也发生了巨大的变化，以便为怀孕后半程即将持续出现的胰岛素抵抗做准备。分泌胰岛素的 B 细胞数量增加，胰岛素分泌量也随之增加。[10] 孕期胰岛素的分泌量可以达到孕前的 3 倍。[11] 通常，在孕 11 周之前的一小段时间内，胰岛素抵抗会处于历史最低水平，此时的血糖水平随之降低。我们可以合理地推测，这一时期孕妇对碳水化合物的渴望可能是血糖水平低带来的生理反应，换句话说，这是这段时期身体所做出的适应性改变。只要你有意识地食用多种多样的食物、均衡饮食（或者至少在对高蛋白质食物的厌恶和恶心感消除之后尝试这么做），以及优先选择低加工程度的高碳水化合物食物，就没什么好担心的。这意味着吃新鲜的水果而非水果糖，吃全麦饼干而非含糖麦片粥。根据我的经验，大部分女性的饮食都可以在孕中期逐步回归较低碳水化合物饮食。

有的时候，对某些食物的渴望可能是营养不良的表现。最极端的例子就是对不可食的东西，如洗衣粉、泥土产生渴望（异食癖）。异食癖在体内缺乏特定矿物质，如铁、锌和钙的人群中更为普遍。比如想吃冰块就可能是缺铁的表现。[12] 如果你想吃奇怪的东西，请告知医生，并考虑接受缺铁性贫血或其他营养物质缺乏的筛查。

如果不是异食癖，那么对特定食物的渴望可能源自自身营养的需求，这反而对你有益。例如，想吃生鱼肉或生鱼寿司可能是身体需要碘或 ω-3 脂肪酸的表现。女性在孕期对碘的需求增加了1倍，碘和ω-3脂肪酸都是宝宝大脑发育所必需的营养素。一些数据表明，生鱼肉中的ω-3脂肪酸比熟鱼肉中的更易被吸收。[13]而在烹饪后鱼的碘含量最高可下降58%。[14]此外，鱼类含有硒，它可以防止汞中毒。与熟鱼肉相比，生鱼肉中硒的生物利用率更高。[15]这一"奇怪"的对生鱼肉或生鱼寿司的渴望可能是身体在满足胎儿大脑快速发育需求的同时防止你发生汞中毒的表现（相关食品安全保障措施见第四章）。

另一种许多女性怀孕时常常想吃的食物是乳制品，甚至一些孕前完全不吃乳制品的女性也会出现这种情况。许多曾经对乳糖不耐受的人反映这一困扰在孕期"消失"了。有人认为对钙的需求增加可能是发生这一现象的原因，但我认为对碘的需求增加才是根源。对那些海鲜及海藻食用较少的人（如大多数美国人）而言，乳制品是主要的碘来源。[16]如果你以前即使不吃乳制品也感觉良好，但孕期却莫名地想在早餐时吃酸奶和奶酪，原因就在于此。

对盐的渴望也是身体保护你的方式之一。正如我在第二章所介绍的，孕期身体对盐的需求增加（更多细节见本章高血压部分）。[17]这一需求是不应被忽视的。

除满足营养需求外，对特定食物的厌恶和渴望的作用还体现在其他方面。例如，孕早期是大部分女性厌食（及恶心、反胃）发生的时间，同时也正是胎儿最易受到外界毒素损害的时期。[18]女性孕早期厌恶的食物大多是蔬菜，尤其是苦味蔬菜。几乎所有植物性食物都含有"次生化合物"，这是植物防御真菌和害虫的机制。次生化合物中有许多是抗氧化物，摄入小剂量的这类抗氧化物对人体有益，但摄入过多则有害。一项研究指出，"据推测，孕期女性味觉和嗅觉更加敏感是为了减少潜在毒素的摄入，而这可能是饮食偏好和饮食规律改变的原因"。[19]尽管如此，当今我们吃的大部分蔬菜与远古时期的大不相同，潜在毒素的含量远低于野生植株中毒素的含量，所以如果你对蔬菜不反感，你要知道坚持吃蔬菜对身体有益。[20]

肉、鱼、蛋是另外几种在孕期前半段常被厌恶的食物。一些研究认为，在现代卫生手段和食品安全贮藏设备（如冰箱）出现之前，这些食物是致病菌和感染的常见来源，会对孕妇和胎儿的健康造成威胁。[21~22]也就是说，在孕期反感吃肉可能在几千年前就被刻进了人类的 DNA 中。但现在这种机制却对我们无益，因为不吃肉通常意味着吃更多营养价值低、高糖、高热量的加工食品。稍有不慎，这些曾经对人类起保护作用的机制，如今反而会导致我们摄入过多无营养的热量而食用过少富含营养的食物，从而引发种种健康问题，如体重增长过快、妊娠糖尿病。目前，美国半数以上的孕期女性体重的增长值超出推荐值，她们中的许多人认为"孕期进食欲望增强"是一大原因。[23]

对某些食物的厌恶或渴望还可能部分源于激素导致的味觉灵敏度的变化。在一项研究中，65% 的女性表示孕期对气味的感知发生了变化。[24]由于对气味的感知会影响人所尝到的食物的味道，一些食物在孕期显得没那么好吃就很合理了。例如，许多孕妇因为对味道或气味的感知发生改变而在孕期戒掉了咖啡，学者们认为这与她们在孕期对苦味更加敏感有关（也可能是身体预防过量咖啡因进入的保护机制）。[25]在孕早期，口味改变往往还伴随着对食物的渴望，但其原因尚不明确。[26]来找我咨询的许多孕妇在孕早期很喜欢冷食，如奶昔或冰棒，可能是因为它们的气味较淡。

有的时候，对一些食物的渴望是由这些食物本身造成的。研究已经反复证明高升糖指数的食物（如糖）会使脑部神经递质发生类似药物成瘾的变化。在一项研究中，研究人员定期给大鼠喂糖，数周后停止，结果发现"无论是戒断反应还是症状复发，吃糖造成的上瘾都与药物滥用造成的上瘾类似"。[27]另一项研究指出，"糖值得人们关注，它作为一种能引起内啡肽和多巴胺释放的物质，可能具有成瘾性"。[28]如果你发现自己特别想吃高糖和高升糖指数的食物，如糖果、甜麦片、点心、面包（尤其是在度过了孕早期的孕吐阶段后），很有可能这不光是怀孕造成的，还有可能是你的身体已经习惯了吃这些食物带来的"快感"。

想改变身体的这个习惯很难，但并非不可能。研究证明，富含营养的饮食可以减少食物成瘾，更好地调控饥饿信号。[29]与进行高升糖指数饮食的女性相比，进行低升糖指数饮食的女性的饥饿水平明显更低，且升糖指数低的食物的饱腹感明显更强。[30]即使少量增加餐食中的碳水化合物，也会造成"餐后血糖水平更快升高和下降，人的食欲恢复得更快"。[31]也就是说，实行本书所介绍的低碳水化合物的天然食物饮食法可以帮助你减少对甜食的渴望、降低饥饿的频率。保证蛋白质、脂肪和膳食纤维的摄入，以及减少精制碳水化合物的摄入从而维持血糖稳定是黄金法则。早餐摄入足够的脂肪和蛋白质似乎尤为重要。这为全天血糖调控奠定了基调，同时被证明可以减小午餐、晚餐过量进食的可能（本书设计的饮食方案符合上述黄金法则）。[32]

正如我在讲解恶心、呕吐时所提到的，孕妇在孕期（尤其是孕早期）想吃高碳水化合物食物是很正常的。我认为只有在因精制碳水化合物摄入过量造成营养不均衡、血糖升高或体重增长过快时，这种渴望才会变成问题。当恶心、厌食的感觉得到缓解后，应尽量将饮食从高碳水化合物饮食过渡到更均衡的饮食（参见第二章）。这种改变不是一蹴而就的，你要允许自己逐步过渡，听从身体的指引，并认识到对碳水化合物的需求是因人而异的。

上述理论从生理角度解释了孕期出现对特定食物的渴望和厌恶的原因，但一些学者认为这与文化或心理因素有关。在许多西方国家，对特定食物的渴望是怀孕的重要特征。但我发现，在许多语言中并没有与 cravings（渴望）一词准确对应的词汇，许多文化也不认为这是怀孕的副作用，这让我既震惊又欣慰。[33]我曾被反复问及在怀孕时是否有特别想吃的食物，这让我不得不随便说出一个食物以结束这烦人的问话（我本人更多经历的是对食物的厌恶，没有对某些食物产生太明显的"渴望"）。我一度认为没有什么特别想吃的东西的我可能"不正常"，但也许我们对"正常"的认知本身就是错误的。

在这个被媒体充斥的时代，人们推崇纤细的身材和控制饮食，许多研究发现"孕期是被社会接受的可以放纵饮食的时期"，此时的女性更倾向于从功能的角度来看待自己的身体，被鼓励"为两个人吃饭"。[34]心理上，你可能觉得怀孕是一生当中唯一不需要担心体重的时光，"孕期进食欲望强烈"就是你大吃特吃的借口。一些研究发现，"怀孕让女性将过量饮食合理化，忽视之前控制饮食的心态和计划"。[35]虽然这一论断带有性别歧视的意味，有些无礼，但它确实能让你停下来思考。我认为应该对自己在孕期对食物的渴望和孕期的进食行为多加思考，以免掉入上述心理陷阱。

如你所见，在孕期无论是否对特定食物出现渴望和厌恶，背后可能的原因都有许多。希望本部分内容能让你对此多少有一些了解。如果你发现自己正受到它们的困扰，告诉自己这些都是暂时的。只要不是特别危险的东西（有毒或不能食用的东西），允许自己在合理范围内享用想吃的东西、避开不想吃的东西应该并无害处。我强烈推荐你采用正念饮食法，带着好奇去探索自己对食物的渴望和厌恶吧，尤其是当你觉得它们给你的日常生活或健康带来负面影响的时候。采用正念饮食法有助于你放下批评或愧疚的态度去客观地看待自己的饮食。[36]即使有时饮食并不如往常健康也没有关系。理解并接纳自己当下的状态可以让你更轻松地重拾以天然食物为主的饮食。

来找我咨询的许多孕妇发现进行饥饿觉知练习（正念饮食法）和（通过天然食物饮食获得的）保持血糖稳定可以帮助自己度过厌食期，减轻自己对食物的渴望。

总的来说，孕期出现对特定食物的渴望或厌恶背后可能有许多原因，具体包括：

- 帮助你摄入足量的有益营养素（或提醒你缺乏某种营养素）；
- 防止毒素暴露或食物中毒；
- 帮助你抵御孕吐（对碳水化合物的渴望）；
- 帮助你避开强烈气味；
- 提醒你饮食不均衡（糖、精制碳水化合物含量高的食物或加工食品食用过多）；
- 防止低血糖的发生；
- 对特定食物的渴望符合文化期待；
- 提醒你进行正念饮食，重视身体发出的饥饿、饱足等信号。

胃灼热

胃灼热和胃酸反流在孕期任何时候都可能发生，但最常出现在孕中期和孕晚期。许多女性将它描述为胸骨内、胸部上侧或喉咙内有灼烧感。怀孕使人更易发生胃灼热和胃酸反流，这是几个不受自身控制的因素造成的，包括胎儿挤压胃部（增加腹内压）、孕酮水平增加（造成食管下端的括约肌松弛）、肠道蠕动能力下降。[37]胎盘分泌的一种被称为"胃泌素"的激素会促进胃分泌盐酸，从而造成胃内环境酸性更强。无怪乎 50%～80% 的女性在孕期的某一阶段都出现过胃灼热。[38]

虽然吃抗酸药解决问题很吸引人，但我建议最好不要这样做。胃酸有许多重要的作用，胃酸分泌有许多重要的原因：杀灭有害细菌、病毒和真菌；促进人体对矿物质（如铁和钙）和维生素 B_{12} 的吸收；消化蛋白质。人为减少胃酸可能使你面临食物中毒、消化问题及营养缺乏的风险。此外，某些时候胃灼热的发生是因为胃酸过少而非胃酸过多，这也是为什么稀释的苹果醋常被用来缓解胃灼热。

不仅如此，非处方抗酸药可能使你接触过量的铝，而它是一种已知的神经毒素。一位学者曾指出："从剂量角度看，服用非处方抗酸药是人体铝暴露最重要的途径。然而，铝是一种极强的神经毒素，无论是动物还是人类，孕期接触铝均会对胚胎或胎儿产生毒害作用。"[39] 孕期摄入铝的风险见第十章。

幸运的是，改变生活方式可以更有效地应对胃灼热。吃太饱或喝太撑所导致的胃部膨胀是已知的胃灼热发生的原因。[40] 因此，建议少食多餐，而不是一次性吃大量食物，不要在进餐时喝太多汤或饮料，应全天少量多次饮用。此外，还需考虑餐食的组成。血糖过高会导致食管下端括约肌松弛，胃酸因此能更轻易地进入食道。[41] 碳水化合物摄入越多，血糖水平越高，越容易发生胃灼热。这又为孕期需要控制碳水化合物，尤其是精制碳水化合物和添加糖的摄入提供了依据。较低碳水化合物饮食被证实可有效应对胃灼热及胃酸反流。[42] 如果你经常在夜间出现胃灼热，晚餐可以早点儿吃、吃少点儿，并考虑将床头抬高。

有时胃灼热可能是由食物敏感或刺激性食物导致的。[43] 我工作中最常遇到的引起胃灼热的元凶是含糖食物、辛辣食物、含咖啡因食物（咖啡或茶）、巧克力、酸性食物（如柑橘或番茄）、乳制品和含麸质食物。不过，对食物的反应因人而异，所以如果你怀疑是某些食物引发了胃灼热，可以详细地记录每日的饮食以缩小排查范围。

如果上述方法不能解决问题，你还可以尝试针压法或针灸疗法。前文提及的可以帮助你缓解恶心的方法——对内关穴（P6）进行针灸，一些人用来应对胃灼热也同样有效。[44]

最后，你可以考虑姿势的问题。随着孕期进展，孕妇内脏的空间被挤占，不端正的姿势尤其问题多多。如果坐着的时候弓着肩膀、压着肚子，你猜会如何？胎儿周围留给内脏的空间会变得更小，可怜的胃更是无处可去。所以一定要努力坐直，将重量直接落在坐骨上（避免骨盆后倾），想象头顶有一根绳子将你向上拉起。这也许听起来很傻，但将坐姿简单地调整一下确实对缓解胃灼热大有帮助。

总的来说，在胃灼热发生时你可以：

- 尽量避免服用抗酸药（并且考虑胃酸过少的可能）；
- 避免过量进食（进行饥饿觉知练习）；
- 在两餐之间喝水或饮料；
- 餐前喝稀释的苹果醋（在少量水中滴几滴苹果醋）；
- 减少碳水化合物，尤其是添加糖和精制碳水化合物的摄入；
- 将晚餐时间提前且晚餐少吃一点儿，并将床头抬高（夜间出现胃灼热的话）；
- 详细记录饮食，找到诱发胃灼热的食物；
- 尝试针压法或针灸疗法；
- 调整坐姿。

对许多孕妇来说，简单调整生活方式就足以防止胃灼热发生了。但有的时候，胎儿挤占了腹部的太多空间，胃灼热的发生无法避免。对孕期出现的胃灼热，至少我们可以肯定的是，时间到了它就会消失。

便秘与痔疮

如果你有排便问题，那你不是一个人。据估计，有10%～40%的女性在孕期会受到便秘的困扰。[45] 潜在的原因包括激素水平升高、子宫挤压结肠、活动减少、胃动素（胃分泌的一种调控肠道蠕动的激素）水平下降、人体对结肠内水和电解质的吸收能力增强、钙补充剂和铁补充剂的服用。[46]

便秘往往会引发痔疮，即肛门及直肠下端静脉充血并肿胀，排便时产生疼痛感和出血。对于痔疮，研究人员认为，"毫无疑问，子宫生长引起直肠静脉回流受阻，直肠静脉压增加，这与便秘和孕期痔疮的发生或加重有关"。[47] 如你所见，造成便秘和痔疮的因素中有许多并不是你能控制的，但这并不意味着你对此无计可施。下列建议均适用于解决这两个问题。

你可能已经听说过，保证适量膳食纤维摄入和适量饮水十分重要。在增加膳食纤维摄入时，你应该循序渐进，同时增加饮水量，否则便秘可能加重。按是否能够溶于水，食物中的膳食纤维被分为两种，即可溶性膳食纤维和不可溶性膳食纤维。理想情况下，二者你应均衡摄入。许多膳食纤维补充剂以可溶性膳食纤维为基底，但只摄入可溶性膳食纤维无法有效改善便秘。相反，应该选择完整食物作为膳食纤维来源，比如兵豆、芸豆、莓果、非淀粉类蔬菜、椰丝、椰子粉、巴旦杏和牛油果，它们天然含有比例适宜的可溶性和不可溶性膳食纤维。蔬菜对缓解便秘很有帮助，通常每餐只要食用 1~2 杯蔬菜就可以达到效果。

奇亚籽和亚麻籽是另外两种可有效缓解便秘与痔疮的天然食物，不过许多人认为它们属于膳食纤维补充剂。根据我与数百位孕妇一对一接触的经验，我更推荐奇亚籽，因为我发现有的人在食用亚麻籽后便秘加重。与亚麻籽不同的是，奇亚籽不需要在食用前被磨成粉末。每吃一汤匙奇亚籽应该额外饮用至少 250 mL 水。关于奇亚籽的更多内容见第六章。

虽然许多人认为谷物是膳食纤维的良好来源，但它们并不是理想的选择。就所含碳水化合物的总量而言，谷物中膳食纤维的含量并不高。例如，1 杯糙米含 45 g 碳水化合物，但其中仅有 3.5 g 是膳食纤维；而 1 杯兵豆也差不多含有 45 g 碳水化合物，其中足足有 16 g 都是膳食纤维。孕期每天应至少摄入 28 g 膳食纤维（本书设计的饮食方案每日能为你提供 35~45 g 膳食纤维）。如果你希望从全谷物中获得所需的全部膳食纤维，最终会导致碳水化合物摄入过多而营养不良。与其如此，不如多吃下面列出的富含膳食纤维的食物。

膳食纤维含量高的食物（膳食纤维在总碳水化合物中的占比也很高）列举如下。

- 1/2 个牛油果：7 g 膳食纤维（总碳水化合物为 8 g）
- 1/2 杯兵豆：8 g 膳食纤维（总碳水化合物为 20 g）
- 1 杯黑莓：8 g 膳食纤维（总碳水化合物为 14 g）
- 1 杯树莓：7 g 膳食纤维（总碳水化合物为 12 g）

- 2 汤匙椰子粉：5 g 膳食纤维（总碳水化合物为 8 g）

- 1 汤匙奇亚籽：5 g 膳食纤维（总碳水化合物为 5.5 g）

- 1 杯花椰菜：5 g 膳食纤维（总碳水化合物为 6 g）

- 1 杯熟圆白菜：4 g 膳食纤维（总碳水化合物为 9 g）

- 12 根芦笋：3 g 膳食纤维（总碳水化合物为 3.5 g）

- 1/4 杯巴旦杏仁：4 g 膳食纤维（总碳水化合物为 8 g）

- 2 汤匙无糖可可粉：4 g 膳食纤维（总碳水化合物为 6 g）

除了膳食纤维和水，还要考虑脂肪摄入的情况。摄入足量的脂肪能从多个方面帮助你规律顺畅地排便。首先，膳食油脂可以帮助润滑肠道（这是我能想到的最贴切的词了），防止粪便过干过硬。其次，脂肪刺激胆囊释放胆汁，自然而然地刺激小肠蠕动及结肠的"推进运动"。[48] 也就是说，多摄入脂肪有助于排便。如果你遵循我的建议，大概率可以从饮食中获取足量的脂肪，但太多女性数十年来听到的都是"脂肪有害"的言论，因此即使她们在饮食中增加了更多的天然食物，潜意识中仍在限制脂肪的摄入。

如果你限制烹饪油用量、撇去汤表面的浮油或是吃沙拉时尽量少加油脂，而你又经常便秘，那是时候多摄入些脂肪了。勇敢地在日常饮食中加入更多的脂肪吧，比如在蔬菜中加入更多的黄油、喝咖啡和茶时加些重奶油、多吃牛油果、吃鸡翅时吃脆皮、烹饪肉类时不去除油脂、做培根时不用吸油纸把油吸得精光等。你还可以在早餐中加一汤匙椰子油，许多人发现它可以有效促进清晨排便。

除了饮食，姿势或者运动的改变也有所帮助。运动会天然刺激肠胃蠕动。每天散散步可能就足以起效，但轻柔地扭动身体（比如做瑜伽或者普拉提）就好比对肠道进行温和的按摩，使粪便可以顺利地排出。注意这里所强调的"轻柔"二字。有控制、有意识地扭动和拉伸是安全的，但孕期最好避免突然开始或者突然停止拉伸，以免造成关节损伤。我将在第八章详细介绍有关孕期运动的内容。

另一个需要考虑的是改变如厕时的姿势。古代人不会坐在马桶上，他们通常蹲着上厕所。这种姿势有利于结肠和盆底肌处于合适的位置，此时不需要过度用力就可以顺利排便。正如一位研究人员所说，"同样是获得排便通畅的感觉，坐着需要比蹲着用更大的力"。[49]蹲着如厕还可以帮助预防或缓解痔疮。[50]如果想在马桶上模拟蹲便的姿势，市面上有许多脚凳供你选择，脚踩着它们坐在马桶上就可以了。尽量避免排便时用力过度。当你想上厕所时，最好立即去卫生间，让肠道先自然蠕动，之后再用力。这么做也是在为分娩提前做准备——学会放松盆底肌，促进血液流向此处，从而减小生产时会阴撕裂的可能。

最后，建议查看你的营养补充剂。有些营养补充剂会加重便秘，而有些能缓解便秘。镁补充剂很常用。由于甘氨酸镁的生物利用率极高，我确实支持孕妇服用甘氨酸镁，但它对缓解便秘帮助不大。在缓解便秘方面，生物利用率较低的镁补充剂，比如柠檬酸镁反而可能更加有效。这样，镁就能留在肠道中吸收水分使粪便变软（这里的镁就是"容积性泻药"）。生物利用率极低的镁补充剂（包括氧化镁和硫酸镁）很难被消化，容易导致肠道痉挛和腹泻。如果没有医生的监督，建议避免服用这类镁补充剂。

通常益生菌可以帮助缓解便秘。保持肠道菌群平衡有助于人体消化食物和顺畅排便。经常吃发酵食物或者服用益生菌补充剂都很有帮助。一项研究显示，日常服用含有乳杆菌和双歧杆菌的益生菌补充剂可有效治疗孕期便秘，还能带来意想不到的减少胃酸反流的效果。[51]

但有一些补充剂却会加重便秘。服用铁补充剂会显著增加孕期便秘发生的可能，这也是我强烈建议尽可能从食物中获取铁的原因之一。如果必须服用铁补充剂，建议选择容易吸收、副作用小的形式。[52]钙补充剂也可能导致便秘，如果未同时服用镁补充剂则更容易便秘。[53]即使你不直接服用钙补充剂，服用抗酸药也会无意中摄入许多钙。

总的来说，发生便秘时你可以尝试：

- 足量饮水（每日饮水量超过3 L）；
- 食用富含膳食纤维的食物（且膳食纤维在碳水化合物中的占比较高）；
- 吃奇亚籽；
- 摄入更多的脂肪；
- 经常活动；
- 蹲着如厕；

- 服用柠檬酸镁和益生菌补充剂；
- 避免服用钙补充剂和铁补充剂（除非必要）。

体重

孕期体重增长多少是适度的、正常的，范围十分宽泛。我并不喜欢讨论具体数值，但有时了解相关背景知识对我们有所帮助。研究显示，准确了解孕期体重增长目标的人，更容易将体重控制在目标范围内。[54]在你阅读本章时，我希望你明白我并不想让任何人因为自身的体重而感到羞耻，无论你的体重是多少，我只希望告诉你相关信息，让你在孕期保持健康，仅此而已。我最不希望看到的是你被体重秤上显示的数字绑架。

孕期体重增长较少或较多都会带来一系列问题，包括胎儿过小或过大、妊娠糖尿病、先兆子痫及分娩时并发症的发生风险增大等。[55]直到近50年前，人们对孕期体重增长的关注重点还放在对孕妇营养不良及新生儿低出生体重的担忧上，但近代研究显示，当今体重增长过多过快反而更为普遍。

在美国，几乎半数女性孕期体重的增长值超过推荐值。1990年至2003年间，美国孕期体重增长18 kg及18 kg以上的女性增加了20%～25%。[56]这逐渐成为一个严峻的问题，因为"研究一致表明，母亲孕期超重或肥胖会显著增大孩子出生体重高、新生儿期肥胖、儿童期肥胖和成年后代谢异常的风险"。[57]尽管我常常说"体重只是数字而已"，但种种研究表明，我们不应忽视它。

为什么当今女性怀孕时体重增长过多过快呢？

研究表明，摄入更多升糖指数高的碳水化合物可能是西方国家越来越多的孕妇体重增长过多过快（及诞下巨大儿）的原因。对比美国20世纪70年代和过去10年的膳食调查数据我们可以发现，美国人碳水化合物的摄入持续增加的同时，脂肪和蛋白质的摄入在持续减少。[58]一项研究发现，进行低升糖指数饮食的女性孕期平均增重10 kg，而进行较高升糖指数饮食的女性孕期平均增重19 kg。[59]此外，饮食升糖指数高的女性诞下的孩子体形更大、体脂含量也明显更高。

许多体重增长值超过推荐值的女性在产后体重仍持续偏高。对此一位学者曾这样说道："怀孕是导致女性产后 15 ~ 20 年内体重增长的诱因。"[60]这意味着孕期体重增长会持续影响今后的体重和代谢疾病发生的风险。

体重增长多少才合适？

孕期体重应该增长多少没有统一的标准。决定孕期理想的体重增长值的重要指标是孕前体重。你可以利用在线计算器计算你的体质指数（BMI）①，从而判断自己是体重过低、体重正常、超重还是肥胖。

虽然用 BMI 来衡量人的体重情况并不完美（BMI 无法体现个人瘦体组织与脂肪组织的情况），但计算 BMI 是你估算孕期体重增长目标的便捷方法。当然，如果你骨架比较大或者肌肉较多，在解读 BMI 并设定体重增长目标时需要结合这些情况，比如一些肌肉型女性的 BMI 可能显示她们"肥胖"，但其实她们的体脂含量在健康范围内。我认为将身高纳入考虑也很有帮助。在 BMI 相同的情况下，身高 1.5 m 的孕妇应以体重增长目标范围中的低值为目标控制体重，身高 1.8 m 的孕妇的体重增长值则可以向高值靠拢。

美国医学研究所推荐的孕期体重增长的目标范围具体如下（根据孕前体重计算 BMI）。

- 体重过低（BMI ＜ 18.5）：13 ~ 18 kg
- 体重正常（BMI 为 18.5 ~ 25）：11 ~ 16 kg
- 超重（BMI 为 25 ~ 30）：7 ~ 11 kg
- 肥胖（BMI ＞ 30）：5 ~ 9 kg

有趣的是，各个国家所设定的女性孕期体重增长的目标范围并不一致。在西欧部分国家、印度、非洲、菲律宾和智利，女性孕期体重增长的目标范围的上限值和下限值都比美国医学研究所推荐的目标范围的小，比如孕前体重正常的女性孕期体重增长的推荐值为 8 ~ 15 kg。[61]显然，孕期"正常"的体重增幅是浮动的，这与你孕前的体重以及所属的人种都有关系，以上推荐只供参考。

孕期增重这件事让许多女性感到焦虑，但其实这没什么可怕的。你的身体

---

① 体质指数，指体重（以千克计）与身高（以米计）的平方的比值。——译者注

正在孕育一个新生命，里面长出了新器官（胎盘）、蓄积了不少液体，同时还在（自然地）囤积脂肪。体重增长不是一个直线上升的过程。在经历恶心或厌食的时候，体重可能暂时停止增长，甚至可能短暂地减轻。有时你的体重可能一周突然快速增长（在孕期后半段较为常见）。虽然你并非有意增加进食量，但此时变化的激素可能主宰了你的身体。别担心。体重增增减减，相互抵消，最终通常会趋于正常。

但是，如果你的体重突然快速增长（单周增长超过 2 kg），特别是同时出现水潴留或水肿的情况时，一定要及时联系医生，排除先兆子痫、妊娠糖尿病等并发症发生的可能。

许多女性认为体重只有在孕期后半段才会增长，因此为孕早期就感到自己变臃肿了而意外不已、忧心忡忡。让我来告诉你，这都是正常的。在孕期前半段，身体处于合成代谢阶段，这意味着身体在（通过增加脂肪储备）囤积能量以供后续使用。身体还在努力促进胎盘生长（胎盘本身也有重量）。虽然此时胎儿很小，对你的体重或身材臃肿的"贡献"很少，但你的身体需要为宝宝安家做许多（非常重要的）准备工作。对中等身材的女性而言，孕早期体重增长 1~3 kg 是很正常的。

在怀孕后半段，身体进入分解代谢阶段，尽其所能向快速生长的胎儿输送养料。[62] 此时，身体会利用你自身的脂肪储备为胎儿提供能量。虽然你此时腹部仍高高隆起，但其他部位可能逐渐消瘦，这同样也是很正常的（如果你仍觉得哪里都胖，也是很正常的）。

如果你和 60% 的美国准妈妈一样，孕前 BMI 提示超重或肥胖，那么在孕期控制体重增长幅度甚至保持体重不变可能对你有益。[63] 美国医学研究所给出的参考值很有帮助，但一些研究发现这些数值有待微调。在一项涉及120 000 名肥胖女性的大型研究中，体重增长值低于美国医学研究所推荐值的女性获得了最佳的妊娠结局，尤其是先兆子痫、剖宫产、新生儿体形过大（巨大儿）的发生率均有所下降。研究人员发现：BMI > 35 的女性在孕期体重平均增长 0~4 kg；而 BMI > 40 的女性在孕期体重不增长，其中有些女性的体重甚至减少达 4 kg。[64] 这听起来很极端，甚至令人不可思议，但我在工作中确实见证了数百位孕前 BMI > 40 的女性在体重几乎没有增长甚至比怀孕前更轻的情况下健康地度过了孕期。我认为这需要归功于她们饮食习惯的改变（食用了更多营养丰富的食物、采用正念饮食法），以及巧妙地利用了孕期代谢效率高的优势。因为我从不提倡控制饮食热量或节食，所以这样的体重绝不是她们靠"忍饥挨饿"获得的（相信我，当我发现有些孕妇体重减轻时，我会确保她们倾听了身体发出的饥饿信号，没有刻意吃得太少）。这只不过是身体将她们原本储备的能量分配给了胎儿而已。

我在本部分引用的一些文献可能看起来有些惊世骇俗。你可以放心的是，一些研究显示，婴儿体形过大或体脂含量过高所反映的是母亲孕期饮食质量较差，而不是母亲孕前过重或孕期总热量摄入过多。[65] 所以我们不能把一切问题都归咎于体重。

无论你的孕前体重或者当下体重如何，请将关注重点放在食用高品质且营养价值高的食物、采用正念饮食法、进行适度运动上，不要过度关注体重秤上显示的数字，也不要为自己过去没有努力改变体重而感到焦虑。记住，孕期体重的增长值处于目标范围内不是金科玉律。妊娠结局不是完全由你孕期的体重决定的，它只是你在孕期需要关注的指标之一而已。

高血压

高达 10% 的女性在孕期患上了高血压。[66] 怀孕初期，女性的血压通常会降低，并且在快要分娩的时候逐渐升至孕前水平。[67] 孕期血压升高（通常指收缩压 ≥ 140 mmHg[①] 或舒张压 ≥ 90 mmHg），某些并发症，尤其是新生儿低出生体重和早产发生的风险会随之增大。有时高血压还可能发展为先兆子痫。

除了血压升高，先兆子痫的症状还包括尿液中蛋白质的含量升高及水肿。这些症状是血管内皮功能紊乱的表现，某些情况下会造成器官损伤。[68] 虽然探究妊娠高血压及先兆子痫发病根源的研究有许多，但关于这些疾病的预防和治疗，研究人员尚未找到足够明确的方案。造成妊娠高血压的因素不止一种，因此你最好向经验丰富的医生寻求帮助。我撰写本部分内容是希望能带你了解

---

① 1 mmHg = 0.133 kPa。——编者注

孕期营养和生活方式的改变在调节血压方面的作用。需要注意的是，虽然某些时候高血压可以通过改变生活方式得到控制，但并不总是如此。本部分接下来的内容仅总结了有关非医疗手段在控制血压方面的有效性的证据。

许多女性被告知要少吃盐以降低血压。不幸的是，这是一个毫无根据又过时的建议。正如我在第二章所解释的，盐对多项身体机能的维持至关重要，尤其是在孕期。和你所听说的不同的是，吃盐通常对血压没有影响。事实上，仅有25%的人对食盐敏感（也就是说，只有25%的人的血压会因低盐饮食而降低，因高盐饮食而升高）。不仅如此，有15%的人的血压在她们进行低盐饮食时反而会升高。[69]

限盐行为对妊娠高血压的治疗无效。针对孕妇的研究发现，低盐饮食既无法控制又无法预防先兆子痫[70]，反而会使病情加重。盐食用不足会导致包括脱水在内的多种不良后果，只会使先兆子痫患者身体所承受的压力增大。正如一项研究所总结的，"低盐饮食不仅无效，还会加快先兆子痫患者出现血容量不足的速度"。[71]此外，低盐饮食还会扰乱血糖平衡。[72]更令人担心的是，限盐会阻碍胎儿生长，增大其今后患病的风险。对此，一位学者解释道："盐是胎儿正常生长发育所需的成分之一。通过基因介导机制，女性孕期限盐可能导致孩子宫内生长受限或死亡、出生体重低、器官发育不良、成年后发生器官功能障碍。"[73]此外，"在胎儿生长发育的关键时期，孕妇限盐被多次发现可能影响胎儿的激素、血管，以及胎儿肾脏系统对体液平衡的调节"。[74]一篇基于Cochrane系统评价（一种备受推崇的循证分析方法）的文献也认为不应建议孕妇少吃盐。[75]

简单来说，孕期进行低盐饮食不是个好主意，对已患先兆子痫的孕妇来说甚至很糟糕。先兆子痫可能导致胎儿生长受限，但我不禁怀疑这有多少是疾病本身造成的，又有多少是患者进行低盐饮食导致的。

多吃（而非少吃）盐反而可能改善血压水平。早在1958年，一项涉及超过2000名女性的研究就发现，进行高盐饮食的女性患先兆子痫的概率较小。[76]此外，他们还发现，在饮食中额外加盐的女性血压降低、水肿得到缓解。基于上述信息，研究人员建议先兆子痫患者"每天早上舀出满满4茶匙盐并在一天内吃完"。结果显示，大部分女性先兆子痫（当时被称为"妊娠毒血症")的症状"自动消失了"。研究人员注意到,"额外吃盐的习惯需要一直保持到分娩前一刻,否则毒血症会复发",这证明盐的确在治疗该疾病的过程中发挥着关键的作用。近代研究得出了类似的结论,证明孕期多吃盐可降低血压、缓解先兆子痫的症状。[77~78]一项2014年的研究还发现,"在饮食中额外加盐似乎对孕妇和胎儿的健康、胎盘的生长及正常工作必不可缺"。[79]

如果你是少数对盐敏感的人中的一员(也就是你的血压会因你吃盐过多而升高),你需要知道,研究表明,对盐敏感常常是其他膳食因素导致的。其中非常重要的一个因素是果糖这种单糖摄入过量。[80]在大幅减少吃盐的量之前,更为明智的是先戒掉含糖饮料及其他富含果糖的食物(如果糖含量过高的玉米糖浆和果汁)。在一项纳入近33 000名孕妇的研究中,添加糖(含糖饮料中就含有添加糖)摄入最多的人发生先兆子痫的概率最大。[81]另一个需要限制果糖摄入的原因是,它是导致甘油三酯血清浓度上升的首要因素,而甘油三酯是血液中的一种炎症标志物,先兆子痫患者血液中甘油三酯的浓度通常更高。[82]

果糖不是唯一会给你惹麻烦的糖类。高血压与高血糖常常相伴出现,因此过量摄入糖类(包括可分解为单糖的复杂碳水化合物)并不明智。目前已知的是,孕早期出现的胰岛素抵抗不仅仅是血糖水平失衡的标志,还可以很好地预测先兆子痫的发生。[83]患有妊娠糖尿病的女性先兆子痫的发生风险将增大1.5倍。[84]幸运的是,血糖水平是可以通过饮食改变的。研究表明,进行碳水化合物含量较低的饮食可有效缓解高血压。[85]现在就是你积极优化食物的选择,将饮食转变为碳水化合物含量更低、升糖指数更低的饮食的最佳时机。

除了减少添加糖和精制碳水化合物的摄入,重点摄入某些特定营养素或重点食用某些特定食物也可以帮助你改善血压。首先,能够减轻炎症的食物通常有助于降低血压。患有先兆子痫的女性往往健康的 ω-3 脂肪酸摄入不足而 ω-6 脂肪酸摄入过量。[86]如果你还没有注意这方面的饮食,那么请从现在开始弃用精炼植物油(ω-6 脂肪酸的主要来源),多吃富含 ω-3 脂肪酸的食物,如三文鱼、沙丁鱼、散养鸡下的蛋、牧场放养的动物的肉。具体可参考第二章我对健康脂肪来源的介绍。你还应该确保避免摄入人造反式脂肪酸,这种脂肪酸与妊娠心血管并发症的发生有关。即使你摄入得很少,人造反式脂肪酸也可能增大婴儿低出生体重、低胎盘重量,以及你先兆子痫发生的风险。[87]有关人造反式脂肪酸的介绍参见第四章。

蛋白质摄入对维持血压尤为重要。整个心血管系统在孕期承受着巨大的压力，需要应对血液流量的增加、激素变化和血管扩张。富含蛋白质的食物为身体满足这些需求提供原料，因此蛋白质摄入不足是先兆子痫发生的风险因素就不足为奇了。[88]其中一种被称为"甘氨酸"的氨基酸对调节血压尤其有用。你可能还记得，我在前文曾介绍过女性孕期对甘氨酸的需求急剧增加。甘氨酸的作用之一是合成弹性蛋白，它是血管收缩和舒张所需的一种结构蛋白。甘氨酸对先兆子痫标志性的症状——氧化应激有预防作用，研究还证明它可以降低血压和血糖。[89]患有先兆子痫的女性经尿液排出的甘氨酸更少，这说明她们对甘氨酸的需求增加或体内的甘氨酸储备不足。[90]甘氨酸的最佳食物来源包括动物的结缔组织、皮和骨头，你食用骨头汤、慢炖头（如炖肉或焖肉）、带皮鸡肉、猪脆皮、胶原蛋白粉或明胶粉时即可获得甘氨酸。更多有关甘氨酸食物来源的内容见第三章。

另一种能预防先兆子痫的营养素是胆碱。胆碱似乎在维持胎盘功能、促进胎儿的营养素输送方面发挥着极其重要的作用，而先兆子痫会扰乱这一生理过程。[91]啮齿类动物实验显示，补充胆碱能够预防先兆子痫的发生并减轻胎盘炎症。[92~93]人体胎盘细胞研究也证实了这一结论，结果发现，"胆碱不足可能导致胎盘功能障碍及相关疾病的发生"。[94]女性在孕中期和孕晚期大剂量补充胆碱（每天补充 930 mg，大约为目前 RDA 的 2 倍）被证明可改善胎盘血管功能，且能"消除造成先兆子痫的部分病理因素"。[95]这在理论上说得通。胎盘的许多功能与肝脏的功能类似，而胆碱对肝脏的保护作用尤其突出。胆碱含量较高的食物，即蛋黄和肝脏可以为你提供多种具有抗炎功效的微量营养素。如果你还没有注意胆碱的摄入，请一定要将这两种营养价值极高的食物纳入饮食。可以阅读第三章了解这些食物的益处。

其他能辅助降低血压的食物包括富含钾和抗氧化物的新鲜蔬菜和水果，如绿叶蔬菜、番茄和西蓝花。莓果的抗氧化物含量特别高，研究表明它们可以帮助降低血压。[96]你可能想尝试一些抗氧化物补充剂（如维生素 C 或维生素 E 补充剂），但相关的有效性研究的结论没有达成一致。[97]我更推荐的是将天然食物作为主要的抗氧化物来源。

但有的时候服用补充剂是合理的。针对妊娠高血压，你需要考虑镁、钙和维生素 D 的摄入。无数研究将维生素 D 缺乏与先兆子痫联系在一起，因此你一定要检查体内维生素 D 的水平并按需进行补充。[98] 怀孕早期补充维生素 D 似乎尤为有益。[99] 患有先兆子痫的女性往往钙和镁的摄入较少，因此服用钙、镁补充剂也不是什么坏事。[100] 先兆子痫病情严重的时候，患者可能需要住院并通过静脉注射硫酸镁。研究显示，自孕中期起补充镁可以减小妊娠高血压的发病风险。[101] 虽然我并不支持女性在孕期常规服用钙补充剂，但先兆子痫患者是例外。一些研究发现，即使每天仅补充 500 mg 钙也有助于缓解妊娠高血压，减小相关并发症发生的风险。[102] 一项研究发现，先兆子痫发病风险大的女性综合补充钙、镁、锌和维生素 D 补充剂后血压水平显著下降。[103] 考虑到人体对钙的吸收和利用需要其他营养素的参与，我建议选择复合补充剂，而非单纯补钙。碘也是一种可能影响先兆子痫发病风险的矿物质，一些研究显示它具有辅助治疗作用。[104~105] 可以阅读第六章了解补充剂相关内容，阅读第九章了解维生素 D 相关检查内容。

最后，除了食物和营养补充剂外，还有一些影响血压的因素。运动对保持血压正常特别有效，中等强度的运动有助于预防先兆子痫。[106] 一项研究显示，与每周运动 3 次、每次运动约 1 小时的女性相比，不运动的女性患妊娠高血压的风险增大了 3 倍。[107]

压力和焦虑是众所周知的妊娠高血压和先兆子痫的诱因。[108] 而孕期产生担心、忧虑的情绪是不可避免的，我相信你对此一定也有共鸣。不过，通过简单、日常的练习就可以降低压力水平。研究显示，正念练习可有效减轻半数以上的焦虑症状。[109] 正念练习通常很简单，比如关注呼吸节律、有意识地检视自己内在的感受或者主动从头到脚逐块放松肌肉。减轻压力的方式不分对错，只要适合你即可。第十一章将更深入地讨论压力管理与自我保健。

总的来说，下列方法对缓解妊娠高血压可能有效：

• 不过度限盐，使用高品质的、未经加工的海盐调味；

• 足量饮水；

• 限制添加糖，尤其是果糖的摄入；

• 减少饮食中的碳水化合物，选择低升糖指数的食物，戒掉精制谷物；

- 不食用植物油，避免摄入人造反式脂肪酸，增加 ω-3 脂肪酸的摄入；

- 摄入足量的蛋白质，尤其是富含甘氨酸的蛋白质；

- 保证胆碱摄入充足；

- 多吃富含抗氧化物的新鲜蔬菜和水果；

- 考虑服用镁、钙和维生素 D 补充剂；

- 规律运动；

- 寻找管理压力与焦虑的方法。

如你所见，从食物到营养补充剂、运动，甚至压力管理，妊娠高血压可能与生活的方方面面有关。虽然确实可以通过从多个方面改变生活方式来控制孕期血压，但值得注意的是，遇到特殊情况也需要药物辅助治疗，这并不冲突。向经验丰富的医生咨询很有帮助，他可以帮你找到血压升高的根本原因，并协助你在改变生活方式和用药物治疗之间寻求平衡。

高血糖

妊娠糖尿病（孕期血糖偏高）是一个复杂的话题，也是我营养师职业生涯中重点关注的问题。在过去的几十年间，科学研究明确了以下几点：孕期血糖本应自然下降；许多女性并不知道自己孕前已有高血糖（糖尿病前期）；血糖即使轻微升高也可能给母体和胎儿带来危险。我会尽可能详细地介绍其中的要点，如果你希望了解更多的信息，可以查看我已出版的一本书——《妊娠糖尿病营养》。如果你已被诊断患有妊娠糖尿病，可以翻阅那本书找到更详细的信息。

身体发生的许多代谢变化都可能影响血糖，尤其是在孕中期。胎盘激素及体重增加会加重胰岛素抵抗，使营养物质尽可能多地输送给快速生长的胎儿。通常这不会导致你血糖升高，因为身体早有准备，会促进胰腺合成更多的胰岛素来应对这一情况（胰岛素的分泌量可以达到正常水平的 3 倍）。[110] 事实上，孕期血糖水平往往较孕前低 20%。[111] 但妊娠糖尿病患者可能出现胰岛素分泌不足或胰岛素抵抗水平过高的情况，此时如果不改善饮食、适量运动和补充营养补充剂，身体将无法维持正常的血糖水平（某些患者还可能需要药物或外源性胰岛素的辅助）。

现在，科学家发现，许多妊娠糖尿病患者其实在孕前就已经处于糖尿病前期或患有 2 型糖尿病，只是她们没有察觉，也就是说胎盘激素或孕期体重增加并不总是症结所在。糖化血红蛋白的水平可以反映过去几个月的平均血糖水平，孕早期糖化血红蛋白水平升高可准确预测 98.4% 的妊娠糖尿病。[112] 也就是说，一些女性在怀孕前血糖水平就已经高了。这也能在一定程度上说明为什么妊娠糖尿病的发病率与 2 型糖尿病的发病率同步升高，目前妊娠糖尿病的发病率已达 18%。[113] 这使得它成为最常见的孕期并发症。

血糖为何重要？

简单来说，身体特别注重在孕期将血糖维持在较低水平。高血糖是造成先天畸形、影响胎儿生长发育及其终身代谢健康的一个已知的危险因素。[114] 胎儿的血糖水平直接受到母体血糖水平的影响。当母体血糖升高时，胎儿的胰腺需代偿性地分泌更多的胰岛素。胰岛素和血糖水平较高造成的一大不良影响是胎儿体脂含量提高。这也是孕期血糖控制不佳的女性诞下的孩子出生时体形可能很大的原因，这可不是健康的表现，只能说明孩子囤积了过量的体脂。这些孩子还面临出生后血糖低的风险。脐带一旦被剪断，母体的持续供糖过程就停止了，而孩子的身体还在不断分泌大量胰岛素，这可能导致危及生命的低血糖发生。

看起来这一问题似乎只会对分娩时和分娩结束的当下造成影响，但我们现在已知的是，这些孩子的代谢能力将终身改变。胎儿高血糖暴露会“启动”某些基因，这使得他们出生后更容易患肥胖症、糖尿病和心脏病。我在第一章中也提到过，这被称为“胎儿编程”。妊娠糖尿病患者的孩子在进入青少年时期前出现高血糖和肥胖问题的风险增大了 6 倍。[115]

这些数据的背后是有理论支持的。可以根据羊水胰岛素浓度推测出胎儿因受到母体血糖水平影响而进行的胰岛素合成的情况。羊水胰岛素浓度过高与孩子青少年时期肥胖的发生风险有关。[116] 我并不是要吓唬你，但我认为了解你的血糖水平会对妊娠结局和胎儿造成影响的原因及背后的机制是很重要的。在进一步学习之前，我希望你知道，只要将血糖维持在正常水平，即使被“确诊"了妊娠糖尿病的人也可以避开不良妊娠结局，平安度过孕期。血糖水平远比一纸诊断书更重要。

即便如此，任何一位准妈妈，无论是不是妊娠糖尿病患者，都应为了自己和宝宝的健康把血糖控制好。研究正向我们证明，孕期血糖即使轻度升高也可能引发严重的问题。例如，高血糖与不良妊娠结局研究（HAPO Study）具有里程碑式的意义，它的研究对象包括 23 316 名妊娠糖尿病患者及其婴儿。结果发现，空腹血糖（早晨起床后的血糖）水平轻度升高与婴儿出生时血液胰岛素浓度高及体形过大（巨大儿）有关。在这项研究中，空腹血糖水平平均在 90 mg/dL（4.995 mmol/L）及 90 mg/dL 以下者诞下巨大儿的概率仅为 10%，而空腹血糖水平平均在 100 mg/dL（5.55 mmol/L）及 100 mg/dL 以上者诞下巨大儿的概率为 25%～35%。[117] 两者的血糖水平差距看着不大，但妊娠结局却完全不同。斯坦福大学近期开展的一项研究发现，母亲孕期血糖水平轻度升高（甚至低于妊娠糖尿病的诊断标准），孩子发生先天性心脏缺损的风险将显著增大。[118]

总的来说，孕期控制血糖非常重要。显然，在妊娠糖尿病患者身上发生的不良"胎儿编程"在血糖仅轻度升高的人身上也有可能发生。这也是为什么我认为每一位准妈妈都应在孕期关注血糖、进行低糖饮食（有益于控制血糖），让本就疲惫不堪的胰腺轻松一些。

如何控制血糖？

好消息是血糖对生活方式的改变高度敏感。降低血糖的关键是知道碳水化合物是唯一能够直接且显著提高血糖水平的营养物质。妊娠糖尿病患者需要关注每日碳水化合物的总摄入量和所摄入碳水化合物的质量。这么做十分合理，毕竟妊娠糖尿病又被称为"孕期碳水化合物不耐受"。

令人不可思议的是，常规孕期营养指南常常忽略这一基本常识，反而推荐高碳水化合物饮食（每日饮食中碳水化合物的含量不低于 175 g）。如果你停下来想一想就会发现这一建议的愚蠢之处。一个人被诊断为"碳水化合物不耐受"，为什么又被建议吃大量碳水化合物呢？想一想妊娠糖尿病最常用的筛查办法，要求在服用 50 g 葡萄糖后测试糖耐量，那么测试结果异常不正说明每餐摄入 50 g 以上（可以转化为葡萄糖的）碳水化合物后血糖会不正常吗？

难怪大约 40% 的妊娠糖尿病患者需要服用外源性胰岛素或药物来辅助降低血糖呢，因为她们在不断向无法耐受碳水化合物的身体中塞大量碳水化合物。[119] 这不是她们的错，而是那些推荐她们这样做的、怀抱善意但指导有误的医护人员的问题。这也是我设计有利于治疗妊娠糖尿病的"天然饮食法"的原因。这些患者试图通过饮食控制血糖的做法没有问题，出问题的是这些饮食本身。碳水化合物含量低、营养价值高的饮食在孕期的有效性和安全性显而易见：它能改善母体血糖，确保胎儿健康发育。

一项研究发现，低升糖指数饮食可使需接受胰岛素治疗的女性人数减少50%。[120] 另一项研究发现，低升糖指数饮食"使孕妇全天血糖水平降低 50%，可减少血糖波动，为孕期进行低升糖指数饮食的合理性进一步提供支持"。[121] 也就是说，饮食在血糖控制的过程中扮演着重要的角色，减少精制碳水化合物的摄入对稳定血糖大有帮助。

妊娠糖尿病患者要做的可能不仅仅是减少精制碳水化合物的摄入，还要注意所有来源的碳水化合物。你可能需要使用血糖仪测量起床后第一时间的血糖（空腹血糖），以及每餐餐后 1~2 小时内的血糖。这样一旦出现血糖偏高的情况，你立即就能发现并采取相应措施。（女性孕期血糖控制的目标及其与女性非孕期血糖控制的目标的差别见第九章。）

举个例子，如果你的餐后血糖总是偏高，往往意味着你摄入了太多的碳水化合物。即使这些碳水化合物来自完整的天然食物，如水果、酸奶或红薯，但它们仍会导致血糖上升，而且适合某个人的食物分量不一定适合所有人。此外，正餐和加餐的食物搭配也会影响血糖上升的速度和幅度。通常来说，少量的高碳水化合物食物搭配适量的高蛋白质高脂肪食物（以及非淀粉类蔬菜）可以完美控制血糖。许多普适的原则在最初是很有帮助的，但食物造成的血糖反应因人而异，借助血糖仪监测血糖可以了解一二。你可以重新翻看第二章，了解有关碳水化合物、食物搭配方法、正念饮食法的相关内容，这些内容都对你控制血糖很有帮助。

虽然饮食是公认的影响血糖最重要的因素，但运动也同样不可小觑。规律运动可以帮助你降低血糖水平（无论是空腹血糖还是餐后血糖）和胰岛素抵抗水平，减轻你对药物的依赖。[122] 总体来看，运动的女性在孕期体重增幅更小、胰岛素抵抗水平更低。

如何避免妊娠糖尿病?

这个回答价值千金。虽然有时妊娠糖尿病的发生并不受人控制，但你可以做一些事情来减小它发生的风险。已经被确诊患有妊娠糖尿病的人，请不要花太多时间思考"为什么"。如果你有糖尿病家族史、处于糖尿病前期但自己未察觉、年龄偏大或怀孕前体重偏高，根据统计数据，你患妊娠糖尿病（准确来说是发生胰岛素抵抗）的风险本就更大。你已不可能改变自己的孕前体重或家族史，因此更重要的是关注那些你可以控制和改变的东西：如何从现在开始健康饮食、关注身体健康。

一些研究显示，对未被确诊但希望尽力避免患上妊娠糖尿病的人，至少对其中某些人来说，改变生活方式可以减小患病风险。其一就是保证摄入足量的蛋白质。这是因为分泌胰岛素的器官——胰腺——在你怀孕早期发生了巨大的变化，这使得其所合成的胰岛素的量是原来的 3 倍左右（目的是做好准备应对怀孕后期天然发生的胰岛素抵抗，将血糖保持在良好水平——低于正常水平20% 左右）。为了增加胰岛素的分泌，胰腺对某些特定氨基酸的需求大大增加，因此蛋白质摄入不足（尤其是在孕早期）是妊娠糖尿病发生的风险因素。[123]

其二，你需要注意碳水化合物，尤其是精制碳水化合物的摄入。果汁、甜麦片、饼干和糕点食用太多的女性发生妊娠糖尿病的概率更大（有趣的是，经常吃坚果的女性的发病风险更小）。[124] 妊娠糖尿病的发病率提高还与过量食用水果（尤其是高升糖指数的水果）有关。[125] 鉴于升糖指数高的碳水化合物确实会导致血糖大幅升高，甚至可能超出某些女性胰腺胰岛素的分泌水平，上述相关性分析是合理的。

摄入升糖指数高的碳水化合物非常不利于控制血糖——不仅会使血糖升高，还会使体重增速过快，而体重过高会加重胰岛素抵抗，造成血糖升高。

正如一位学者所说："调整所摄入的碳水化合物的类型（从高升糖指数的碳水化合物调整为低升糖指数的碳水化合物）可改善女性餐后血糖和胰岛素的反应，孕期持续改善所摄入碳水化合物的类型可影响胎盘生长和孕妇体重增加的速率。以高升糖指数碳水化合物为主的饮食会造成胎盘过度发育、母体体重增速过快；而以低升糖指数碳水化合物为主的饮食有助于孕妇将体重控制在正常范围内，她们的孩子的出生体重在第 25 ~ 50 百分位数之间 ①。"[126]

记住，运动也是调节血糖强有力的手段。孕期有规律地锻炼身体的女性患妊娠糖尿病的概率将减小 78%。[127] 如果这还不能让你动起来，那也许没什么能够让你动起来了。

营养缺乏也会影响血糖代谢。维生素 D 缺乏与胰岛素抵抗及妊娠糖尿病发生的风险增大有关。[128] 镁也与胰岛素抵抗有关，体内镁水平较低的女性更容易患妊娠糖尿病。[129] 研究显示，妊娠糖尿病患者服用镁补充剂可显著降低自身的血糖水平，提升新生儿整体健康水平。[130]

抛开科学研究的内容不谈，你其实只需知道遵循本书中的营养建议可以帮助你减小妊娠糖尿病的发病风险。有助于控制血糖的营养素有许多（不限于上文所讨论的），我在这里就不一一赘述了，重要的是确保饮食是能提供这些维生素、矿物质、抗氧化物的高营养密度饮食。

如果你担心自己的血糖出问题或已经被确诊患有妊娠糖尿病，可以阅读我的另一本书——《妊娠糖尿病营养》，它会带领你一步一步控制这一疾病（书中详细介绍了如何调整饮食方案以最好地控制血糖，还介绍了降血糖药物相关的知识）。

本部分我重点介绍的是血糖管理的具体操作方法。你一定也想知道妊娠糖尿病的筛查方法吧？别着急，我会在第九章详细谈论这一具有争议性且令人困惑的话题。

总结

我希望通过阅读本章你能了解常见的孕期不适反应发生的前因后果，引发你的思考。人们谈及这些话题时常常感到恐慌和困惑，或者对它们有诸多误解。如果你也这样，就会觉得事事都不受你控制。了解孕期特定的症状或不适

---

① 根据世界卫生组织制定的儿童生长发育标准，0 ~ 2 岁的儿童，如果体重比 95% 同身高的同龄人的体重高，则被视为超重或肥胖；而如果体重处于同身高的同龄人体重的后 5%，则被视为营养不良。此处孩子的出生体重在正常范围内。——译者注

反应发生的原因往往有助于消除它们。了解这些信息能让你重新夺回掌控权，自主决定是先观察观察还是试试其他的办法。

你现在应该已经知道，许多孕期不适反应至少在某种程度上是你可以掌控的。你通过改变生活方式就能够消除或缓解孕期不适反应。虽然有很多可能性，但制订策略或计划并遵照执行才能真正让改变发生。所以在阅读下一章之前，简单思考一下你打算如何将所学的新知识付诸行动，并为你（和宝宝）将行动计划坚持到底。

说到行动，下一章我将介绍运动对妊娠的影响。有关孕期运动的科学建议可能与你从亲朋好友那里听来的不太一样。根据我的了解，在缺乏科学支持和专业指导的情况下，大部分孕妇的运动量都不足（而非过多），因此我很开心能花些时间好好介绍一下有关孕期运动你所需要知道的一切。

【本章参考文献】

[1] Niebyl, Jennifer R. "Nausea and vomiting in pregnancy." *New England Journal of Medicine* 363.16 (2010): 1544-1550.

[2] Ghani, Rania Mahmoud Abdel, and Adlia Tawfik Ahmed Ibrahim. "The effect of aromatherapy inhalation on nausea and vomiting in early pregnancy: a pilot randomized controlled trial." *J Nat Sci Res* 3.6 (2013): 10-22.

[3] Niebyl, Jennifer R. "Nausea and vomiting in pregnancy." *New England Journal of Medicine* 363.16 (2010): 1544-1550.

[4] Vutyavanich, Teraporn, Theerajana Kraisarin, and Rung-aroon Ruangsri. "Ginger for nausea and vomiting in pregnancy: randomized, double-masked, placebo-controlled trial." *Obstetrics & Gynecology* 97.4 (2001): 577-582.

[5] Niebyl, Jennifer R. "Nausea and vomiting in pregnancy." *New England Journal of Medicine* 363.16 (2010): 1544-1550.

[6] O'brien, Beverley, M. Joyce Relyea, and Terry Taerum. "Efficacy of P6 acupressure in the treatment of nausea and vomiting during pregnancy." *American Journal of Obstetrics and Gynecology* 174.2 (1996): 708-715.

[7] Forbes, Scott. "Pregnancy sickness and parent-offspring conflict over thyroid function." *Journal of Theoretical Biology* 355 (2014): 61-67.

[8] Forbes, Scott. "Pregnancy sickness and embryo quality." *Trends in Ecology & Evolution* 17.3 (2002): 115-120.

[9] Orloff, Natalia C., and Julia M. Hormes. "Pickles and ice cream! Food cravings in pregnancy: hypotheses, preliminary evidence, and directions for future research." *Food Cravings* (2015): 66.

[10] Sorenson, R. L., and T. C. Brelje. "Adaptation of islets of Langerhans to pregnancy: β-cell growth, enhanced insulin secretion and the role of lactogenic hormones." *Hormone and metabolic research* 29.06 (1997): 301-307.

[11] Barbour, Linda A., et al. "Cellular mechanisms for insulin resistance in normal pregnancy and gestational diabetes." *Diabetes care* 30.Supplement 2 (2007): S112-S119.

[12] Young, Sera L. "Pica in pregnancy: new ideas about an old condition." *Annual review of nutrition* 30 (2010): 403-422.

[13] Costa, Sara, et al. "Fatty acids, mercury, and methylmercury bioaccessibility in salmon (Salmo salar) using an in vitro model: effect of culinary treatment." *Food chemistry* 185 (2015): 268-276.

[14] Harrison, Michael, et al. "Nature and availability of iodine in fish." *The American journal of clinical nutrition* 17.2 (1965): 73-77.

[15] Laird, Brian D., and Hing Man Chan. "Bioaccessibility of metals in fish, shellfish, wild game, and seaweed harvested in British Columbia, Canada." *Food and chemical toxicology* 58 (2013): 381-387.

[16] Pearce, Elizabeth N., et al. "Sources of dietary iodine: bread, cows' milk, and infant formula in the Boston area." *The Journal of Clinical Endocrinology & Metabolism* 89.7 (2004): 3421-3424.

[17] Scaife, Paula Juliet, and Markus Georg Mohaupt. "Salt, aldosterone and extrarenal Na+-sensitive responses in pregnancy." *Placenta* (2017).

[18] Flaxman, S. M., and Sherman, P. W. (2000). Morning sickness: a mechanism for protecting mother and embryo. Q. Rev. Biol. 75, 113-148.

[19] Orloff, Natalia C., and Julia M. Hormes. "Pickles and ice cream! Food cravings in pregnancy: hypotheses, preliminary evidence, and directions for future research." *Food Cravings* (2015): 66.

[20] Leonti, Marco. "The co-evolutionary perspective of the food-medicine continuum and wild gathered and cultivated vegetables." *Genetic Resources and Crop Evolution* 59.7 (2012): 1295-1302.

[21] Fessler, D. M. T. (2002). Reproductive immunosuppression and diet: an evolutionary perspective on pregnancy sickness and meat consumption. *Curr. Anthropol.* 43, 19-61.

[22] Fessler, D. M. T. (2002). Reproductive immunosuppression and diet: an evolutionary perspective on pregnancy sickness and meat consumption. *Curr. Anthropol.* 43, 19-61.

[23] Rasmussen, K. M., and Yaktine, A. L. (eds). (2009). *Weight Gain During Pregnancy: Reexamining the Guidelines*. Washington, DC: The National Academies Press.

[24] Nordin, S., Broman, D. A., Olofsson, J. K., and Wulff, M. (2004). A longitudinal descriptive study of selfreported abnormal smell and taste perception in pregnant women. *Chem. Senses* 29, 391-402.

[25] Nordin, S., Broman, D. A., Olofsson, J. K., and Wulff, M. (2004). A longitudinal descriptive study of selfreported abnormal smell and taste perception in pregnant women. *Chem. Senses* 29, 391-402.

[26] Orloff, Natalia C., and Julia M. Hormes. "Pickles and ice cream! Food cravings in pregnancy: hypotheses, preliminary evidence, and directions for future research." *Food Cravings* (2015): 66.

[27] Wideman, C. H., G. R. Nadzam, and H. M. Murphy. "Implications of an animal model of sugar addiction, withdrawal and relapse for human health." *Nutritional neuroscience* 8.5-6 (2005): 269-276.

[28] Avena, Nicole M., Pedro Rada, and Bartley G. Hoebel. "Evidence for sugar addiction: behavioral and neurochemical effects of intermittent, excessive sugar intake." *Neuroscience & Biobehavioral Reviews* 32.1 (2008): 20-39.

[29] Fuhrman, Joel, et al. "Changing perceptions of hunger on a high nutrient density diet." *Nutrition journal* 9.1 (2010): 51.

[30] Chang, Kevin T., et al. "Low glycemic load experimental diet more satiating than high glycemic load diet." *Nutrition and cancer* 64.5 (2012): 666-673.

[31] Chandler-Laney, Paula C., et al. "Return of hunger following a relatively high carbohydrate breakfast is associated with earlier recorded glucose peak and nadir." *Appetite* 80 (2014): 236-241.

[32] Fallaize, Rosalind, et al. "Variation in the effects of three different breakfast meals on subjective satiety and subsequent intake of energy at lunch and evening meal." *European journal of nutrition* 52.4 (2013): 1353-1359.

[33] Orloff, Natalia C., and Julia M. Hormes. "Pickles and ice cream! Food cravings in pregnancy: hypotheses, preliminary evidence, and directions for future research." *Food Cravings* (2015): 66.

[34] Bailey, L. (2001). Gender shows: first-time mothers and embodied selves. Gend. Soc. 15, 110-129.

[35] Orloff, Natalia C., and Julia M. Hormes. "Pickles and ice cream! Food cravings in pregnancy: hypotheses, preliminary evidence, and directions for future research." *Food Cravings* (2015): 66.

[36] Katterman, Shawn N., et al. "Mindfulness meditation as an intervention for binge eating, emotional eating, and weight loss: a systematic review." *Eating behaviors* 15.2 (2014): 197-204.

[37] Phupong, Vorapong, and Tharangrut Hanprasertpong. "Interventions for heartburn in pregnancy." *The Cochrane Library* (2015).

[38] Tan, Eng Kien, and Eng Loy Tan. "Alterations in physiology and anatomy during pregnancy." *Best Practice & Research Clinical Obstetrics & Gynaecology* 27.6 (2013): 791-802.

[39] Reinke, Claudia M., Jörg Breitkreutz, and Hans Leuenberger. "Aluminium in over-the-counter drugs." *Drug Safety* 26.14 (2003): 1011-1025.

[40] Wu, Keng-Liang, et al. "Effect of liquid meals with different volumes on gastroesophageal reflux disease."

Journal of Gastroenterology and Hepatology 29.3 (2014): 469-473.

[41] Zhang, Qing, et al. "Effect of hyperglycemia on triggering of transient lower esophageal sphincter relaxations." *American Journal of Physiology-Gastrointestinal and Liver Physiology* 286.5 (2004): G797-G803.

[42] Austin, Gregory L., et al. "A very low-carbohydrate diet improves gastroesophageal reflux and its symptoms." *Digestive Diseases and Sciences* 51.8 (2006): 1307-1312.

[43] Altomare, Annamaria, et al. "Gastroesophageal reflux disease: Update on inflammation and symptom perception." *World J Gastroenterol* 19.39 (2013): 6523-8.

[44] Zou, Duowu, et al. "Inhibition of transient lower esophageal sphincter relaxations by electrical acupoint stimulation." *American Journal of Physiology-Gastrointestinal and Liver Physiology* 289.2 (2005): G197-G201.

[45] Longo, Sherri A., et al. "Gastrointestinal conditions during pregnancy." *Clinics in colon and rectal surgery* 23.02 (2010): 080-089.

[46] Longo, Sherri A., et al. "Gastrointestinal conditions during pregnancy." *Clinics in colon and rectal surgery* 23.02 (2010): 080-089.

[47] Avsar, A. F., and H. L. Keskin. "Haemorrhoids during pregnancy." *Journal of Obstetrics and Gynaecology* 30.3 (2010): 231-237.

[48] Wong, Banny S., et al. "Effects of A3309, an ileal bile acid transporter inhibitor, on colonic transit and symptoms in females with functional constipation." *The American Journal of Gastroenterology* 106.12 (2011): 2154.

[49] Sikirov, Dov. "Comparison of straining during defecation in three positions: results and implications for human health." *Digestive diseases and sciences* 48.7 (2003): 1201-1205.

[50] Dimmer, Christine, et al. "Squatting for the Prevention of Haemorrhoids?." *Townsend Letter for Doctors and Patients* (1996): 66-71.

[51] de Milliano, Inge, et al. "Is a multispecies probiotic mixture effective in constipation during pregnancy?'A pilot study'." *Nutrition Journal* 11.1 (2012): 80.

[52] Bradley, Catherine S., et al. "Constipation in pregnancy: prevalence, symptoms, and risk factors." *Obstetrics & Gynecology* 110.6 (2007): 1351-1357.

[53] Talley, Nicholas J., et al. "Risk factors for chronic constipation based on a general practice sample." *The American Journal of Gastroenterology* 98.5 (2003): 1107.

[54] Shulman, Rachel, and Melissa Kottke. "Impact of maternal knowledge of recommended weight gain in pregnancy on gestational weight gain." *American journal of obstetrics and gynecology* 214.6 (2016): 754-e1.

[55] Siega-Riz, Anna Maria, et al. "A systematic review of outcomes of maternal weight gain according to the Institute of Medicine recommendations: birthweight, fetal growth, and postpartum weight retention." *AJOG.* 201.4 (2009): 339-e1.

[56] National Research Council and Institute of Medicine. (2007). *Influence of Pregnancy Weight on Maternal and Child Health (Workshop Report).* Washington, DC: The National Academies Press.

[57] Shapiro, A. L. B., et al. "Maternal diet quality in pregnancy and neonatal adiposity: The healthy start study." *International Journal of Obesity* 40.7 (2016): 1056-1062.

[58] Centers for Disease Control and Prevention (CDC. "Trends in intake of energy and macronutrients–United States, 1971-2000." *MMWR. Morbidity and mortality weekly report* 53.4 (2004): 80.

[59] Clapp III, James F. "Maternal carbohydrate intake and pregnancy outcome." *Proceedings of the Nutrition Society* 61.01 (2002): 45-50.

[60] Bello, Jennifer K., et al. "Pregnancy Weight Gain, Postpartum Weight Retention, and Obesity." *Current Cardiovascular Risk Reports* 10.1 (2016): 1-12.

[61] Alavi, N., et al. "Comparison of national gestational weight gain guidelines and energy intake recommendations." *Obesity Reviews* 14.1 (2013): 68-85.

[62] Lain, Kristine Y., and Patrick M. Catalano. "Metabolic changes in pregnancy." *Clinical Obstetrics and Gynecology* 50.4 (2007): 938-948.

[63] Flegal KM, Carroll MD, Ogden CL, Curtin LR. Prevalence and trends in obesity among US adults, 1999-2008. JAMA 2010; 303: 235–241.

[64] Kiel, Deborah W., et al. "Gestational weight gain and pregnancy outcomes in obese women: how much is enough?." *Obstetrics & Gynecology* 110.4 (2007): 752-758.

[65] Shapiro, A. L. B., et al. "Maternal diet quality in pregnancy and neonatal adiposity: The healthy start study." *International Journal of Obesity* 40.7 (2016): 1056-1062.

[66] Report of the American College of Obstetricians and Gynecologists' Task Force on Hypertension in Pregnancy. *ObstetGynecol*. 2013;122(5):1122-1131.

[67] Villar J, Repke J, Markush L, Calvert W, Rhoads G. The measuring of blood pressure during pregnancy. American Journal of Obstetrics and Gynecology 1989;161:1019-24.

[68] Aune, Dagfinn, et al. "Physical activity and the risk of preeclampsia: a systematic review and metaanalysis." *Epidemiology* 25.3 (2014): 331-343.

[69] Gildea, John J et al. "A linear relationship between the ex-vivo sodium mediated expression of two sodium regulatory pathways as a surrogate marker of salt sensitivity of blood pressure in exfoliated human renal proximal tubule cells: the virtual renal biopsy." *Clinica Chimica Acta* 421 (2013): 236-242.

[70] Schoenaker, Danielle AJM, Sabita S. Soedamah-Muthu, and Gita D. Mishra. "The association between dietary factors and gestational hypertension and pre-eclampsia: a systematic review and meta-analysis of observational studies." *BMC medicine* 12.1 (2014): 157.

[71] "Nabeshima, K. "Effect of salt restriction on preeclampsia." Nihon Jinzo Gakkai Shi 36.3 (1994): 227-232.

[72] Iwaoka, Taisuke, et al. "Dietary NaCl restriction deteriorates oral glucose tolerance in hypertensive patients with impairment of glucose tolerance." *American journal of hypertension* 7.5 (1994): 460-463.

[73] Sakuyama, Hiroe, et al. "Influence of gestational salt restriction in fetal growth and in development of diseases in adulthood." *Journal of biomedical science* 23.1 (2016): 12.

[74] Guan J, Mao C, Feng X, Zhang H, Xu F, Geng C, et al. Fetal development of regulatory mechanisms for body fluid homeostasis. Brazil J Med Biol Res. 2008;41:446-54.

[75] Duley, L., and D. Henderson-Smart. "Reduced salt intake compared to normal dietary salt, or high intake, in pregnancy." *The Cochrane database of systematic reviews* 2 (2000): CD001687.

[76] Robinson, Margaret. "Salt in pregnancy." *The Lancet* 271.7013 (1958): 178-181.

[77] Gennari, Carine, et al. "Normotensive blood pressure in pregnancy–the role of salt and aldosterone." *Hypertension* 63.2 (2014): 362-368.

[78] Scaife, Paula Juliet, and Markus Georg Mohaupt. "Salt, aldosterone and extrarenal Na+-sensitive responses in pregnancy." *Placenta* (2017).

[79] Rakova, Natalia, et al. "Novel ideas about salt, blood pressure, and pregnancy." *Journal of reproductive immunology* 101 (2014): 135-139.

[80] Klein, Alice Victoria, and Hosen Kiat. "The mechanisms underlying fructose-induced hypertension: a review." *Journal of hypertension* 33.5 (2015): 912-920.

[81] Borgen, I., et al. "Maternal sugar consumption and risk of preeclampsia in nulliparous Norwegian women." *European journal of clinical nutrition* 66.8 (2012): 920-925.

[82] Bodnar, Lisa M., et al. "Inflammation and triglycerides partially mediate the effect of prepregnancy body mass index on the risk of preeclampsia." *American journal of epidemiology* 162.12 (2005): 1198-1206.

[83] Bahado-Singh, Ray O., et al. "Metabolomic determination of pathogenesis of late-onset preeclampsia." *The Journal of Maternal-Fetal & Neonatal Medicine* 30.6 (2017): 658-664.

[84] Bryson, Chris L., et al. "Association between gestational diabetes and pregnancy-induced hypertension." *American journal of epidemiology* 158.12 (2003): 1148-1153.

[85] Liebman, Michael. "When and why carbohydrate restriction can be a viable option." *Nutrition* 30.7 (2014): 748-754.

[86] Mehendale, Savita, et al. "Fatty acids, antioxidants, and oxidative stress in pre-eclampsia." *International Journal of Gynecology & Obstetrics* 100.3 (2008): 234-238.

[87] Grootendorst-van Mil, Nina H., et al. "Maternal Midpregnancy Plasma trans 18: 1 Fatty Acid Concentrations Are Positively Associated with Risk of Maternal Vascular Complications and Child Low Birth Weight." *The Journal of Nutrition* 147.3 (2017): 398-403.

[88] Bej, Punyatoya, et al. "Role of nutrition in pre-eclampsia and eclampsia cases, a case control study." *Indian Journal of Community Health* 26.6 (2014): 233-236.

[89] El Hafidi, Mohammed, Israel Perez, and Guadalupe Banos. "Is glycine effective against elevated blood pressure?" (2006): 26-31.

[90] Austdal, Marie, et al. "Metabolomic biomarkers in serum and urine in women with preeclampsia." *PloS one* 9.3 (2014): e91923.

[91] Kwan, Sze Ting Cecilia, et al. "Maternal choline supplementation during pregnancy improves placental vascularization and modulates placental nutrient supply in a sexually dimorphic manner." *Placenta* 45 (2016): 130.

[92] Zhang, Min, et al. "77 Choline supplementation during pregnancy protects against lipopolysaccharideinduced preeclampsia symptoms: Immune and inflammatory mechanisms." *Pregnancy Hypertension: An International Journal of Women's Cardiovascular Health* 6.3 (2016): 175.

[93] Kwan, Sze Ting Cecilia, et al. "Maternal choline supplementation during murine pregnancy modulates placental markers of inflammation, apoptosis and vascularization in a fetal sex-dependent manner." *Placenta* (2017).

[94] Jiang, Xinyin, et al. "Choline inadequacy impairs trophoblast function and vascularization in cultured human placental trophoblasts." *Journal of cellular physiology* 229.8 (2014): 1016-1027.

[95] Jiang, Xinyin, et al. "A higher maternal choline intake among third-trimester pregnant women lowers placental and circulating concentrations of the antiangiogenic factor fms-like tyrosine kinase-1 (sFLT1)." *The FASEB Journal* 27.3 (2013): 1245-1253.

[96] Galleano, Monica, Olga Pechanova, and Cesar G Fraga. "Hypertension, nitric oxide, oxidants, and dietary plant polyphenols." *Current pharmaceutical biotechnology* 11.8 (2010): 837-848.

[97] Rumbold, Alice R., et al. "Vitamins C and E and the risks of preeclampsia and perinatal complications." *New England Journal of Medicine* 354.17 (2006): 1796-1806.

[98] Bodnar, Lisa M., et al. "Maternal vitamin D deficiency increases the risk of preeclampsia." *The Journal of Clinical Endocrinology & Metabolism* 92.9 (2007): 3517-3522.

[99] Hyppönen, Elina, et al. "Vitamin D and pre-eclampsia: original data, systematic review and metaanalysis." *Annals of Nutrition and Metabolism* 63.4 (2013): 331-340.

[100] Schoenaker, Danielle AJM, Sabita S. Soedamah-Muthu, and Gita D. Mishra. "The association between dietary factors and gestational hypertension and pre-eclampsia: a systematic review and meta-analysis of observational studies." *BMC medicine* 12.1 (2014): 157.

[101] Rylander, Ragnar, and Maria Bullarbo. "[304-POS]: Use of oral magnesium to prevent gestational hypertension." *Pregnancy Hypertension: An International Journal of Women's Cardiovascular Health* 5.1 (2015): 150.

[102] Hofmeyr, G. J. "Prevention of pre-eclampsia: calcium supplementation and other strategies: review." *Obstetrics and Gynaecology Forum*. Vol. 26. No. 3. In House Publications, 2016.

[103] Asemi, Zatollah, and Ahmad Esmaillzadeh. "The effect of multi mineral-vitamin D supplementation on pregnancy outcomes in pregnant women at risk for pre-eclampsia." *International journal of preventive medicine* 6 (2015).

[104] Gulaboglu, Mine, Bunyamin Borekci, and Ilhan Delibas. "Urine iodine levels in preeclamptic and normal pregnant women." *Biological trace element research* 136.3 (2010): 249-257.

[105] Borekci, Bunyamin, Mine Gulaboglu, and Mustafa Gul. "Iodine and magnesium levels in maternal and umbilical cord blood of preeclamptic and normal pregnant women." *Biological trace element research* 129.1-3 (2009): 1.

[106] Dempsey, F. C., F. L. Butler, and F. A. Williams. "No need for a pregnant pause: physical activity may reduce the occurrence of gestational diabetes mellitus and preeclampsia." *Exercise and sport sciences reviews* 33.3 (2005): 141-149.

[107] Barakat, Ruben, et al. "Exercise during pregnancy protects against hypertension and macrosomia: randomized clinical trial." *American journal of obstetrics and gynecology* 214.5 (2016): 649-e1.

[108] Vianna, Priscila, et al. "Distress conditions during pregnancy may lead to pre-eclampsia by increasing cortisol levels and altering lymphocyte sensitivity to glucocorticoids." *Medical hypotheses* 77.2 (2011): 188-191.

[109] Shirazi, Marzieh Amohammadi. "Investigating the effectiveness of mindfulness training in the first trimester of pregnancy on improvement of pregnancy outcomes and stress reduction in pregnant women referred to Moheb Yas General Women Hospital." *International Journal of Humanities and Cultural Studies (IJHCS) ISSN 2356-5926* (2016): 2291-2301.

[110] Barbour, Linda A., et al. "Cellular mechanisms for insulin resistance in normal pregnancy and gestational diabetes." *Diabetes care* 30.Supplement 2 (2007): S112-S119.

[111] Hernandez, Teri L., et al. "Patterns of glycemia in normal pregnancy." *Diabetes Care* 34.7 (2011): 1660-1668.

[112] Hughes, Ruth CE, et al. "An early pregnancy HbA1c≥ 5.9%(41 mmol/mol) is optimal for detecting diabetes and identifies women at increased risk of adverse pregnancy outcomes." *Diabetes Care* 37.11 (2014): 2953-2959.

[113] Coustan, Donald R., et al. "The Hyperglycemia and Adverse Pregnancy Outcome (HAPO) study: paving the way for new diagnostic criteria for gestational diabetes mellitus." *American journal of obstetrics and gynecology* 202.6 (2010): 654-e1.

[114] Ma, Ronald CW, et al. "Maternal diabetes, gestational diabetes and the role of epigenetics in their long term effects on offspring." *Progress in biophysics and molecular biology* 118.1 (2015): 55-68.

[115] Holder, Tara, et al. "A low disposition index in adolescent offspring of mothers with gestational diabetes: a risk marker for the development of impaired glucose tolerance in youth." *Diabetologia* 57.11 (2014): 2413-2420.

[116] Oken, Emily, and Matthew W. Gillman. "Fetal origins of obesity." *Obesity* 11.4 (2003): 496-506.

[117] HAPO Study Cooperative Research Group, Metzger BE, Lowe LP et al (2008) Hyperglycemia and adverse pregnancy outcomes. N Engl J Med 358:1991–2002.

[118] Priest, James R., et al. "Maternal Midpregnancy Glucose Levels and Risk of Congenital Heart Disease in

Offspring." *JAMA pediatrics* 169.12 (2015): 1112-1116.

[119] Kremer, Carrie J., and Patrick Duff. "Glyburide for the treatment of gestational diabetes." *American journal of obstetrics and gynecology* 190.5 (2004): 1438-1439.

[120] Moses, Robert G., et al. "Can a low–glycemic index diet reduce the need for insulin in gestational diabetes mellitus? A randomized trial." *Diabetes care* 32.6 (2009): 996-1000.

[121] Kizirian, Nathalie V., et al. "Lower glycemic load meals reduce diurnal glycemic oscillations in women with risk factors for gestational diabetes." *BMJ Open Diabetes Research and Care* 5.1 (2017): e000351.

[122] Kokic SI, Ivanisevic M, Biolo G, Simunic B, Kokic T, Pisot R. P-68 The impact of structured aerobic and resistance exercise on the course and outcomes of gestational diabetes mellitus: a randomised controlled trial. Poster Presentations. *Br J Sports Med* 2016;50:A69.

[123] Kim, Hail, et al. "Serotonin regulates pancreatic beta cell mass during pregnancy." *Nature medicine* 16.7 (2010): 804-808.

[124] Ruiz-Gracia, Teresa, et al. "Lifestyle patterns in early pregnancy linked to gestational diabetes mellitus diagnoses when using IADPSG criteria. The St Carlos gestational study." *Clinical Nutrition* 35.3 (2016): 699-705.

[125] Huang, Wu-Qing, et al. "Excessive fruit consumption during the second trimester is associated with increased likelihood of gestational diabetes mellitus: a prospective study." *Scientific Reports* 7 (2017).

[126] Clapp III, James F. "Maternal carbohydrate intake and pregnancy outcome." *Proceedings of the Nutrition Society* 61.01 (2002): 45-50.

[127] Dempsey, Jennifer C., et al. "A case-control study of maternal recreational physical activity and risk of gestational diabetes mellitus." *Diabetes research and clinical practice* 66.2 (2004): 203-215.

[128] Wei, Shu-Qin et al. "Maternal vitamin D status and adverse pregnancy outcomes: a systematic review and meta-analysis." *The Journal of Maternal-Fetal & Neonatal Medicine* 26.9 (2013): 889-899.

[129] Mostafavi, Ebrahim, et al. "Abdominal obesity and gestational diabetes: the interactive role of magnesium." *Magnesium Research* 28.4 (2015): 116-125.

[130] Asemi, Zatollah, et al. "Magnesium supplementation affects metabolic status and pregnancy outcomes in gestational diabetes: a randomized, double-blind, placebo-controlled trial." *The American journal of clinical nutrition* 102.1 (2015): 222-229.

REAL FOOD

FOR

PREGNANCY

第八章

运 动

孕期不应禁忌运动，运动反而为行为改变提供了机会。在孕期继续或开始尝试大部分运动都是安全的……

瑞典卡罗林斯卡医学院　伊娃·特洛勒·拉格罗斯博士

我们都知道运动有益健康，但一旦提及孕期运动，大家的意见就不统一了。几个世纪以前，女性怀孕后仍然会继续之前的许多活动；现如今，人们对孕期运动的安全性却添了许多担心。除了一些需要额外注意的情况以及必要的调整（尤其是在孕晚期）外，通常来说孕期运动对你和宝宝来说都是好事。

制定全美孕产医护人员专业指南的美国妇产科医生协会（ACOG）建议：孕妇如无特殊情况"应尽量每天进行30分钟以上中等强度的运动"。尽管如此，也只有半数医生会建议孕妇进行体力活动，哪怕并没有充分的证据表明运动对孕妇和胎儿有害。[1]

这或许能在一定程度上解释为什么大部分女性会在孕期减少运动时长、降低运动强度。[2]一项2017年的研究发现，仅有15%的孕妇的运动量达到ACOG推荐的标准。[3]我希望通过本章为你提供有关孕期运动准确且循证的信息，以及保证孕期运动更安全、更舒适的实用技巧。

你也许担心我作为营养师对运动了解不多，但除了营养学背景，我还是一名普拉提认证教练。我指导过许多女性在孕期或产后练习普拉提，也曾在专门处理女性健康问题的物理治疗师（他们专注于盆腔脏器脱垂、腹直肌分离的治疗）手下工作，所以我有许多经验可供分享。

运动的综合益处

研究已多次证明孕期运动对妊娠结局有益，正如一名研究人员所说，"相关科学证据不容置疑"[4]。孕期有运动习惯的女性往往增重更少，患妊娠糖尿病或先兆子痫的风险更小，产后恢复得也更快。[5~6]

事实上，一项纳入了21 000名女性的大型研究发现，久坐的孕妇发生妊娠糖尿病的概率增大了2.3倍。[7]另一项研究发现，与每周运动3天的孕妇相比，不经常运动的孕妇发生妊娠高血压的概率大了3倍，体重增长超标的概率大了1.5倍，诞下巨大儿的概率大了2.5倍。[8]运动可以强化盆底肌，提高有氧代谢能力，二者均有助于分娩。[9]此外，运动的孕妇需要剖宫产的可能性也更小。[10]如果运动是一剂良药，那么每一位孕妇都应该服用。

除了生理方面的益处外，运动还在精神和情绪方面对孕妇有益。运动可以帮助孕妇缓解压力，纾解她们的焦虑和抑郁情绪。在身体不断发生变化的孕期，运动能让你更好地保持身心同步。这种身心觉知能帮助你找到可以预防下背部疼痛、弓背耸肩、运动损伤的锻炼方式。尤其是瑜伽，它被证明可以缓解孕妇的焦虑、抑郁、压力、睡眠障碍和下背部疼痛。[11]

通常来说，孕期运动的女性在产后更容易恢复规律运动，也能更轻松地减掉怀孕时增加的体重。

运动对宝宝的好处

让孕妇不敢运动的首要原因就是担心会伤害胎儿。但是，大部分学者均认同孕期运动利大于弊。所谓运动会减少胎儿的血流、增大流产风险，以及孕妇心率过高会带来危害都被证明是无稽之谈。

有趣的是，我们现在发现，虽然运动时子宫的血流量的确轻微减少，但孕妇身体发生了一些复杂的代谢变化，胎儿的供氧量并未因此改变。[12]也就是说，身体比你想象的聪明许多。研究还发现，女性孕期进行规律运动能增强胎儿心率变异性，可能有益于其大脑和神经系统的发育。[13]无数研究均证实运动可改善大脑发育。一项研究注意到，"相比于孕期无运动习惯的女性所生的孩子，孕期运动的女性所生的孩子天生大脑就发育得更为成熟"。[14]这些影响似乎会一直延续至婴儿期以后，因为运动的孕妇所生的孩子在童年时期语言表达能力更强、学习成绩也更优秀。[15]

除了对脑部发育的影响，我们还可以看到，运动的孕妇所生的孩子患肥胖症、2型糖尿病和代谢综合征的风险更小。[16]一位学者这样生动地总结道："越来越多的证据表明孕期运动有益于胎儿的健康，且这一影响会持续至孩子的童年时期。女性孕期运动对孩子的益处体现在体重、体成分、心血管健康和神经系统发育等方面。孕期运动会启动孕期编程效应，在胚胎器官发育的关键时期创造健康适宜的子宫环境。"[17]

如果你一时无法消化这些信息，那么可以这样想：运动造成的血液加速流动有助于把新鲜血液、营养和氧气带给宝宝。记住，宝宝获得营养和排出代谢废物唯一的方式就是通过你的血液循环，所以让血液流动起来吧！

开启运动计划

理想的运动计划取决于你的运动能力、喜好及孕前的健康状况。通常的建议是每天进行 30 分钟中等强度的运动（或至少每周累计运动 150 分钟）。运动种类包括力量或抗阻运动和有氧运动。[18]

如果你之前没有运动习惯，那就慢慢开始，比如先尝试午餐后散步 10 分钟。适应后你可以逐渐增加散步时长，直至全天总运动时长达到 30 分钟，如果你感觉良好也可以运动更长时间。一些人会选择将总运动时长拆分成几小段时间来完成。对一些人来说，一天多次短距离散步比一口气完成一套系统性全身训练更可行。而另一些人更愿意每周抽 3~4 天进行较长时间的锻炼。运动的方式由你根据自己身体的感受来决定。你应该花时间想一想什么是你真正喜欢的运动方式，因为运动是为了让自己孕期的生活轻松且健康，而不是为了惩罚自己。这也是为什么我常常更喜欢将孕期的运动称为"活动"。

如果你尚未开始运动，一定要在开始前向医生或医护人员咨询，确保身体健康且不存在任何运动禁忌。你还可以向他们了解其他问题，比如妊娠糖尿病患者可以咨询一下控糖目标。

孕期运动注意事项

为保证所选的运动方式安全有效，在得到医生的允许后，孕期女性还需要注意以下几点。

首先你要知道为了孕育新生命，你的身体正在发生惊人的变化。怀孕后你的血容量、心脏排血量和呼吸频率增加，这些可能让你感觉呼吸困难。孕晚期，胎儿将压迫胸腔，影响肺活量（及摄氧量），这时候你的身体情况更为复杂。你可以通过"谈话测试"来感知身体的情况，判断运动疲劳程度和身体的极限。

谈话测试

谈话测试是评估运动疲劳程度的简单方法。如果你感觉呼吸困难、喘气费力或者不能完整地说出短句子，说明你的运动强度过大。此时应放慢速度，让呼吸平稳下来。心率和呼吸频率适当提高是有利的，但不应该运动到身体无法获得充足的氧气、你感到头晕的程度。如果你感到心率加快，但仍可以进行简单的对话，此时的运动强度较为适宜。我知道这一建议不够明确，但是相比其他方法，"谈话测试"的结果与孕期运动疲劳程度的相关性更高。[19]正如物理治疗师玛丽卡·哈特所描述的，"如果你运动时可以说话但不能唱歌，那么此时的运动强度就是最佳运动强度"。

心率

许多女性希望用心率监测运动时的身体状况。但是你可能惊讶地发现，怀孕时的心率不能很好地反应运动疲劳程度，而且对于怀孕期间理想的（或过高的）心率，现在并没有一套既定的指导方针。

人们常常担心如果运动强度过大，血液会从胎盘流向运动中的肌肉，导致胎儿心率变化。但这一认知尚未被证实。研究表明，身体健康的孕妇进行适度运动不会引起胎儿窘迫或降低胎儿心率。[20]即便如此，那些运动强度较大的人或职业运动员最好还是就孕期运动强度征求一下健康和运动专业人士的意见。其余跟我一样的普通人可以放心，无须害怕怀孕时进行中等强度的有氧运动会出问题。

避免过度拉伸

在孕期，身体会释放一种名为"松弛素"的激素，顾名思义，它能使韧带松弛。如果没有松弛素，骨盆将无法扩张，胎儿也就无法顺利经阴道分娩。仔细想来，这真是一套精密的系统！

松弛素唯一的缺点是会使部分女性感到关节有些太过放松。最常见的症状是关节不稳定和不适，特别是在耻骨联合（连接耻骨）和骶髂关节（连接背部非常靠下的位置和髋骨）的位置。[21]此时如果进行跳跃或需要快速开始（或暂停）的扭转运动就可能出问题。对一些人来说，箭步蹲训练会给髋骨（或骶骨）造成太大的压力，引发疼痛。做拉伸运动或做瑜伽时也需注意，尤其是在孕晚期（此时胎儿以及胎盘和羊水已经很重了）。了解身体的极限，适可而止。

怀孕的时候很容易拉伸过度，造成肌肉拉伤。

还需注意的是，在孕期进行跑步等高冲击力的运动可能导致不适。孕期女性体重增加，膝盖和髋部承受的压力更大，尤其是在进行跑步等运动的时候。孕前有跑步习惯的人怀孕后继续跑步通常是安全的，但一定要关注身体的感受。如果感到不适，可选择低冲击力的运动方式，比如散步、游泳、中等强度的徒步、踩椭圆机等。除了能减轻关节所承受的压力，低冲击力的有氧运动还能减轻盆底肌承受的压力（从根本上帮助预防失禁和盆腔器官脱垂）。如果在运动过程中身体产生任何不适，千万不要想着去"克服不适"。

体态、身体正直及背痛

要想安全、有效地运动，运动时必须保证姿势正确。这在孕期尤为重要，因为此时身体的重量和重心都发生了改变。隆起的腹部将身体拽向前。许多女性因此喜欢向前挺起髋骨、向后倾斜背部或者卷起尾骨，以便平衡体内胎儿的重量，但这会使身体无法保持挺直，加剧后背或髋部的疼痛。

建议你有意识地向上挺直身体，想象有一根绳子将你从头顶向上拉，而不要让胎儿的重量拽着你向前。当身体保持挺直的时候，头部应位于肩膀的正上方（耳朵与肩膀对齐），肩膀位于胸腔的正上方，胸腔位于髋骨的正上方，髋骨位于膝盖的正上方，膝盖位于脚踝的正上方，体重被均匀分配在脚趾和脚踝上。衡量身体是否保持正直的要素真不少！

如果不注意姿势，乳房变大还可能带来上背部疼痛，因为肩膀会逐渐耸起，往前侧和胸内侧靠拢。为了防止出现这一情况，我建议你经常拉伸胸部肌肉，强化上背部肌肉（位于肩胛骨中间）。想象锁骨向上提起、远离腹部，并轻柔地向身体两侧伸展。产后需要长时间抱起婴儿进行哺乳，这将加重耸肩的问题。所以从现在开始培养良好的体态从长远看也很有帮助。

腹部肌肉可以帮助挺直身体，使脊柱"挺直向上"，因此腹部肌肉力量不强会加剧背痛。稳定核心或进行健身球运动被证实可有效缓解孕期常见的下背部及盆骨带疼痛。[22]我会在后文介绍一些相关的运动示例。

保持身体挺直

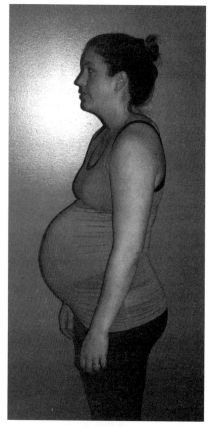

不良体态

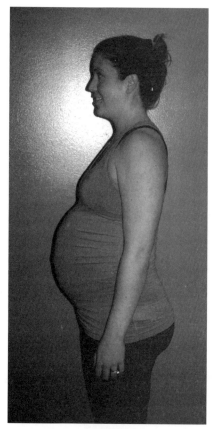

良好体态

　　上面展示的是一名孕40周的孕妇先后几分钟拍摄的两张照片。在"不良体态"的示例图中，你可以注意到她的腹部因胎儿的重量而前倾，导致下背部拱起，骨盆前倾。你还可以注意到她的肩膀和上背部弓起，导致头部前伸，颈部拉伸。

　　而在"良好体态"的示例图中，她利用腹部和背部的肌肉将身体向上提，将胎儿保持在脊柱附近。这使她的脊柱挺直，从而减轻背部和颈部受到的压迫和疼痛感。她将脊柱伸长，提升胸腔，增大了体内胎儿的空间。你可能已经注意到，她的颈部自然伸展、胸部打开，头部位于肩膀正上方。

腹部、背部及骨盆力量

包括腹部肌肉、背部肌肉和盆底肌在内的核心肌肉群在孕期承受着很大的压力。作为普拉提老师，我曾多次亲眼见证了规律的、正确的核心训练对肌肉力量、稳定性和灵活性的改善。普拉提将有氧训练和力量训练融合在一起，对准妈妈来说是一个很好的选择。做普拉提能在关节正常活动范围内强化稳定身体的小肌肉群，改善身体对位对线不良，而且强度小，因此做普拉提可以减小韧带过度拉伸和关节损伤的风险。

做普拉提能锻炼腹部肌肉、背部肌肉和盆底肌这些容易在孕期力量变得薄弱的肌肉，这些肌肉恰恰对保持体态健康、实现经阴道分娩十分关键。

盆底肌训练对改善尿失禁这一鲜少有人讨论的孕期及产后常见问题很有帮助。一项研究显示，孕期参加了为期 6 周的盆底肌训练计划的女性发生压力性尿失禁的情况显著减少。[23] 说得直白一点儿，就是她们更不容易在大笑、打喷嚏、咳嗽的时候不小心漏尿了。除了静态的盆底肌训练，比如"收缩提升内部肌肉"的凯格尔训练之外，一些功能性训练（如深蹲）也有助于改善盆底肌功能。生物力学家凯蒂·鲍恩认为凯格尔训练不宜过量进行。盆底肌不需要过分紧张，只需要正常工作即可。正常的盆底肌会在有需要时收缩，在其他时候放松，而不是始终处于紧张状态。

在孕期和分娩时，盆底肌承受着更强的负荷。这些肌肉在孕期被拉伸以容纳胎儿（否则空间太过狭窄）、在分娩时被胎儿牵拉，这都是无法避免的。产后需要数月（甚至一整年）盆底肌才能恢复至产前的强度，功能也才能恢复如初。[24] 如果你知道如何正确调用并放松盆底肌，产后恢复会容易很多。如果你不知道该怎么做，我强烈建议你寻求专业的女性健康物理治疗师的帮助。他们专门研究如何帮助女性应对盆腔疼痛、盆腔脏器脱垂（有内部下坠脱出的感觉）、尿失禁等问题。

在法国等国家，女性产后都会去看盆底肌物理治疗师。我认为这种做法应全球普及，可惜现实不尽如人意。如果你在孕期或产后感觉下体有异样，建议你向主治医生咨询能否为你推荐合适的物理治疗师。关于产后恢复和运动的详细内容参见第十二章。

腹部锻炼说明

许多医生反对孕期进行腹部锻炼，认为这会增大腹直肌分离的风险，即腹直肌（我们常说的下方肋骨至耻骨垂直排布的"6块腹肌"）向两侧分开、形成间隙。不过，轻微的腹直肌分离是怀孕的正常现象。通常来说，女性在怀孕时，腹白线（使两侧腹肌相连的结缔组织）会伸展以容纳日渐生长的胎儿，从而导致间隙产生。研究表明，超过66%的女性在孕晚期存在一定程度上的腹直肌分离问题。[25]有趣的是，研究还发现，孕期规律运动的女性发生腹直肌分离的风险更小、产后也恢复得更快。一项研究发现，与孕期运动的女性相比，孕期不运动的女性发生腹直肌分离的风险大2倍。[26]另一项研究发现，孕期不运动的女性发生腹直肌分离的概率为90%，而孕期有规律地进行特定核心训练的女性发生腹直肌分离的风险仅为12.5%。[27]

这意味着进行腹部锻炼时针对特定的肌肉或许有助于预防腹直肌分离。无论是否怀孕，在进行腹部锻炼，甚至是从床上起身之前，你都应该轻柔地将肚脐带向脊柱，再向上带向胸腔。这可以调动腹横肌（收腹时用到的肌肉）、下背部的深层肌肉和盆底肌，让它们共同协助分担腹直肌的负担。这就好比在上腹部打造了一个肌肉支撑带。

一项研究这样总结道："激活腹横肌可以保护腹白线，帮助预防腹直肌分离或减轻腹直肌分离的程度，促进产后恢复，使女性产后可以更快地恢复正常的体育锻炼和社交活动。"[28]

进行腹横肌及盆底肌激活训练的女性更少发生背部和盆腔疼痛。[29]腹横肌被认为是维持下背部和骨盆稳定的关键因素，与盆底肌共同作用以保持良好的体态。[30]

不过，不是所有的腹部锻炼都适合在孕期，尤其是在孕晚期进行。诸如卷腹、普拉提中的"卷躯上提"、未经改进的平板支撑等运动都会给腹部和盆底肌施加太大的压力。如果你发现在做某些运动时腹部中线向外鼓起，这就说明身体并不适合这样的运动。你可以尝试更多地调动腹横肌（在发力前持续绷紧腹部），调整运动负荷或者干脆暂停相关运动。我记得在孕晚期，我必须格外注意激活腹部肌肉，否则会觉得一块木板就要从我的肚子里掉出来了。这提醒我必须调整运动方案，而我也这么做了。下面我会分享一些更温和地调动核心肌肉群的替代运动方案。

你应该持续调动核心肌肉群吗？

答案是，不应该。你只需在有需要时调动它们，而不是一直保持肌肉紧绷。这些肌肉也需要适时放松。你会绷紧肱二头肌到处走来走去吗？当然不会！如果某个肌肉群持续处于激活状态，那么在你真正需要它们的时候，它们可能已经无法正常工作了。全天"在线"会使肌肉过度疲劳。你应该注重体态，在需要发力，比如提起购物袋、蹲下从地上捡东西、扭动身体（如从洗碗机中取出碗碟）、做普拉提时调动腹部肌肉（轻柔地将肚脐"向上、向内"带向脊柱，用力收缩腹部肌肉）。你还需要注意的是，调动核心肌肉并不是让你"吸肚子"，而是绷紧腹部肌肉。正确的发力方式并不会影响你的呼吸。这种激活方式是温和而精妙的，并不会让你觉得好像穿了一件勒得你很难受的束腰带。

运动示例

稳定髋部

仰卧下来。如果你怀孕周数较大，仰卧后感到头晕，可以在上背部下方垫几层毛巾或者一条厚毯子。

将手放在髋骨突起的位置。想象两侧髋骨间吊着一根橡皮筋，它不断收紧，使两侧髋骨不断靠近，利用肌肉温和地带动髋骨向身体的中线靠拢。保持10秒。深呼吸数次，深呼吸的同时将全部肌肉放松。重复5~10次。

腹部训练

腹部训练有助于预防或缓解背痛。虽然我在这里介绍的所有运动均需要调动腹部肌肉，但你在进行"腹部训练"时尤其需要注重调动这些肌肉。进行"腹部训练"还可以强化你的下背部。"腹部训练"做起来很简单，但简单不等于轻松。如果进行这项训练时你的身体没有发抖，那你一定没有做对。

两膝弯曲坐在垫子上，双脚脚掌贴地。上半身尽量挺直，使肚脐尽力贴近脊柱。下端肋骨轻微向后收（但不改变你的姿势或下背部自然弯曲的弧度）。手臂向前平伸。身体向后倾斜30°的同时保持脊柱挺直，不要让下背部"沉下去"。保持10～15秒后恢复初始状态。重复3～5次。

你还可以将双臂高举、张开或让双臂画圈（双侧交替进行以锻炼腹斜肌），增加训练难度。按你喜欢的方式尝试吧。在姿势不变形且能力允许的情况下，可以增加身体后倾的角度。在运动的过程中避免弯腰拱背，出现这些情况说明你后倾过度。

深蹲

双脚平行，打开距离略微超过髋关节的宽度（如果感到不适，双脚可轻微外旋）。调动核心肌肉，弯曲双膝向下蹲，臀部尽量向后坐，保持脊柱挺直（不要拱起或弯曲），之后恢复站位。重复10～20次。在膝盖允许的范围内蹲得越低越好。你可以在下蹲时抬起手臂以保持平衡。如果想增加难度，可以加一些负重或改变手部动作。

猫牛式

双手撑地与肩同宽，双膝跪地与髋同宽。注意，膝盖位于髋部正下方，手腕位于肩膀正下方，同时尽量让肩膀远离耳朵。开始时背部舒展，然后吸气。呼气时拱背，使肚脐贴向脊柱，肋骨抬向天花板，向下低头。然后吸气，吸气时脊柱下压，放松腹部，胸腔打开，微微抬头，但不要过分伸展颈部。重复5～10次。

婴儿式

双膝跪地，臀部坐在脚后跟上。膝盖大大分开。双手手掌朝下放在身前的垫子上，轻柔前屈身体直到肚子落在双膝之间。你可以继续轻柔地压向垫子（同时使肩膀下沉，让肩膀远离耳朵），这样可以更好地伸展背部。你也可以选择在这个姿势休息，放松全身肌肉。

侧卧翻书

清晨醒来躺在床上先做一组这个动作是很舒服的。

侧卧，两膝向上弯曲，双手抱头。手掌紧贴后脑勺并使手肘相触。吸气的同时打开胸腔，让上方的手肘指向天花板，然后落在身体后侧。保持一段时间，感受拉伸感。呼气时回到起始位置。如果希望拉伸感更强烈，在打开胸腔时确保双膝并拢。每侧重复 5～10 次。

侧抬腿系列：画圈、抬腿、勾脚／绷脚

侧卧，双腿伸直，稍微前移，与身体呈 45°。用下方的手臂支撑头部，另一只手可以放在垫子上以增加稳定性。髋部挺直呈一条直线。调动腹部肌肉稳定身体。想象上方的那条腿比下方的那条腿更长一些。

下列运动应两侧腿交替进行。

画圈

首先抬起上方的那条腿，与髋同高，分别顺时针和逆时针画小圈 10 次。身体（包括下方的那条腿）保持不动。这需要调动腹部肌肉。

抬腿

将上方的那条腿抬离下方的那条腿，抬高 0.6 m 左右，数到 3 后把腿放下。重复 5 次。

勾脚／绷脚

这组运动与"抬腿"运动完全一致。不过这次你需要将脚背绷紧后再抬腿，然后在腿落下时勾脚。重复 3～5 次。然后交换动作，在抬腿时勾脚，在落腿时绷脚。

墙壁俯卧撑

本组练习有两种形式：常规墙壁俯卧撑和肱三头肌墙壁俯卧撑。如果你俯

卧撑做得很熟练，可以改为地面俯卧撑或跪姿俯卧撑（不需要靠墙）。怀孕后期更适合做跪姿俯卧撑或墙壁俯卧撑，以减少对腹部肌肉和盆底肌的牵拉。

常规墙壁俯卧撑

距离墙面 0.3～0.6 m 站立，双脚平行，打开与髋同宽。脚后跟抬离地面 5 cm 左右。手在肩膀的正前方，撑在墙壁上，两手分开 0.6 m 远。保持身体在一条直线上做 10 个俯卧撑。

肱三头肌墙壁俯卧撑

手在肩膀的正前方，撑在墙壁上，两手仅分开 0.3 m 远。手肘弯曲使身体贴向墙壁、手肘贴近身体。重复 10 次。

根据怀孕阶段调整运动方案

孕早期

通常来说，除了不能做需要弹跳或可能造成腹部损伤的运动，在孕早期无须大范围调整运动方案。如果住在气候炎热的地方，可能需要注意运动时的体温，防止体温过高。孕前做"热瑜伽"的人可能需要改做普通的瑜伽。孕早期经常体温过高会增大某些先天畸形和神经管缺陷发生的风险。[31]

在孕早期你可能经常感到疲惫或恶心，所以如果身体情况不允许运动也不要担心。许多女性在孕早期因精力不济暂时减少了运动量，但精力水平在孕中期和孕晚期会有所回升。[32] 你可以试试每天短距离散步 5～15 分钟，这也许可以让你感觉好一些。用小重量哑铃或弹力带等进行抗阻运动也被证明可以对抗疲劳、提升孕期精力水平。[33] 做一些温和的瑜伽练习或简短的普拉提练习，比如单腿侧卧的体式，也是少量增加抗阻运动的好办法。

孕中期

由于胎儿体重增长和位置的变化，孕中期进行需仰卧的运动可能造成不适。这是因为仰卧时胎儿会压迫你脊柱腔的静脉，而它是血液从下肢回流至心脏的大静脉，因此你可能因血流和供氧不足而感到头晕。因仰卧而短暂头晕并不会造成长期的损害。只要坐起来、喘口气，不再次长时间仰卧即可。

出于同样的原因，孕16周后通常不建议进行任何会使髋部高于心脏的运动，如瑜伽中的桥式、普拉提中的盆骨倾斜或其他翻转倒立的体式。终止运动的具体时机同样取决于胎儿的体重、他的位置以及其他相关因素，所以你应该关注自身的情况和运动时的表现，根据个人感受进行调整。有的人可以轻松维持原来的运动方案而没有任何不良反应。如果你想找到适合你的运动，只需学会倾听自己身体的声音。

一般来说，只要没有不良反应，进行短时间的仰卧运动，如腹部训练是可以的。有的人做这些运动时会利用枕头、毯子、靠垫或手肘把身体支起来。

孕晚期

在孕晚期，随着胎儿和子宫重量的增加，关节松弛的感觉会更加明显。此时一定要避免拉伸过度。做一些能稳定关节的运动，如做普拉提或进行弹力带训练会有所帮助。此时髋部和下背部疼痛也很普遍，你可能发现诸如弓箭步等运动很容易造成疼痛或带来髋部错位的感觉。你需要调整运动方案以保持身体舒适。

把保持良好的体态放在优先地位。经常评估自己的体态，保持身体挺直、肩膀微微向后展开、胸腔打开。

日渐生长的胎儿还可能向上挤压肺部，使你喘气更费力。根据需要调整运动的强度，不要让自己处于呼吸特别困难的境地（别忘了"谈话测试"）。胎儿还会挤压胃部，因此运动前不要大量进食。

这一阶段还容易发生身体过热的情况，所以在运动间隙要注意休息、及时补水。应避免在潮湿闷热的天气进行户外运动。

孕晚期还是假性宫缩最常发生的时期，它们往往突然发生但并不疼痛，这种宫缩"练习"被认为可以帮助子宫为真正的分娩做好准备。当假性宫缩发生时，子宫会持续紧缩30～60秒或更长的时间，然后逐渐缓解。这种收缩通常在节奏和强度上都没有规律。运动中出现轻微的子宫收缩（尤其当距离预产期较远时）可能只是假性宫缩。此时暂停运动，等假性宫缩结束后再继续就可以了。如果宫缩持续时间较长或出现疼痛感，请及时联系医生。脱水时更容易发生假性宫缩，所以在运动时一定要及时补水（还有电解质）。

总结

孕期运动安全、有效且有益。如果你和我一样，那么在怀孕的不同阶段，你的运动方式可能都需要改变。在孕早期，疲惫和恶心感会让运动充满挑战。在孕晚期，有时你需要发挥创造力找到舒适的运动姿势，克服腹部隆起和关节松弛所造成的干扰。如果你不想运动，总能找到借口。记住，怀孕时运动不是要向别人证明自己，而是为了保持血液流通、多去户外走走、强身健体，以及与正在孕育新生命的身体建立连接感。

孕期运动速查

每天运动 30 分钟或 30 分钟以上

每周进行 2~3 次抗阻运动

有氧运动：散步、慢跑、爬楼梯、踩椭圆机、跳舞、游泳、骑健身单车、低冲击力的有氧运动、中等强度的徒步

力量训练：手臂和腿部训练、小重量训练、普拉提、孕期瑜伽、抗阻训练

柔韧性运动：普拉提、孕期瑜伽、拉伸

腹部肌肉或盆底肌训练：每日练习以缓解下背部疼痛，为分娩做准备。调动肌肉"托住胎儿，使其更靠近脊柱"；深蹲也是很不错的运动方式

运动的益处

- 预防并发症：降低血糖、血压，预防体重超标和胎儿过大。可减轻胀气、下背部疼痛、便秘、静脉曲张、下肢水肿
- 增强力量：改善体态、肌张力和肌耐力
- 精神健康：改善情绪，缓解压力、焦虑和抑郁，改善睡眠
- 产后：有助于减重，减小腹直肌分离的风险

续表

通用准则

- 运动间隙多休息，避免身体过热；不在高温天气运动

- 补水充足，预防脱水

- 运动前加餐

- 穿舒适、支撑性好的服装（如运动内衣）和鞋

- 孕16周后如进行仰卧运动时感到不适，则尽量避免仰卧

禁忌运动

避免接触和碰撞类的运动。避免需要跳跃、可能崴脚和可能造成腹部损伤的运动，如足球、橄榄球、棒球、曲棍球、篮球、自由搏击、滑降滑雪、体操

注意事项

向医生咨询，了解你是否可以在孕期安全运动。最好和同伴一起运动。运动可能造成饮食或胰岛素剂量的改变，需注射胰岛素或服用降血糖药物者在运动前应向医生咨询。

终止运动的信号

如果你出现以下症状，及时就医：

- 宫缩

- 胎动减少

- 头晕、头痛、胸痛、呼吸急促

- 阴道流血或羊水流出

【 本章参考文献 】

[1] Downs, Danielle Symons, and Jan S Ulbrecht. "Understanding exercise beliefs and behaviors in women with gestational diabetes mellitus." *Diabetes Care* 29.2 (2006): 236-240.

[2] Evenson, Kelly R, A Savitz, and Sara L Huston. "Leisure-time physical activity among pregnant women in the US." *Paediatric and Perinatal Epidemiology* 18.6 (2004): 400-407.

[3] Garland, Meghan. "Physical Activity During Pregnancy: A Prescription for Improved Perinatal Outcomes." *The Journal for Nurse Practitioners* 13.1 (2017): 54-58.

[4] Artal, Raul. "Exercise in Pregnancy: Guidelines." *Clinical Obstetrics and Gynecology* 59.3 (2016): 639-644.

[5] Jovanovic-Peterson, Lois, Eric P Durak, and Charles M Peterson. "Randomized trial of diet versus diet plus cardiovascular conditioning on glucose levels in gestational diabetes." *American Journal of Obstetrics and Gynecology* 161.2 (1989): 415-419.

[6] Brzęk, Anna, et al. "Physical activity in pregnancy and its impact on duration of labor and postpartum period." *Annales Academiae Medicae Silesiensis*. Vol. 70. 2016.

[7] Zhang, Cuilin, et al. "A prospective study of pregravid physical activity and sedentary behaviors in relation to the risk for gestational diabetes mellitus." *Archives of internal medicine* 166.5 (2006): 543-548.

[8] Barakat, Ruben, et al. "Exercise during pregnancy protects against hypertension and macrosomia: randomized clinical trial." *American journal of obstetrics and gynecology* 214.5 (2016): 649-e1.

[9] Collings, CA, LB Curet, and JP Mullin. "Maternal and fetal responses to a maternal aerobic exercise program." *American Journal of Obstetrics and Gynecology* 145.6 (1983): 702-707.

[10] Lassen, Kait, "Does Aerobic Exercise During Pregnancy Prevent Cesarean Sections?" (2016). *PCOM Physician Assistant Studies Student Scholarship*. 276.

[11] Babbar, Shilpa, and Jaye Shyken. "Yoga in Pregnancy." *Clinical obstetrics and gynecology* 59.3 (2016): 600-612.

[12] Lotgering, Frederik K. "30+ Years of Exercise in Pregnancy." *Advances in Fetal and Neonatal Physiology*. Springer New York, 2014. 109-116.

[13] May LE, Glaros A, Yeh HW, Clapp JF 3rd, Gustafson KM. Aerobic exercise during pregnancy influences fetal cardiac autonomic control of heart rate and heart rate variability. Early Hum Dev (2010) 86: 213–217.

[14] Labonte-Lemoyne, Elise, Daniel Curnier, and Dave Ellemberg. "Exercise during pregnancy enhances cerebral maturation in the newborn: A randomized controlled trial." *Journal of Clinical and Experimental Neuropsychology* 39.4 (2017): 347-354.

[15] Hillman, Charles H, Kirk I Erickson, and Arthur F Kramer. "Be smart, exercise your heart: exercise effects on brain and cognition." *Nature Reviews Neuroscience* 9.1 (2008): 58-65.

[16] Dempsey, Jennifer C et al. "A case-control study of maternal recreational physical activity and risk of gestational diabetes mellitus." *Diabetes Research and Clinical Practice* 66.2 (2004): 203-215.

[17] Moyer, Carmen, Olga Roldan Reoyo, and Linda May. "The Influence of Prenatal Exercise on Offspring Health: A Review." *Clinical medicine insights. Women's health* 9 (2016): 37.

[18] Perales, Maria, et al. "Benefits of aerobic or resistance training during pregnancy on maternal health and perinatal outcomes: A systematic review." *Early human development* 94 (2016): 43-48.

[19] Hammer, Roger L, Jan Perkins, and Richard Parr. "Exercise during the childbearing year." *The Journal of Perinatal Education* 9.1 (2000): 1.

[20] Brenner, IK et al. "Physical conditioning effects on fetal heart rate responses to graded maternal exercise."

Medicine and Science in Sports and Exercise 31.6 (1999): 792-799.

[21] Zumwalt, Mimi. "Prevention and management of common musculoskeletal injuries incurred through exercise during pregnancy." *The Active Female*. Humana Press, 2008. 183-197.

[22] Belogolovsky, Inna, et al. "The Effectiveness of Exercise in Treatment of Pregnancy-Related Lumbar and Pelvic Girdle Pain: A Meta-Analysis and Evidence-Based Review." *Journal of Women's Health Physical Therapy* 39.2 (2015): 53-64.

[23] Sangsawang, Bussara, and Nucharee Sangsawang. "Is a 6-week supervised pelvic floor muscle exercise program effective in preventing stress urinary incontinence in late pregnancy in primigravid women?: a randomized controlled trial." *European Journal of Obstetrics & Gynecology and Reproductive Biology* 197 (2016): 103-110.

[24] Elenskaia, Ksena, et al. "The effect of pregnancy and childbirth on pelvic floor muscle function." *International urogynecology journal* 22.11 (2011): 1421.

[25] Benjamin, D. R., A. T. M. Van de Water, and C. L. Peiris. "Effects of exercise on diastasis of the rectus abdominis muscle in the antenatal and postnatal periods: a systematic review." *Physiotherapy* 100.1 (2014): 1-8.

[26] Candido, G., T. Lo, and P. A. Janssen. "Risk factors for diastasis of the recti abdominis." *Journal - Association of Chartered Physiotherapists in Women's Health.* (2005): 49.

[27] Chiarello, Cynthia M., et al. "The effects of an exercise program on diastasis recti abdominis in pregnant women." *Journal of Women's Health Physical Therapy* 29.1 (2005): 11-16.

[28] Benjamin, D. R., A. T. M. Van de Water, and C. L. Peiris. "Effects of exercise on diastasis of the rectus abdominis muscle in the antenatal and postnatal periods: a systematic review." *Physiotherapy* 100.1 . W(2014): 1-8.

[29] Kluge, Judith, et al. "Specific exercises to treat pregnancy-related low back pain in a South African population." *International Journal of Gynecology & Obstetrics* 113.3 (2011): 187-191.

[30] Richardson, Carolyn A., et al. "The relation between the transversus abdominis muscles, sacroiliac joint mechanics, and low back pain." *Spine* 27.4 (2002): 399-405.

[31] Chan, Justin, Aniket Natekar, and Gideon Koren. "Hot yoga and pregnancy." *Canadian Family Physician* 60.1 (2014): 41-42.

[32] Bacchi, Elisabetta, et al. "Physical Activity Patterns in Normal-Weight and Overweight/Obese Pregnant Women." *PloS one* 11.11 (2016): e0166254.

[33] Ward-Ritacco, Christie, Mélanie S. Poudevigne, and Patrick J. O'Connor. "Muscle strengthening exercises during pregnancy are associated with increased energy and reduced fatigue." *Journal of Psychosomatic Obstetrics & Gynecology* 37.2 (2016): 68-72.

REAL FOOD

FOR

PREGNANCY

第九章

实验室检查

　　孕晚期胚胎生长加速，孕妇的代谢需求也因此达到顶峰。所以怀孕前期母体以合成代谢为主，储备营养素以满足之后的需求。而在怀孕后期，母体以分解代谢为主，将营养素输送给快速生长的胎儿。

美国宾夕法尼亚大学　佐特·奥洛尼教授

　　一些学者把"怀孕"形容成"压力测试"。人体的许多器官和系统，如甲状腺、心血管系统和胰腺，都要做这项测试。身体能否很好地适应压力受到孕前和孕期营养状况的影响。遗憾的是，在没有异常临床表现的情况下，常规孕期护理并不包含任何前瞻性的应对措施。这让许多孕妇更易受到那些本可以预防的孕期并发症的伤害。

　　在我第一次产检时，我问医生："我需要做哪些初步的血液检查？"我惊讶地发现一些化验竟然不是默认必做的。一些并未被医生关注的指标，如维生素D、平均血糖（糖化血红蛋白）或甲状腺激素等，如果出现异常，会增大我发生孕期并发症的风险。我不得不主动要求对这些指标进行化验。我希望了解有没有"异常的地方"，这样我可以立即处理，而不是在几个月后或是营养储备耗尽、产后出现疾病时才发现问题。

　　通过这次经历，我认识到像我这样拥有医学背景、了解相关知识、能够主动要求对必要指标进行化验的孕妇只有极少数。通过第一次血液检查，我发现我的维生素D水平在正常值下限，这让我决定增加维生素D补充剂的剂量（我居住的地方和怀孕的季节决定了我无法获得足够的光照）。我永远也无法知道保证维生素D足量摄入是否对我平稳度过孕期、免于受到并发症的困扰起了积极的作用，但可以肯定的是，我不希望冒险。通过我的经历，我想说明的是，许多孕妇在产检时需要面对的现实：医生不会主动为孕妇做一些可预防或可筛查疾病的化验。我写本章的目的就是填补孕妇、医生与科研之间的知识缺口。

　　本章我会介绍一些你可能需要主动要求做的检查项目及原因。并不是所有医生都了解前沿研究。要求额外增加一些实验室检查项目也不会带来什么问题。如果医生不愿意为你做这些检查，你就可以看出他们有多么不重视预防保健。

　　我接下来即将介绍的每一项实验室检查都很适合在初次产检时进行。如果其中任何一项检查的结果出现异常，你可以在之后的产检中进行复查，遵循医疗团队的指导意见，要么调整饮食，要么服用补充剂。我重点介绍的检查都是与营养相关的，普通医生就能为你做。有一些额外的检查只有功能医学从业者才可以为你做，我会在本章结尾处介绍。请注意，本章并未介绍与营养无关的孕期检查项目。

维生素 D

维生素 D 缺乏本就非常普遍，对孕妇而言更是如此。在世界的一些地区，高达 98% 的孕妇缺乏维生素 D。[1]而补充维生素 D 即可有效缓解症状，维生素 D 补充剂的价格很便宜。让我十分不解的是，筛查并治疗维生素 D 缺乏不是常规操作，要知道维生素 D 缺乏可能增大孕妇先兆子痫、妊娠糖尿病（已被 2 项大型荟萃分析证实）以及新生儿低出生体重发生的风险。[2~3]更不用说维生素 D 还是胎儿发育的必需营养素，将永久影响他们的骨骼发育和免疫功能了。[4~5]

如果所有孕妇按照统一的剂量补充维生素 D 即能保证摄入充足就好了，然而现实并非如此（不过 4 000 IU 是一个不错的起始剂量）。[6]我在第六章已经解释过，人体内的维生素 D 水平受到包括肤色、光照量、衣着、防晒霜使用与否、居住地的纬度、饮食、营养补充剂服用与否等一系列因素的影响。检查维生素 D 的血液浓度是了解体内的维生素 D 是否充足、你是否需要补充更大剂量的维生素 D 的唯一方法。

最好在孕期多次要求检查维生素 D 水平，首先要获得孕早期（或孕前）的基线数据。你需要检查的是"25- 羟基维生素 D"的水平。大部分化验单显示维生素 D 的血液浓度大于 30 ng/mL 即为正常，但众多专家均认为最佳水平应为 50 ng/mL 以上。[7]有趣的是，现代狩猎 - 采集族群的人均维生素 D 血液浓度为 46 ng/mL，这间接说明或许较高的维生素 D 水平才是生存所必需的。[8]

在解读检查结果时需注意维生素 D 水平有不同的单位，常见的是 ng/mL 和 nmol/L。你可以查看打印出的化验单以确保你对检查结果的解读是正确的（30 ng/mL=75 nmol/L，50 ng/mL=125 nmol/L）。

我自己在怀孕期间每 3 个月检查一次维生素 D 水平，并且惊讶地发现，我需要补充大剂量（＞ 4 000 IU）的维生素 D 补充剂才能维持正常的水平。那时我住在高纬地区，气候也很寒冷，因此光照很少。能够根据检查结果调整补充剂剂量让我感到很安心，因为我为宝宝尽力做到了最好。孕晚期的检查结果显示我体内的维生素 D 水平有所升高，这让我确信我选择的剂量是合适的。这也为我在产后选择合适的剂量提供了根据，以保证母乳中维生素 D 的含量。如果你也在为产后做准备，你需要知道进行纯母乳喂养的妈妈们每天至少需要 6 400 IU 的维生素 D 以保证宝宝的摄入。[9]

铁

正如我在第六章所说，女性对铁的需求在孕期大约增加了 1.5 倍。缺铁非常普遍，可导致贫血，此时体内红细胞和一种名为"血红蛋白"的含铁蛋白含量降低，向身体组织输送氧气的能力不足，从而使人出现乏力、虚弱、注意力不集中等症状。[10]不过，大多数女性并不会表现出明显的贫血症状。

铁对胚胎的正常发育和预防孕期并发症具有关键作用，因此孕期通常会定期检查铁水平。一般来说，孕早期和孕中期都会进行贫血筛查。相较于铁含量正常的孕妇，孕早期和孕中期缺铁的孕妇早产的风险增大了 2 倍，新生儿出生体重低的风险增大了 3 倍。[11]铁水平低还会损伤甲状腺功能，可能导致胎儿神经发育迟缓。[12]

至少需要检查血红蛋白、红细胞压积和血清铁蛋白才能准确分析孕期的铁营养状况。[13]一些医生还会检查与贫血有关的其他指标。例如平均红细胞体积（MCV），它可以辅助区分是缺铁性贫血还是叶酸或维生素 B_{12} 缺乏导致的贫血。还有血清转铁蛋白受体（sTfr），它可以反映体内铁储备的情况。[14]需要注意的是，包括血红蛋白在内的一些实验室检查结果会受到孕期正常的体液变化（即血液稀释）的影响，在解读检查结果时应将其纳入考虑范围。

甲状腺

甲状腺是位于颈部前侧的小小的腺体，可分泌多种激素。人们熟知的是甲状腺激素对代谢的影响，但它们还会对身体的其他系统造成影响。孕期甲状腺激素分泌量至少需要增加 50% 才能满足你和宝宝的需求。[15]在孕早期，胎儿完全依赖于母体分泌的甲状腺激素——直至 16～20 周，胎儿的甲状腺才发育成熟，可以为自身分泌激素。[16]但在那之后，母体分泌的甲状腺激素仍会穿过胎盘，为胎儿的正常发育提供支持。

近期一篇论文尽可能简明扼要地总结了孕期甲状腺激素典型的变化过程："怀孕伴随的种种生理变化增加了母体甲状腺的压力。孕早期雌激素刺激甲状腺素结合球蛋白这种转运蛋白水平升高，导致三碘甲状腺原氨酸（T_3）和甲状腺素（T_4）水平同时升高，直到达到新的平衡。孕早期，促甲状腺激素（TSH）水平还会短暂降低，同时人绒毛膜促性腺激素（hCG）浓度达到峰值。由于 hCG 与 TSH 结构相似，它会与 TSH 受体结合，刺激游离甲状腺素（FT_4）分泌，在负反馈机制的作用下造成 TSH 水平降低。孕 6～10 周，由于胎盘此时会制造大量 hCG，FT_4 的分泌量一开始会上升，但随着孕程的进展，FT_4 的分泌量会慢慢减少。"[17]

我是不是忘记告诉大家甲状腺的工作机制十分复杂了？阅读上述论文你就会明白，为什么向一名了解怀孕如何影响甲状腺功能的医生咨询十分重要，尤其是当你希望开具相关检查并希望医生能够为你解读检查结果时。

及时发现并治疗甲状腺问题非常重要。甲状腺活力较低被称为"甲状腺功能减退"（简称"甲减"），这是最常见的甲状腺问题。一项研究指出，"孕妇甲减可能与流产、贫血、孕期高血压、先兆子痫、胎盘早剥、产后出血、早产、胎儿窘迫、新生儿低出生体重以及孩子先天性循环缺陷、视力发育不良、儿童时期出现神经心理缺陷有关"。[18]另一项研究显示，有临床甲减表现且未经治疗的女性自然流产的概率高达 60%。[19]如果你曾自然流产，最好检查一下自己的甲状腺功能。

胎儿的脑部发育高度依赖母体的甲状腺激素。轻、中度甲状腺功能异常可导致孩子出现神经发育问题，如智力低下、语言能力发育迟缓、运动能力受损、自闭症和注意缺陷多动障碍（ADHD）。[20]

显然，保证甲状腺这一小小的腺体正常工作非常重要，甚至是重中之重。这让人不禁疑惑为什么甲状腺激素相关检查没有被纳入常规检查项目。许多内分泌学家都在大力推动进行孕期甲状腺功能的普遍筛查，但这一建议并未被广泛采纳。不过，至少美国甲状腺协会推荐对超过 30 岁且有流产史、有早产史、不孕、患有自身免疫性疾病、肥胖、有甲状腺疾病家族史或居住地碘缺乏率较高的女性进行定期筛查。[21]我敢说本书的很多读者都至少存在一种上述危险因素。

问题在于甲状腺功能的评估十分复杂。需要检查的激素有很多，且彼此之间互相关联。激素水平也会随孕期阶段的变化而自然波动，同时量化甲状腺激素的方法也会影响结果。大部分传统医生在检查甲状腺功能时只会化验 1 ~ 2种激素（如 TSH、T_4），但全面的甲状腺检查对综合分析更有帮助（怀孕时越早做越好），检查项目包括：

- TSH
- FT_4
- 游离三碘甲状腺原氨酸（FT_3）
- 反三碘甲状腺原氨酸（rT_3）
- 甲状腺过氧化物酶抗体（TPOAb）
- 甲状腺球蛋白抗体（TgAb）

目前定义的甲状腺激素的"正常"参考范围与其最优水平并不一致。如果你怀疑或确实有甲状腺疾病史，最好寻求经验丰富、了解怀孕对甲状腺激素的复杂影响的内分泌学家或功能医学医生的帮助。上述激素的正常范围在孕期都发生了改变，每个阶段也有所区别。比如孕早期，TSH 的水平自然降低，T_3、T_4 的水平则有所升高。一项研究显示，如果不使用适用于孕期的参考值，高达18% 的甲状腺检查结果会被错误解读。[22]

检查甲状腺抗体尤为重要（尤其当 TSH 升高时），医生可以根据它判断你是否患有自身免疫性甲状腺疾病——专家眼中导致孕期"许多不良后果的最大的危险因素"。[23]自身免疫性甲状腺疾病会使身体主动攻击甲状腺，因此在甲状腺压力剧增的孕期和产后控制好这一疾病非常重要。美国甲状腺协会指出，在碘营养状况良好的情况下，自身免疫性甲状腺疾病（桥本氏甲状腺炎）是造成甲减的主要原因。因此 30% ~ 60% 的 TSH 水平偏高的孕妇甲状腺抗体呈阳性并不奇怪。[24]也就是说，高达 60% 的甲减患者患有自身免疫性疾病。

和许多健康问题一样，预防才是王道。建议正在备孕的人在怀孕前筛查甲状腺功能。已经怀孕的人应尽早检查甲状腺功能。足有 70% 的甲减患者没有明显症状。[25]一些研究显示，孕早期不晨吐或恶心可能是甲状腺活力不足或缺碘的表现。[26]

甲状腺健康相关的营养学知识

营养状况和生活方式会影响甲状腺功能。保证碘摄入是其中最值得被重视且临床意义最大的一项措施，因为没有碘，身体就无法合成甲状腺激素，而美国57%的孕妇存在碘缺乏的情况。[27]碘的膳食需求在孕期将增加1倍，达到每日250 μg（世界卫生组织推荐值），不过这一推荐值可能较为保守，而且缺碘者可能需要更高剂量的碘。[28]由于经常吃紫菜，日本人的碘摄入始终高于世界其他国家的人的碘摄入水平，据估计他们的平均摄入量为每日1 000～3 000 μg（一些紫菜汤每250 mL含碘量高达7 750 μg），但人们并未发现这一高水平的碘摄入对妊娠结局有不良影响。[29～30]相比碘摄入过量，对大部分人来说，碘缺乏所带来的问题更严重。

遗憾的是，一项针对美国223种孕期维生素进行的调研显示，几乎有一半的孕期维生素中不含碘。[31]为保证摄入充足，建议选择含碘的孕期维生素、定期摄入富碘食物，比如第三章介绍的海鲜、紫菜等。对不吃海鲜的女性来说，乳制品和鸡蛋是最重要的碘来源。[32]其他含碘食物包括芦笋、甜菜、蔓越莓和加碘盐。[33]注意，加碘盐中的碘随储藏时间的增加而减少，因此加碘盐并不总是可靠的碘来源，尤其是对湿度大的地区的居民来说。[34]

另外，需要特别注意的是，某些食物中含有致甲状腺肿大物质，它会抑制甲状腺对碘的吸收。综合考虑，最好避免食用大豆制品，这我在第四章已经进行了详细的说明。已经确诊存在甲状腺问题的人应限制食用生的十字花科蔬菜（如卷心菜、羽衣甘蓝和西蓝花），因为它们也含有致甲状腺肿大物质。好在烹饪或发酵可以解决这一问题。[35]

影响甲状腺健康的其他营养素包括铁、硒、锌和维生素D。铁的重要之处在于它是甲状腺激素合成所需的辅因子①。研究发现，体内铁水平低是孕妇患甲减的一个预测因子。[36]硒和锌辅助T_4转换为更具活性的甲状腺激素——T_3。[37]硒还可以帮助清除甲状腺抗体，孕期补充硒可预防产后发生甲减。[38]

---

① 许多生化反应需要酶催化才能发生，而一些酶需要与辅因子结合才能发挥作用。——译者注

保持体内维生素 D 充足可预防或辅助治疗自身免疫性甲状腺疾病。[39]铁和锌在肉类和海鲜中的含量很高；巴西坚果、海鲜、内脏、牛肉、羊肉、禽肉、蘑菇和鸡蛋中硒的含量较高。除了上述列举的食物之外，其他一些营养素也会影响甲状腺健康，因此本书介绍的营养丰富的天然食物饮食对甲状腺健康至关重要。对甲状腺抗体呈阳性（即有自身免疫性甲状腺疾病）的女性来说，进行无麸质饮食可能有所帮助。[40]

除了饮食，接触某些化学物质也可能损害甲状腺功能。甲状腺对环境中的许多毒素都很敏感，包括塑料中的化学物质（如塑料瓶、罐装食品中的双酚A）、烟草烟雾、阻燃剂（许多衣服、家具和家庭用品中均有）、溴（添加在许多食品中，如市售面包和某些饮料）、氯（存在于饮用水、家用清洁剂、含三氯生的抗菌肥皂或凝胶中）、氟化物（制作牙膏、牙科治疗、净化自来水时使用的物质）以及渗入食物的防粘材料（存在于食品包装或不粘锅涂层中）。[41]此类毒性物质还有许多。尽可能减少与不必要的化学物质接触有益于保护甲状腺健康，平稳度过孕期。第十章将详细介绍这部分内容。

确诊患有甲状腺疾病的人可能需要进行甲状腺激素替代治疗或服用营养补充剂。许多女性不希望服药，希望它能自然痊愈。对许多健康问题我支持这种做法，但对甲状腺疾病，尤其是孕期出现的甲状腺问题，服用药物往往是必要的，无须为此感到害怕。现在进行药物治疗是为了长期维护甲状腺功能（见第十二章）、保证胎儿脑部正常发育。它的重要性毋庸置疑。

妊娠糖尿病筛查

妊娠糖尿病筛查是一个具有争议性的话题。方法有许多，但都不完美。当我在加州从事相关公共政策和临床工作时，我亲身感受到了它的复杂性。我们都知道血糖水平持续偏高会给孕妇和胎儿带来危险，但一些筛查方法得出的结果存在"假阳性"或"假阴性"的可能。

许多女性不愿意进行传统的葡萄糖耐量试验：口服一份极甜的葡萄糖后测定血糖反应。这不怪她们。这种糖水味道很差，且含糖量高得离谱。不过，大部分科学研究在鉴别孕期血糖水平正常与否时都采用这种方法，它至今仍被广泛使用。这一方法本身没有问题，只是它不适用于所有人。

幸运的是，妊娠糖尿病相关的研究在过去的 20 年间发展得很快。接下来我将介绍不同的检测方法以及它们的优缺点。

糖化血红蛋白

通常而言，妊娠糖尿病的筛查在孕中期快结束时（孕 24～28 周）进行，因为人们一般认为此时的胰岛素抵抗水平最高，最容易出现血糖问题。我们现在已经知道，很大一部分妊娠糖尿病患者实际上在孕前就处于糖尿病前期（只是未被确诊而已），也就是说很多孕妇在孕前就存在胰岛素抵抗水平过高的问题。了解这一区别很重要，因为胰岛素抵抗影响身体对胰岛素的正常响应，导致血糖更难被调控。在孕早期，通过检查糖化血红蛋白（A1c）水平来了解平均血糖水平可以帮助你了解过去 3 个月的血糖情况。该检查反映的是血液中一种名为"糖化血红蛋白"的蛋白质受血液中葡萄糖影响（或者说血液中与糖结合的红细胞的比例）的情况。

在美国，A1c 值以百分数的形式呈现。数值越大，说明既往血糖的平均水平越高。孕早期 A1c ≥ 5.7% 表示处于糖尿病前期，治疗方法与妊娠糖尿病的治疗方法相同。[42] 研究表明，孕早期，A1c 值偏大可准确预测 98.4% 的妊娠糖尿病（也就是说，这些女性糖耐量试验结果也会出现异常）。[43] 如果你属于其中之一，可以跳过糖耐量试验，开始进行家庭血糖监测。如果孕早期 A1c 值正常（≤ 5.6%），说明你在怀孕初期胰岛素敏感性良好。但怀孕会引起胰岛素抵抗，所以你仍需继续阅读这里的内容，这样当胰岛素抵抗出现时（通常在孕 24～28 周），可以及时选择合适的检查方法。

检查 A1c 的好处是，你可以在怀孕初期及时发现血糖问题并采取措施，而不是等到孕期过了 2/3 才意识到血糖水平可能过高。我认为，所有孕妇均应在孕早期检查 A1c。它价格便宜、无创，而且一旦发现检查结果异常就可以立即采取行动。

将 A1c 作为诊断指标存在一点儿瑕疵：怀孕后期，孕妇血液稀释，红细胞生命周期缩短，会影响 A1c 检查结果的可靠性。[44] 当红细胞在血液中浓度下降且"逗留时间"变短的时候，它们与血糖的接触时间变短，检查结果将显示

A1c 值偏小（事实上，如果怀孕后期测得的 A1c 值并未减小是不好的征兆）。处于孕中期或孕晚期的孕妇需考虑下面介绍的筛查方法。

葡萄糖耐量试验

不知道大家是不是和我一样都很讨厌葡萄糖耐量试验？可恶的糖耐量试验有几种不同的版本，每种都需口服一定量的葡萄糖并测量血糖反应。

在美国，针对妊娠糖尿病，许多医生采用的是两步法葡萄糖耐量试验：先用小剂量的葡萄糖进行筛查，再用较大剂量的葡萄糖进行诊断。筛查试验需要被试者饮用 50 g 葡萄糖，1 小时后测量血糖（无须空腹）。如果该试验结果异常，则进入下一轮试验：空腹进行试验，然后服用 100 g 葡萄糖，测定空腹、服糖后 1 小时、2 小时和 3 小时的血糖情况。这一方法的问题在于，许多健康女性的筛查结果也是"异常的"，而一些胰岛素分泌过量的人却"通过了"筛查、未被确诊。那些需要进行 3 小时诊断检查的人，等待第一次检查结果并预约下一次检查所浪费的时间可能导致她们的诊断和治疗被延误好几周。最后，这一方法的诊断标准（"正常"值及确诊所需异常值的个数）因医生而异。

因此，国际糖尿病与妊娠研究组（IADPSG）、世界卫生组织以及除美国之外的发达国家均推荐更准确、可靠的一步法葡萄糖耐量试验：被试者饮用 75 g 葡萄糖，测定空腹、服糖后 1 小时和 2 小时的血糖。任一读数偏高即被确诊患有妊娠糖尿病。因为这一试验是空腹进行的（不同于使用 50 g 葡萄糖的筛查），所以结果准确许多。诊断标准也更为严格（空腹血糖＜ 92 mg/dL、服糖 1 小时后血糖＜ 180 mg/dL、服糖 2 小时后血糖＜ 153 mg/dL 才算正常）。这一方法还能更准确地识别可能出现妊娠糖尿病相关"妊娠不良结局"的高危人群。[45] 此外，它只需进行一次试验就可以了。有些人反对进行一步法筛查的主要原因是，它的诊断标准太严格，因此确诊者更多，可能增加医疗开支。但我相信，因为低成本干预手段（如天然饮食法）的存在，再加上从长远来看筛查给孕妇和胎儿带来的健康方面的益处，这部分开支可以忽略不计，甚至可能节约医疗开支。如果你选择进行葡萄糖耐量试验，我推荐一步法（服用 75 g 葡萄糖，等待 2 小时）。

软糖、果汁或试验餐怎么样呢？

不管是一步法还是两步法，许多人就是不想喝葡萄糖水。一些医生使用软糖作为替代（口感没有那么差）。问题在于这一方法的结果并不准确。在一项试图研究吃软糖与喝糖水效果是否相当的研究中，研究人员分析了特定品牌的软糖的营养成分，计算出提供 50 g 单糖需要吃下 28 颗软糖，以确保其与服用 50 g 葡萄糖的效果相当。[46]

大多数人想当然地认为只要查看软糖的营养成分标签，算出需要吃多少软糖才能摄入 50 g 的糖或碳水化合物就可以了，但其实在上述研究中，含 50 g 单糖的软糖实际含有 72 g 总碳水化合物。由于不同品牌的软糖的配方不同、大小不一，想要确定是否摄入了 50 g 单糖是很难的。上述研究的研究人员也不赞同用吃软糖等除喝葡萄糖水外的方法进行葡萄糖耐量试验，因为"软糖呈固态且含有其他结构更加复杂的碳水化合物，在几个小时内可能表现出与糖水完全不同的血糖反应。因此，我们并不推荐在两步法葡萄糖耐量试验中用'双倍分量'的软糖替代葡萄糖水"。目前尚无相关研究确认用软糖替代葡萄糖水进行一步法葡萄糖耐量试验的准确性。

果汁是另一种常见的替代品，但它和软糖存在同样的问题。果汁中的糖不完全是葡萄糖，而是几种糖的组合，包括葡萄糖、果糖、蔗糖等（水果种类不同，果汁中糖的组成不同）。[47]每种糖的升糖指数不同，因此不能期待果汁与纯葡萄糖造成的血糖反应相同。

第三种替代品是含 50 ~ 100 g 碳水化合物的试验餐。同样，含 50 ~ 100 g 碳水化合物的食物不能等同于 50 ~ 100 g 纯葡萄糖。并不是所有碳水化合物都会被分解为葡萄糖（如膳食纤维），有些很难被消化（如抗性淀粉），而有些升糖指数很低（如果糖）。餐食带来的血糖反应还受到当餐蛋白质、脂肪、膳食纤维等营养素含量的影响。

试图用餐食、软糖或果汁进行葡萄糖耐量试验都是不可靠的。葡萄糖水存在的意义就在于它的标准性。葡萄糖耐量试验结果的"切点"是根据摄入纯葡萄糖后的平均血糖反应和峰值设定的。餐食成分和分量、软糖配方以及果汁中糖种类的差异都使得它们无法成为完美的替代品。

如果你决定进行葡萄糖耐量试验，一定要使用正确的血糖测量方法。实验室检查采的是静脉血而非指尖血（毛细血管血）。研究发现，这两种检查结果差异最大时甚至相差 25 mg/dL。[48]对孕妇来说这一差值很大，非常容易造成"假阳性"或"假阴性"的结果。

在我看来，既然你都打算花时间进行葡萄糖耐量试验了，那还是采静脉血以确保结果准确为宜。

葡萄糖耐量试验什么时候做有意义？什么时候做没有意义？

我在前文提到过，我不认为葡萄糖耐量试验适用于所有人。在临床工作中，我观察到一些孕妇没有通过筛查但家庭血糖监测结果完全正常（假阳性），于是开始怀疑葡萄糖耐量试验的可靠性。

这些女性有什么共同之处呢？她们均体重正常、进行较低碳水化合物饮食、无孕期并发症。也就是说，她们健康得不得了！我不禁怀疑：是谁规定只有可以快速从血液中代谢 50 ~ 100 g 葡萄糖才算正常呢？

我发现了一个有趣的动物实验。研究人员研究怀孕母马的葡萄糖耐量试验反应，发现吃含"膳食纤维和脂肪"的天然饮食的马（在牧场放养的马）与（每天通过 2 份谷物饲料）摄入糖（包括淀粉）的马产生的血糖反应完全不同。[49]在牧场放养的动物通常不能通过筛查（血糖高），而谷物饲养的动物却可以（血糖正常）。和普通兽医不同，这项研究的研究人员并不认为牧场放养的动物葡萄糖耐量试验结果异常，而认为谷物饲养的动物的代谢反应异常："每日食用两次富含糖的饲料对母马葡萄糖代谢产生了影响，以至于削弱了它们在孕期对葡萄糖代谢的适应性改变能力。给它们喂以富含膳食纤维和脂肪的食物可以更好地模拟它们自然生存的状态，从而使孕期和哺乳期的糖代谢改变自然发生"。换句话说，谷物饲养的马为了让自己适应这一饮食模式，分泌了更多的胰岛素以尽快降低高到危险地步的血糖水平。而牧场放养的马没有长时间吃碳水化合物含量高的食物，所以尚未发生这类变化。

这一结论也适用于人类。身体代谢血液中葡萄糖的速度与食用高碳水化合物或高糖食物的频率有关。众所周知，在进行葡萄糖耐量试验前进行低碳水化合物饮食会影响结果的准确性。早在 20 世纪 60 年代，文献中就有相关记载。[50]如果你不常摄入大量碳水化合物,胰腺就不会一次性释放大量胰岛素,因为它无须如此。

一项研究完美地论证了这一理论:325 名日本孕妇接受 50 g 葡萄糖耐量试验,其中进行高碳水化合物饮食的孕妇更容易通过筛查。[51]这一研究的有趣之处在于,受试孕妇妊娠糖尿病的发病率很低,她们都很瘦(平均 BMI 为 19.6,1/3 的人体重过轻)、空腹血糖水平正常(平均值为 70 mg/dL)。在这种情况下,"葡萄糖耐量试验结果轻度异常"只能反映低碳水化合物饮食造成的适应性变化,而不代表存在潜在的血糖问题。

几十年前,人们建议孕妇在进行葡萄糖耐量试验前增加碳水化合物的摄入,保证试验结果的准确。但由于大部分美国人碳水化合物的摄入水平本就比较高,因此这一建议逐渐被废止。如果你没有限制碳水化合物的摄入,正常吃谷物、土豆和其他淀粉类食物,偶尔饮用果汁、奶昔或含糖饮料,经常享用甜食,那么你的葡萄糖耐量试验结果应该较为准确。如果你的身体已经很好地适应了高碳水化合物饮食,检查结果应该在正常范围内。这代表了大部分美国孕妇的状态,我认为对她们来说进行葡萄糖耐量试验是有意义的。

但是,如果你进行的是低升糖指数或低碳水化合物饮食,那么你可能需要考虑其他筛查方法。

你有以下 3 种选择:

1. 进行葡萄糖耐量试验,但理解结果可能为"假阳性";

2. 在接受葡萄糖耐量试验前一周进行较高碳水化合物饮食(每日碳水化合物的摄入量不少于 150 g)以给胰腺适应时间;

3. 放弃葡萄糖耐量试验,改为进行家庭血糖监测。

一些医生还接受以空腹血糖结果(静脉血检测结果)来佐证血糖水平是否正常,但这可能导致 15% 的妊娠糖尿病患者不能被确诊。[52]通常来说,空腹血糖指标可以很好地"排除"非妊娠糖尿病患者,但不能很好地"纳入"确诊者。[53]如果你的空腹血糖水平低于 80 mg/dL,那么你患妊娠糖尿病的概率将非常小。[54]

一些孕妇情愿进行葡萄糖耐量试验,她们希望获得确切的诊断结果或是会为放弃"必做"的检查而感到焦虑。记住,知情决策意味着任何检查都不是必做的，无论你怀孕与否。无论你的决定如何，在明确利弊的前提下无须犹豫。

在怀孕的时候，我个人决定接受 50 g 葡萄糖耐量试验，因为我很好奇结果会如何（我是为科学而检查）。我怀孕时体重正常、体重增幅也在正常范围内、孕早期 A1c 值正常，而我进行较低碳水化合物饮食（与本书推荐的饮食类似）。遗憾的是，根据医院规定，他们不为孕妇做一步法葡萄糖耐量试验。他们采用的是两步法，先进行 50 g 葡萄糖耐量试验，再进行 100 g 葡萄糖耐量试验。在进行 50 g 葡萄糖耐量试验前一周我并未增加碳水化合物的摄入，果然我没有通过筛查（虽然血糖水平偏高不多，但只要超过一点儿就算异常）。在与医生沟通之后，我选择用家庭血糖监测代替 100 g 葡萄糖耐量试验，来观察自己是否真的有妊娠糖尿病。我每天测 4 次血糖，到第二周结束时已经可以确定我的血糖水平一直在正常范围内，即使在某餐碳水化合物含量较高时也一样。所以我的 50 g 葡萄糖耐量试验结果属于假阳性，这在低碳水化合物饮食者身上很常见。

如果你也想和我一样，尝试这种混合检查方法，或者干脆只想进行家庭血糖监测，一定要明确了解家庭血糖监测的利弊。

家庭血糖监测

最后介绍的妊娠糖尿病筛查方法是家庭血糖监测，也是最具争议性的一种筛查方法。进行家庭血糖监测需要使用血糖仪和血糖试纸一天测 4 次血糖，时间分别为起床后（起床后第一时间就测，即空腹状态下检测）以及三餐每餐餐后 1~2 小时。监测 2 周后，医护人员会将你的数据与孕妇平均血糖水平以及妊娠糖尿病的诊断标准进行对比，为你分析结果。尽管没有特定时间要求，但一般来说家庭血糖监测在孕 24~28 周进行（此时胰岛素抵抗水平到达高峰，是妊娠糖尿病筛查的窗口期）。家庭血糖监测有利有弊，但总体来说我认为这种方法对积极性较高，尤其是进行低碳水化合物饮食的孕妇来说效果很好。

家庭血糖监测注意事项

首先，饮食会影响测量的结果。这既有好的一面也有坏的一面。从好的方面看，你可以通过测试结果了解哪些食物能在维持能量平衡的同时保持血糖稳定，哪些又会造成血糖急剧升高。你还可以第一时间看到自身对不同食物产生的血糖反应，对比一餐摄入 75 g 碳水化合物和一餐摄入 20 g 碳水化合物或者一餐是否包含很多蔬菜分别会对血糖造成什么影响。但坏的一面就是，你可以在测血糖时"利用食物作弊"。我认识一些孕妇，她们会通过饿肚子或只摄入很少的碳水化合物来让自己"通过"血糖检测，但一检测结束就开始照常吃早餐麦片、水果奶昔以及大量淀粉类食物和甜食。

请记住，家庭血糖监测的目的是准确了解你的日常饮食对血糖的影响，尤其是血糖水平是否过高。如果你通过暂时进行低碳水化合物饮食"作弊"，等检测结束后就大吃大喝，到时候造成血糖过高，受到伤害的只有你自己和你的宝宝。即使你日常饮食中的碳水化合物较少，或者偶尔会进行低碳水化合物饮食，我也建议你至少有几餐增加碳水化合物的摄入，看一看这样的饮食是否会影响你的血糖。我们大部分人很难一直严格控制饮食，所以同时掌握日常饮食和非日常饮食对血糖的影响很有帮助。

其次，家庭血糖监测需要很高的积极主动性。连续数周每天测 4 次血糖是一件很烦琐的事情，需要花时间准备。你需要设好备忘录、随身携带测量工具、记录饮食，测量时还要扎手指，这些都是苦差事。而且血糖试纸并不便宜。有些人愿意花费精力做这些事，因为她们觉得能得到更真实有效的信息，但对有些人来说，直接通过葡萄糖耐量试验得到诊断更简单易行。

最后，通过家庭血糖监测诊断妊娠糖尿病的标准并不明确。血糖水平达到多高、几次血糖水平过高才能被确诊患有妊娠糖尿病呢？这很大程度上取决于医生的临床判断和他们对妊娠糖尿病的熟悉程度。因此，家庭血糖监测虽然能够很好地排除非妊娠糖尿病的情况，但什么样的情况才会被确诊却有待探讨。孕期血糖异常的严重程度有高有低。基于目前的研究，我认为最理想的就是尽可能把血糖控制在正常（最佳）范围内。

数十年的研究表明，健康且不受妊娠糖尿病困扰的孕妇的血糖水平通常在 60 ~ 120 mg/dL 之间（这也是孕期的正常血糖水平）[55]：除了餐后的一段时间，全天血糖水平基本都在 100 mg/dL 以内。实际上，健康的孕妇一天 24 小时的平均血糖水平为 88 mg/dL。表 9-1 展示了妊娠期血糖的正常范围与妊娠糖尿病患者血糖控制目标之间的差异。

表 9-1　妊娠期血糖的正常范围与妊娠糖尿病患者血糖控制目标之间的差异

妊娠期血糖水平		
	正常范围（非妊娠糖尿病患者）	妊娠糖尿病患者血糖控制目标 [①]
空腹	70.9 ± 7.8 mg/dL	< 90 mg/dL
餐后 1 小时	108 ± 12.9 mg/dL	< 130 mg/dL
餐后 2 小时	99.3 ± 10.2 mg/dL	< 120 mg/dL
	美国之外的很多国家和地区在衡量血糖水平时常使用另一种单位：mmol/L。将以 mg/dL 计的血糖值除以 18 即可以换算为以 mmol/L 计的血糖值。举个例子，90 mg/dL=5.0 mmol/L	

你可能已经发现，非妊娠糖尿病患者血糖的正常范围和妊娠糖尿病患者的血糖控制目标之间是有区别的，后者比前者高 10～30 mg/dL。因此，妊娠糖尿病的诊断标准应为血糖超过正常范围。

如果你的血糖水平在正常范围内或更低，你大概率没有患妊娠糖尿病。但如果你的血糖水平高于妊娠糖尿病患者的血糖控制目标，或在其附近徘徊，那么你需要在整个孕期都密切关注血糖。通常情况下，通过调整饮食和改变生活方式即可轻松控制轻度妊娠糖尿病。

如果你的血糖水平处于临界值，继续监测有利无害。胰岛素抵抗水平每周都会发生变化，因此如果能了解血糖水平是否有上升趋势最好不过了。血糖水平正常是最好的，但血糖水平升高意味着明确存在健康风险。请记住，你即使通过其他筛查方式被确诊患有妊娠糖尿病，最终还是需要做同样的事——在家监测血糖水平。

要点总结

无论你决定如何进行妊娠糖尿病筛查，了解每种筛查方法背后的原理和注意事项都对你有所帮助。归根结底，对你和宝宝来说最重要的是维持血糖水平正常。如果发现筛查结果异常，想要了解饮食和生活方式对血糖的影响并采取积极的应对措施，进行家庭血糖监测都是最有帮助的。你即使被确诊患有妊

[①]　根据我国的《妊娠期高血糖诊治指南（2022）》，妊娠糖尿病患者的血糖控制目标为餐前空腹血糖 <5.3 mmol/L、餐后 1 小时血糖 <7.8 mmol/L、餐后 2 小时血糖 <6.7 mmol/L。——编者注

娠糖尿病，只要能把血糖水平控制在正常范围内，不良妊娠结局发生的风险并不会增大。有关更全面的孕期血糖管理方法详见本书第七章以及我的另一本书《妊娠糖尿病营养》。

进阶检查

上面介绍的检查一般医生都比较了解，对调整孕期营养状况和饮食来说都很有帮助。除此之外还有其他许多检查可选，包括全面的营养状况分析，如微量营养素水平分析、必需脂肪酸（如 DHA）水平分析等。

一些基因检测还可以揭示个体间营养素代谢的差异。例如，一个人是否存在 MTHFR 基因突变决定了她能否代谢合成叶酸。如果存在 MTHFR 基因突变，你就不适合食用添加了合成叶酸的食品（比如额外添加了合成叶酸的早餐麦片和面包）；在选择孕期维生素时，也应选择含有 L- 甲基叶酸而非合成叶酸的产品。[56] 这还意味着你应该增加能够促进 DNA 甲基化的营养素，比如胆碱、甘氨酸、维生素 B_{12} 的摄入。当然，无论是否存在 MTHFR 基因突变，所有女性都应该多吃富含这些营养素的食物。探索基因与营养之间关系的科学被称为"营养基因组学"，目前仍处于萌芽阶段。随着这方面研究的不断深入，我们将有希望根据个体基因差异为大家更精准地推荐营养补充剂和食物。

除了进行基因检测，功能医学还有一些其他实验室检查是专门针对孕妇的。在你计划为自己预约各项检查之前，你应该问问自己（和你的医生）以下问题：

- 你所检查的指标是否针对孕期不同阶段划定了明确的正常范围？
- 如果检查结果异常，你有什么能做的吗？
- 如果需要根据结果进行治疗，那么在孕期和哺乳期治疗是安全的吗？

孕期女性的代谢会发生诸多变化，所以此时需要针对哪些指标进行检查仍存在争议。许多指标正常范围的参考值在孕期都不适用了，血脂、血胆固醇是典型的例子。几乎所有人孕早期、孕晚期和产后的血脂水平都显著不同。怀孕后期，身体倾向于通过燃烧脂肪供能，因此血胆固醇水平会升高 25%～50%；甘油三酯水平会升至原来的 2 倍。[57] 如果此时测出血脂"偏高"，你需要进行治疗吗？还是说这也是"正常"的？（提示：血脂发生这样的变化往往是正常的，而且除了进行健康饮食和规律运动，针对高血脂的传统治疗方法，如服用他汀类药物均不适用于孕期。）

又或者，你出现了症状且检查结果提示重金属中毒，该怎么办呢？许多治疗手段对孕期女性来说并不安全可行。在这种情况下，即使你发现了异常，在产前（甚至是哺乳期结束前）你可能都无能为力。最终可能也只能继续做一些你能做的基本的事情：健康饮食、改变生活方式、运动。而这些是每一位孕妇都在做的事，不管她有没有做额外的检查。

这样的例子还有很多，而是否需要进行功能医学方面的检查因人而异。如果某方面的健康状况使得你不得不做一些额外的检查，那么你一定要明确检查结果出来后自己需要做什么，以及这是否会对你的生活方式和饮食产生影响。否则，你只会因信息量过大而又无法进行治疗徒增烦恼。

怀孕后并不是所有事情都在你的掌控之中，有的时候通过饮食为健康打好基础比一味追求"完美"要好得多。我们始终面临这样的风险：因为缺乏数据支撑，一些孕期女性的检查结果被错误地解读为异常。

酮体检查

大多数女性在每次产检时都需要提供一份尿液样本，酮体就是尿液检查所包含的一个指标。酮体是脂肪代谢的副产物，它由血液运输并通过尿液排出体外。大多数临床工作者受到的教育是尿液中存在酮体是不好的。但我接下来要解释的是，尿酮体水平高不等同于血酮体水平高。血酮体水平高于一定的阈值说明身体可能处于糖尿病酮症酸中毒（DKA）这种紧急状态，或是饥饿导致身体需要利用储备的脂肪供能（饥饿性酮症）。血酮体水平高确实应该引起重视：DKA 与胚胎脑部发育受损有关；[58] 出现饥饿性酮症也很值得担忧，因为它说明孕妇热量或必需营养素摄入不足。

但如果你不患有胰岛素依赖型糖尿病、血糖水平正常且并未刻意节食，则无须担心尿酮体的存在。怀孕时身体自然倾向于进入一种名为"营养性生酮"的状态，优先使用脂肪提供能量。这在怀孕后期更为常见，此时细胞"几乎完全通过燃烧脂肪"获取能量。[59]营养性生酮在限制碳水化合物摄入的孕妇身上更为常见，而且空腹状态（早晨起床后、吃早餐前）或禁食较长一段时间后最有可能出现尿酮体。正常情况下，禁食一夜后孕妇的尿酮体水平本身就比非妊娠女性的高3倍。[60]

美国医学研究院认可营养性生酮是孕期的正常现象，并指出"作为怀孕适应性改变中的一环，孕妇血糖水平降低，胰岛素抵抗水平提高，身体产生生酮趋势"。[61]

那么为什么传统医学认为正常的生理现象有害呢？答案是：传统医学的观点有误，它本就无害。尿酮体的存在通常并不意味着血酮体水平升高。事实上，孕妇可能出现尿酮体水平升高50~100倍但血酮体水平只升高2倍且仍在正常范围内（< 1 mmol/L）的情况。也就是说，尿酮体水平升高几乎不能说明血酮体水平升高。低热量低碳水化合物饮食往往会造成血酮体水平升高，但DKA情况下血酮体的水平比目前已知的饮食能造成的血酮体的最高水平高30倍以上。[62]血酮体水平（而非尿酮体水平）是诊断DKA唯一可靠的依据。

健康的孕妇酮体水平较低对母体无害，亦无证据表明其会损害胚胎发育。只有饥饿性酮症（极度营养不良）和DKA（血酮体水平极高、血液呈酸性、血糖水平高）被证明有害。处于营养性生酮这一正常生理状态下时，孕妇体内的酮体实际可为胚胎提供大脑所需的30%的能量，并参与脑部重要脂质的合成。[63]健康孕妇孕中期及孕晚期的脐带血（胎儿的血液）样本中酮体的水平显著高于母体酮体的水平。[64]这说明母体竟然在努力向胎儿输送酮体。2016年，一项针对不患有糖尿病的健康孕妇及其孩子（婴儿）的研究发现，胎盘组织的酮体维持在较高水平（平均为2.2 mmol/L，显著高于母体的酮体水平），而且健康的新生儿在出生后1个月内酮体水平也较高。[65]也就是说，轻度营养性生酮不仅是正常现象，而且很可能对胚胎发育极其必要。

如果你采纳了本书的建议，偶尔可能检出尿酮体。我希望你做好心理准备，因为医生也许会认为你哪里出了问题。除非血酮体水平升高且血糖水平很高（可能为DKA），否则你无须担心。许多内行已经不再为孕妇检查尿酮体了，因为它的临床意义不大。

如果你想了解更多内容，我在我的另一本书——《妊娠糖尿病营养》的第十一章中全面分析了孕期酮症的相关研究和争议。

总结

希望本章的内容不会让你觉得信息量过大。总的来说，最好在进行初步血液检查（通常发生在孕早期）时检查维生素 D、铁、甲状腺激素、糖化血红蛋白的水平。如果上述检查结果存在异常，你可以尽快采取行动或重新检查一次。可能的话，我推荐在孕中期及 / 或孕晚期再次检查维生素 D 水平，确保补充剂剂量适宜。如果孕早期糖化血红蛋白水平正常，你仍需在孕 24 ~ 28 周进行妊娠糖尿病筛查，因为在怀孕的这一阶段，你体内的胰岛素抵抗水平将自然升高。最后，如果你希望检查其他项目，一定要找一位经验丰富的医生，只检查那些能提供有益信息以及你能做些什么的项目。

【本章参考文献】

[1] Bodnar, Lisa M et al. "High prevalence of vitamin D insufficiency in black and white pregnant women residing in the northern United States and their neonates." *The Journal of Nutrition* 137.2 (2007): 447-452.

[2] Wei, Shu-Qin et al. "Maternal vitamin D status and adverse pregnancy outcomes: a systematic review and meta-analysis." *The Journal of Maternal-Fetal & Neonatal Medicine* 26.9 (2013): 889-899.

[3] Aghajafari, Fariba et al. "Association between maternal serum 25-hydroxyvitamin D level and pregnancy and neonatal outcomes: systematic review and meta-analysis of observational studies." *BMJ: British Medical Journal* 346 (2013).

[4] Javaid, MK et al. "Maternal vitamin D status during pregnancy and childhood bone mass at age 9 years: a longitudinal study." *The Lancet* 367.9504 (2006): 36-43.

[5] Elsori, Deena H., and Majeda S. Hammoud. "Vitamin D deficiency in mothers, neonates and children." *The Journal of Steroid Biochemistry and Molecular Biology* (2017).

[6] Hollis, Bruce W et al. "Vitamin D supplementation during pregnancy: Double-blind, randomized clinical trial of safety and effectiveness." *Journal of Bone and Mineral Research* 26.10 (2011): 2341-2357.

[7] "Vitamin D Council | Testing for vitamin D."

[8] Luxwolda, Martine F., et al. "Traditionally living populations in East Africa have a mean serum 25-hydroxyvitamin D concentration of 115 nmol/l." *British Journal of Nutrition* 108.09 (2012): 1557-1561.

[9] Dawodu, Adekunle, and Reginald C. Tsang. "Maternal vitamin D status: effect on milk vitamin D content and vitamin D status of breastfeeding infants." *Advances in Nutrition: An International Review Journal* 3.3 (2012): 353-361.

[10] Brunner C, Wuillemin WA. [Iron deficiency and iron deficiency anemia—symptoms and therapy]. Ther Umsch. 2010;67(5):219–23.

[11] Scholl TO, Hediger ML, Fischer RL, et al. Anemia vs iron deficiency— Increased risk of preterm delivery in a prospective study. Am J Clin Nutr. 1992;55:985-988.

[12] Zimmermann, Michael B., Hans Burgi, and Richard F. Hurrell. "Iron deficiency predicts poor maternal thyroid status during pregnancy." *The Journal of Clinical Endocrinology & Metabolism* 92.9 (2007): 3436-3440.

[13] Walsh, Thomas, et al. "Laboratory assessment of iron status in pregnancy." *Clinical chemistry and laboratory medicine* 49.7 (2011): 1225-1230.

[14] Vandevijvere, Stefanie, et al. "Iron status and its determinants in a nationally representative sample of pregnant women." *Journal of the Academy of Nutrition and Dietetics* 113.5 (2013): 659-666.

[15] "Moog, Nora K., et al. "Influence of maternal thyroid hormones during gestation on fetal brain development." *Neuroscience* 342 (2017): 68-100.

[16] Moog, Nora K., et al. "Influence of maternal thyroid hormones during gestation on fetal brain development." *Neuroscience* 342 (2017): 68-100.

[17] Johns, Lauren E., et al. "Longitudinal Profiles of Thyroid Hormone Parameters in Pregnancy and Associations with Preterm Birth." *PloS one* 12.1 (2017): e0169542.

[18] Almomin AM, Mansour AA, Sharief M. Trimester-Specific Reference Intervals of Thyroid Function Testing in Pregnant Women from Basrah, Iraq Using Electrochemiluminescent Immunoassay. Diseases. (2016) Apr 26; 4(2):20.

[19] Abalovich, M., et al. "Overt and subclinical hypothyroidism complicating pregnancy." *Thyroid* 12.1 (2002):

63-68.

[20] Moog, Nora K., et al. "Influence of maternal thyroid hormones during gestation on fetal brain development." *Neuroscience* 342 (2017): 68-100.

[21] Alexander, Erik K., et al. "2017 Guidelines of the American Thyroid Association for the diagnosis and management of thyroid disease during pregnancy and the postpartum." *Thyroid* 27.3 (2017): 315-389.

[22] Stricker, R. T., et al. "Evaluation of maternal thyroid function during pregnancy: the importance of using gestational age-specific reference intervals." *European Journal of Endocrinology* 157.4 (2007): 509-514.

[23] Alexander, Erik K., et al. "2017 Guidelines of the American Thyroid Association for the diagnosis and management of thyroid disease during pregnancy and the postpartum." *Thyroid* 27.3 (2017): 315-389.

[24] Alexander, Erik K., et al. "2017 Guidelines of the American Thyroid Association for the diagnosis and management of thyroid disease during pregnancy and the postpartum." *Thyroid* 27.3 (2017): 315-389.

[25] Practice Committee of the American Society for Reproductive Medicine. "Subclinical hypothyroidism in the infertile female population: a guideline." *Fertility and sterility* 104.3 (2015): 545-553.

[26] Forbes, Scott. "Pregnancy sickness and parent-offspring conflict over thyroid function." *Journal of theoretical biology* 355 (2014): 61-67.

[27] Caldwell KL, Makhmudov A, Ely E, Jones RL, Wang RY. Iodine status of the U.S. population, National Health and Nutrition Examination Survey, 2005-2006 and 2007-2008. *Thyroid* 21 (2011): 419-427.

[28] Dunn, John T. "Iodine should be routinely added to complementary foods." *The Journal of nutrition* 133.9 (2003): 3008S-3010S.

[29] Zava, Theodore T., and David T. Zava. "Assessment of Japanese iodine intake based on seaweed consumption in Japan: A literature-based analysis." *Thyroid research* 4.1 (2011): 14.

[30] Fuse, Yozen, et al. "Iodine status of pregnant and postpartum Japanese women: effect of iodine intake on maternal and neonatal thyroid function in an iodine-sufficient area." *The Journal of Clinical Endocrinology & Metabolism* 96.12 (2011): 3846-3854.

[31] Leung, Angela M., Elizabeth N. Pearce, and Lewis E. Braverman. "Iodine content of prenatal multivitamins in the United States." *New England Journal of Medicine* 360.9 (2009): 939-940.

[32] "Iodine — Health Professional Fact Sheet - Office of Dietary Supplements." 24 Jun. 2011.

[33] Fordyce, F. M. "Database of the iodine content of food and diets populated with data from published literature." (2003). Nottingham, UK, British Geological Survey.

[34] Diosady, L. L., et al. "Stability of iodine in iodized salt used for correction of iodine-deficiency disorders. II." *Food and Nutrition Bulletin* 19.3 (1998): 240-250.

[35] BaJaJ, Jagminder K., Poonam Salwan, and Shalini Salwan. "Various possible toxicants involved in thyroid dysfunction: A Review." *Journal of clinical and diagnostic research: JCDR* 10.1 (2016): FE01.

[36] Veltri, Flora, et al. "Prevalence of thyroid autoimmunity and dysfunction in women with iron deficiency during early pregnancy: is it altered?." *European Journal of Endocrinology* 175.3 (2016): 191-199.

[37] Mahmoodianfard, Salma, et al. "Effects of zinc and selenium supplementation on thyroid function in overweight and obese hypothyroid female patients: a randomized double-blind controlled trial." *Journal of the American College of Nutrition* 34.5 (2015): 391-399.

[38] Negro, Roberto, et al. "The influence of selenium supplementation on postpartum thyroid status in pregnant women with thyroid peroxidase autoantibodies." *The Journal of Clinical Endocrinology & Metabolism* 92.4 (2007): 1263-1268.

[39] "Wang, Jiying, et al. "Meta-analysis of the association between vitamin D and autoimmune thyroid disease." *Nutrients* 7.4 (2015): 2485-2498.

[40] Lundin, Knut EA, and Cisca Wijmenga. "Coeliac disease and autoimmune disease [mdash] genetic overlap

and screening." *Nature Reviews Gastroenterology & Hepatology* 12.9 (2015): 507-515.

[41] Leung, Angela M., et al. "Exposure to thyroid-disrupting chemicals: a transatlantic call for action." (2016): 479-480.

[42] Fong, Alex, et al. "Use of hemoglobin A1c as an early predictor of gestational diabetes mellitus." *American journal of obstetrics and gynecology* 211.6 (2014): 641-e1.

[43] Hughes, Ruth CE, et al. "An early pregnancy HbA1c≥ 5.9%(41 mmol/mol) is optimal for detecting diabetes and identifies women at increased risk of adverse pregnancy outcomes." *Diabetes Care* 37.11 (2014): 2953-2959.

[44] Ahmeda, Sheikh Salahuddin, and Tarafdar Runa Lailaa. "Hemoglobin A1c and Fructosamine in Diabetes: Clinical Use and Limitations."

[45] Shang, M., and L. Lin. "IADPSG criteria for diagnosing gestational diabetes mellitus and predicting adverse pregnancy outcomes." *Journal of Perinatology* 34.2 (2014): 100-104.

[46] Lamar, Michael E., et al. "Jelly beans as an alternative to a fifty-gram glucose beverage for gestational diabetes screening." *American journal of obstetrics and gynecology* 181.5 (1999): 1154-1157.

[47] Damayanti, Sophi, Benny Permana, and Choong Chie Weng. "Determination of Sugar Content in Fruit Juices Using High Performance Liquid Chromatography." *Acta Pharmaceutica Indonesia* 37.4 (2017): 131-139.

[48] Kuwa, Katsuhiko, et al. "Relationships of glucose concentrations in capillary whole blood, venous whole blood and venous plasma." *Clinica Chimica Acta* 307.1 (2001): 187-192.

[49] Hoffman, R. M., et al. "Glucose clearance in grazing mares is affected by diet, pregnancy, and lactation." *Journal of animal science* 81.7 (2003): 1764-1771.

[50] Wilkerson, Hugh LC, et al. "Diagnostic evaluation of oral glucose tolerance tests in nondiabetic subjects after various levels of carbohydrate intake." *New England Journal of Medicine* 262.21 (1960): 1047-1053.

[51] Tajima, Ryoko, et al. "Carbohydrate intake during early pregnancy is inversely associated with abnormal glucose challenge test results in Japanese pregnant women." *Diabetes/Metabolism Research and Reviews* (2017).

[52] Agarwal, Mukesh M. "Gestational diabetes mellitus: Screening with fasting plasma glucose." *World Journal of Diabetes* 7.14 (2016): 279.

[53] Agarwal, Mukesh M. "Gestational diabetes mellitus: Screening with fasting plasma glucose." *World Journal of Diabetes* 7.14 (2016): 279.

[54] Rudland, Victoria L., et al. "Gestational Diabetes: Seeing Both the Forest and the Trees." *Current Obstetrics and Gynecology Reports* 1.4 (2012): 198-206.

[55] Hernandez, Teri L., et al. "Patterns of glycemia in normal pregnancy." *Diabetes Care* 34.7 (2011): 1660-1668.

[56] Greenberg, James A, and Stacey J Bell. "Multivitamin supplementation during pregnancy: emphasis on folic acid and L-methylfolate." *Reviews in Obstetrics and Gynecology* 4.3-4 (2011): 126.

[57] Liu, Laura X., and Zolt Arany. "Maternal cardiac metabolism in pregnancy." *Cardiovascular research* 101.4 (2014): 545-553.

[58] Rizzo, Thomas A et al. "Prenatal and perinatal influences on long-term psychomotor development in offspring of diabetic mothers." American Journal of Obstetrics and Gynecology 173.6 (1995): 1753-1758.

[59] Liu, Laura X., and Zolt Arany. "Maternal cardiac metabolism in pregnancy." *Cardiovascular research* 101.4 (2014): 545-553.

[60] Felig, Philip, and Vincent Lynch. "Starvation in human pregnancy: hypoglycemia, hypoinsulinemia, and hyperketonemia." Science 170.3961 (1970): 990-992.

[61] Institute of Medicine (US). Panel on Macronutrients, and Institute of Medicine (US). Standing Committee on the Scientific Evaluation of Dietary Reference Intakes. Dietary Reference Intakes for energy, carbohydrate, fiber, fat, fatty acids, cholesterol, protein, and amino acids. Natl Academy Pr, 2005. pg 275-277.

[62] Coetzee, EJ, WPU Jackson, and PA Berman. "Ketonuria in pregnancy—with special reference to calorie-restricted food intake in obese diabetics." Diabetes 29.3 (1980): 177-181.

[63] Institute of Medicine (US). Panel on Macronutrients, and Institute of Medicine (US). Standing Committee on the Scientific Evaluation of Dietary Reference Intakes. Dietary Reference Intakes for energy, carbohydrate, fiber, fat, fatty acids, cholesterol, protein, and amino acids. Natl Academy Pr, 2005. pg 275-277.

[64] Bon, C et al. "[Feto-maternal metabolism in human normal pregnancies: study of 73 cases]." Annales de Biologie Clinique Dec. 2006: 609-619.

[65] Muneta, Tetsuo, et al. "Ketone body elevation in placenta, umbilical cord, newborn and mother in normal delivery." Glycative Stress Research 3 (2016): 133-140.

REAL FOOD

FOR

PREGNANCY

第十章

毒性物质

暴露于各种环境污染物会对胚胎发育、妊娠结局和新生儿健康产生相互累加的不良影响。

法国国家农业科学研究院　卡伊什·阿尔－古卜里教授

众所周知，孕期接触化学品可能有害。很多人可能知道这一点，但不一定能意识到在日常生活中接触毒性物质是一件多么普遍的事。讽刺的是，关于孕期食用溏心蛋或软性奶酪等食物有安全隐患的宣传非常之多，但几乎没有人提到饮用塑料瓶装水或使用某些化妆品问题可能更大。我衷心希望那些总是出于善意宣传错误的公共健康知识的人能多花些精力向大众普及有关"日常接触的毒性物质"的知识。

尽管并非我们所愿，但我们身边到处都是可能有毒的物质。从烹饪使用的锅具到储存水或储存剩菜剩饭的容器，有害物质可以通过各种途径进入人体，但经口摄入的化学物质还只是冰山一角。

身体积累的毒性物质还可能来自皮肤接触的产品，如清洁用品、香皂、洗发液、化妆品、护发素、香水。许多人认为，如果没有直接经口摄入或经口鼻吸入毒性物质，自己就不会中毒，但事实并非如此。皮肤表面接触的物质中有许多可以直接通过皮肤进入血液，这也是一些药物外敷有效的原因。

虽然接触某些毒性物质，如城市中的空气污染物在所难免，但更多情况下，我们是可以避免接触许多于不知不觉间渗入日常生活的毒性物质的。本章将着重介绍如何通过改变烹饪方式和食物储藏方式，以及选择合适的家居产品、清洁用品、个人护理和化妆品等来减少毒性物质的暴露。除介绍相关研究，我还会介绍减少毒性物质暴露的实用技巧。

> **小贴士**：本章所介绍的许多信息可能让你有些难以接受。你的第一反应可能是愤怒（"为什么这些化学品还存在？"）或是担忧（"我和宝宝已经接触了这些化学品了，怎么办？"）。但是先别恐慌，你要记住，尽你所能利用已知的信息做到最好就可以了。你的身体掌握着孕育健康宝宝的"蓝图"，而规避毒性物质只不过是你基于最新研究结果对生活方式所做的改进而已。不要沉湎于过去，当下才是最重要的。

塑料中的双酚 A 和邻苯二甲酸盐

为保证胎儿的正常生长，孕期女性体内激素的水平受到严格调控。有一类化学物质可以模拟人体内雌激素的作用，即外源性雌激素，包括上千种有碍胚胎发育的物质。最常见的是塑料中的化学物质（比如双酚 A 和邻苯二甲酸盐）、除草剂和杀虫剂中的有效成分（尤其是有机氯化物）、对羟基苯甲酸酯、聚苯乙烯、多氯联苯、香精等。[1]我先来介绍塑料中的化学物质。

塑料中的激素干扰物质有好几种，双酚 A 是其中之一，它的英文简称为 BPA。接触此类激素干扰物质尤其不利于宝宝生殖系统的发育（如生殖器和乳房的发育）。例如，研究发现，怀孕的小鼠暴露于人类日常摄入水平的 BPA 会影响后代生殖系统的发育。[2]这些怀孕的小鼠还出现乳房组织异常、乳汁分泌受阻的症状，这意味着 BPA 可能影响女性的哺乳能力。[3] BPA 还可能干扰正常的胰岛素信号，引发胰岛 B 细胞（分泌胰岛素的细胞）功能紊乱，从而影响血糖代谢。[4]这可能是为什么暴露于 BPA 的小鼠的后代身上会出现糖尿病的早期预警信号。[5]

对人类而言，孕妇暴露于 BPA 是导致流产、早产和其他"围产期不良结局"的风险因素之一。[6]一些研究认为，女性孕期 BPA 暴露与儿童多动症等行为问题有关。[7~8]这里列出的还只是证明孕期是"易受 BPA 影响的窗口期"的众多研究中的一小部分。[9]

BPA 是全世界产量最大的化学物质，广泛存在于人类的日常生活中。它被用于生产聚碳酸酯塑料（硬塑料瓶和食物储藏容器的制作原料）、金属食品罐的树脂涂层、水管、电子产品以及包括儿童玩具在内的各种塑料制品。超过 92% 的美国居民的尿液中存在 BPA，甚至在羊水、胎盘、脐带血和母乳中也存在 BPA。[10]一项研究比较了尿液和羊水中 BPA 的浓度，发现羊水中 BPA 的浓度高 5 倍，这说明胎儿的 BPA 暴露水平远远超出人们的预想。[11] BPA 的主要来源是食物。[12]当食品罐等存储食物的容器被加热，如用微波炉加热塑料容器中的食物或把塑料瓶装水留在闷热的汽车中时，BPA 很容易转移到食物中。[13]

你可能曾了解过相关信息并专门购买了不含 BPA 的产品，但这并不代表万事大吉。理论上来说，不含 BPA 的塑料制品似乎很不错，但它的替代品却不一定更安全。自从 BPA 的名声一落千丈后，化学制品企业迅速开发了替代品，双酚 S（BPS）就是其中之一。虽然关于 BPS 的研究没有关于 BPA 的多，但关于其安全性的研究结果却让人忧心。较低水平的 BPS 暴露即表现出与 BPA 暴露类似的、对母体激素分泌和对胚胎神经系统发育等方面的影响。[14~15]

除了塑料制品，BPA 还存在于热敏纸（如超市小票或登机牌）表面的涂料中。BPA 很容易就能转移到其他物体表面，包括人体的皮肤上。即使只接触小票几秒钟，血液中的 BPA 水平也会升高。一般来说，接触时间越长，进入血液的 BPA 越多。不仅如此，因为免洗洗手液里有"皮肤渗透增强剂"，所以在接触小票前使用免洗洗手液会导致更多的 BPA 进入人体。[16]许多人会在购物或旅行时使用免洗洗手液，因此了解这一点很重要。

塑料中的另一种可能有害的化学物质是邻苯二甲酸盐，它有助于改善许多产品（如乙烯基地板、浴帘、保鲜膜、塑料瓶和塑料袋）的弹性、透明度和耐用度。它还存在于包括乳液、发胶、指甲油（预防开裂）、密封剂、驱虫剂、香精（如香水、香薰蜡烛和空气清新剂）在内的各种产品中。在一些化妆品和香水中，邻苯二甲酸盐的含量甚至高达 50%。[17]

人们接触邻苯二甲酸盐的主要途径是饮食（来自食品包装），但通过气体吸入和皮肤直接吸收的邻苯二甲酸盐的量也不可小觑。[18]在一项关于孕妇邻苯二甲酸盐暴露水平的研究中，两组受试者（分别来自纽约和波兰）的体内均被检出邻苯二甲酸盐。[19]结果发人深思。

大鼠实验发现，暴露于邻苯二甲酸盐会导致激素水平变化和先天缺陷。[20]实验室动物和人体研究均观察到邻苯二甲酸盐具有抗雄激素作用，即会抑制睾酮等特定激素的分泌。考虑到男孩生殖器官发育的需求，这一影响尤其让人担忧。一位学者这样解释道："小鼠实验表明，女性孕期接触某些邻苯二甲酸盐会干扰男性后代生殖系统的正常发育，导致肛殖距（肛门与生殖器官之间的距离）缩短、隐睾、睾丸功能异常等。"[21]一些暴露于环境相关浓度的邻苯二甲酸盐的女性的后代身上也被观察到存在类似的功能异常的情况。[22]女性孕期暴露于邻苯二甲酸盐还可能影响孩子（尤其是男孩）的脑部发育。[23]一项研究表明，邻苯二甲酸盐对大脑和智力发育造成的不良影响可持续至儿童时期（甚至到孩子 7 岁时）。[24]邻苯二甲酸盐暴露还可能增大孕妇早产的风险。[25]

显而易见，BPA 和邻苯二甲酸盐暴露非常常见且对健康不利。

减少 BPA 和邻苯二甲酸盐暴露的小技巧

下面是一些减少 BPA 和邻苯二甲酸盐暴露的小技巧。

- 避免使用塑料制品储存或加热食物。使用玻璃、陶瓷或不锈钢容器存放剩饭剩菜。

- 不用微波炉加热放在塑料容器中的食物和包在保鲜膜中的食物。加热时塑料中的化学物质会直接进入或通过气体进入食物。

- 不用保鲜膜直接接触食物，改用蜡纸或牛皮纸。（铝箔同样不是很好的选择，具体参见本章关于铝的介绍）。

- 使用玻璃或不锈钢水瓶（确保内部没有涂层，因为它们通常含有 BPA 或其他有害物质）。

- 在外喝咖啡或饮茶时，尽量自带玻璃杯或不锈钢杯（纸杯上有塑料涂层，而且杯盖一般为塑料制品）。

- 减少食用罐头制品。选择新鲜或冷冻的蔬果，或购买玻璃罐装的预制食品。

- 减少接触热敏纸（包括超市小票、登机牌、ATM 机单据）。

- 减少饮用罐装或塑料瓶装饮料（铝罐上一般有 BPA 涂层——不喝碳酸饮料的理由又增加了一个）。

- 查看化妆品或个人护理产品的成分表，避免使用含邻苯二甲酸盐的产品。这类物质的名称中通常有"邻苯二甲酸"这几个字，如邻苯二甲酸二乙酯。

- 暂停使用香水或有香味的产品（如空气清新剂、香氛、香衣纸、香薰蜡烛等）。避免使用添加了"香精"或"芳香剂"的个人护理产品。如果你不确定，可以购买标有"无人工香精"或"不含邻苯二甲酸盐"的产品。

- 不涂指甲油，尽量不待在美甲店里。

对羟基苯甲酸酯

和邻苯二甲酸盐类似，对羟基苯甲酸酯常见于个人护理和美妆产品中。它是一类人工合成的物质，常被添加于乳液、美妆产品、牙膏、洗发水、香体剂、药品及某些食品中，用来抑制细菌、真菌和其他微生物的生长。产品成分表上的对羟基苯甲酸甲酯、对羟基苯甲酸乙酯、对羟基苯甲酸丙酯、对羟基苯甲酸丁酯和对羟基苯甲酸异丁酯都属于这类物质。它们在单个产品中的含量很低，但长期累积可能造成问题。相比男性，女性使用的个人护理产品通常更多，暴露水平也就更高，这可能对孕期造成严重的影响——"面向女性的美妆和个人护理产品中无处不在的这种会扰乱内分泌的物质使新生儿面临很大的暴露风险"[26]。

目前已知的是对羟基苯甲酸酯可以通过模拟雌激素作用来干扰体内激素的代谢。[27]一些研究认为它们与生殖问题有关，因此欧盟在 2014 年禁止了某些对羟基苯甲酸酯的使用。[28]然而在包括美国在内的许多国家，对羟基苯甲酸酯仍被广泛应用。

一种评估对羟基苯甲酸酯暴露水平的方法是测定尿液中对羟基苯甲酸酯的浓度。使用乳液的孕妇尿液中对羟基苯甲酸酯的浓度最高可达不使用乳液的女性的 3.16 倍。[29]洗发水、护发素和美妆产品的使用情况也会影响尿液中对羟基苯甲酸酯的浓度。[30]让人担忧的是，一些对羟基苯甲酸酯可以穿过胎盘。一项研究在女性怀孕期间分 3 次检测她们尿液和羊水中对羟基苯甲酸酯的浓度，其中 99% 的尿液样本结果为阳性。[31]虽然羊水的检出率没有尿液的高，但研究发现，一些对羟基苯甲酸酯很容易穿过胎盘。例如，58% 的羊水样本中检出了对羟基苯甲酸丙酯，这意味着胚胎直接暴露于这种物质。更令人担忧的是，对羟基苯甲酸丁酯在羊水中的浓度甚至高于在尿液中的浓度。

对羟基苯甲酸酯暴露会增大胎儿早产和胎儿生长受限（出生体重和身高均偏低）的风险。[32]人们还发现它可以影响孕妇性激素（如雌激素）和甲状腺激素的水平。[33]这让人不禁担心它对胎儿大脑发育的影响，毕竟甲状腺健康对胎儿神经系统的发育至关重要。有关对羟基苯甲酸酯暴露对儿童发育的长期影响的研究十分有限，但其中一项研究分析了女性孕期接触多种化学物质与孩子宫内、出生后直至 3 岁的生长情况（根据超声检查结果判断）间的关系。研究认为，胚胎期和婴儿期接触对羟基苯甲酸酯的人在儿童时期体重更高（即使在热量摄入一致的情况下），这说明孕期对羟基苯甲酸酯的雌激素干扰效应会长期影响后代的代谢和身体成分。[34]

对羟基苯甲酸酯对孕妇和孩子激素代谢的影响提示我们应正视这一问题，减少暴露。幸运的是，避免使用含这类物质的个人护理产品很有效。在一项研究中，100 名女孩在被要求停止使用含对羟基苯甲酸酯的产品后仅 3 天，尿液中对羟基苯甲酸酯的浓度就下降了 44%。[35] 下面介绍了一些避免接触对羟基苯甲酸酯的方法。

减少对羟基苯甲酸酯暴露的小技巧

下面是一些减少对羟基苯甲酸酯暴露的小技巧。

- 购买美妆和个人护理产品时查看成分表，避开对羟基苯甲酸甲酯、对羟基苯甲酸乙酯、对羟基苯甲酸丙酯、对羟基苯甲酸丁酯、对羟基苯甲酸异丁酯及其他对羟基苯甲酸酯。你可以搜索美国环境工作组（EWG）的数据库，查找更安全的替代品。
- 停止使用香体剂，用天然产品替代。
- 将天然油脂，如椰子油、乳木果油、动物脂膏等作为润肤乳。
- 减少化妆品的使用，选择无须添加防腐剂的产品，如矿物质基底的粉饼。
- 选择不含防腐剂的产品。

农药

很多人以为农药就是农业上用来除杂草的，但事实上农药还涉及很多化学物质，如杀虫剂、杀真菌剂和灭鼠剂。农药的主要种类包括有机氯类、有机磷酸酯类、氨基甲酸酯类、拟除虫菊酯类和三嗪类。虽然用农药对付害虫很有用，但它们对孕妇来说却很危险。总体来说，"农药会影响生殖系统的组织和功能，损害女性生育能力"。[36] 一位学者指出："每种农药都含有至少一种会影响动物或人生殖或发育的物质，包括有机磷、氨基甲酸酯、拟除虫菊酯、除草剂、杀真菌剂，特别是有机氯。"[37]

许多农药可以干扰体内激素的分泌，它们和塑料中的化学物质一样，可能影响胚胎生殖系统的发育。女性孕期接触农药可能导致后代出现以下问题：泌尿生殖系统畸形、不孕不育、精液质量下降、睾丸癌、前列腺癌、卵巢癌和乳腺癌。[38] 数十年来人们一直知道"父母从事农业劳动或接触农药可能大大增加后代出现先天畸形的风险"。[39] 近期研究进一步证实了这一点。一项研究认为，男婴生殖器官发育异常（如隐睾或尿道开口位于阴茎底端而非顶端）与母亲孕期接触外源性雌激素有关。他们检查这些孕妇的胎盘，发现了高浓度的农药（尤其是有机氯类）。[40] 另一项研究发现，孕期接触农药的女性，其男性后代的"阴茎明显更短，且存在睾丸体积变小、睾酮水平降低的趋势"。[41]

除了对生殖器官的影响，孕期接触农药还可能损害胎儿大脑的发育。研究人员认为，"胚胎期及儿童时期的有机磷暴露会导致儿童在完成需要短期记忆的任务时出现困难，反应时间延长，出现包括大脑发育迟缓在内的各种发育问题"。[42] 农药对甲状腺功能的不良影响可能是导致这一情况发生的原因之一。一篇综述指出了 63 种会干扰甲状腺功能的农药，这让人十分担忧，毕竟甲状腺激素关乎胎儿的大脑发育、智商和行为。[43] 然而，"美国环保局却从未因农药对甲状腺激素的影响而对其采取任何措施"。[44]

虽然一些极具毒性的农药已被禁用，但许多仍残留在环境中，最终进入食物链。最经典的例子就是 DDT（"滴滴涕"，化学名为二氯二苯三氯乙烷，旧时用作农业杀虫剂），蕾切尔·卡逊在《静寂的春天》(Silent Spring) 一书中揭露了它对鸟类生殖系统的不良影响。不幸的是，这类化学物质不易被分解且毒性极强，至今仍存在于我们的环境和食物链中。[45] 即使只是小剂量暴露，DDT 等有机氯类农药也可能导致流产。[46]

很多人可能认为现代农药安全一些，然而事实不尽如人意。有时科学家需要数十年才能充分理解这些化学物质对健康造成的影响。草甘膦是一个很典型的例子。最初，草甘膦因其低毒性备受化学工业的推崇；但数十年后，研究发现草甘膦"可能对人类存在致癌性"。[47] 草甘膦是使用最广泛的农药——"农达"（Roundup）的有效成分，而该农药的应用水平从 20 世纪 70 年代至今提高了 100 倍。[48] 传统农业生产过程中经常使用"农达"，尤其是在种植可以耐受大剂量草甘膦的转基因作物的地区。人们称转基因作物为"准备好应对'农达'"的作物（包括玉米、大豆和油菜籽），因为它们和正常作物不同，在喷洒大量"农达"之后仍能存活。草甘膦还被用作"作物干燥剂",喷洒在小麦等谷物上后可使其变干,利于收割。然而,这样会使草甘膦残留在作物中并不断累积。[49]

有关草甘膦毒性的研究发现,它会损害肝脏解毒所需的一种名为"谷胱甘肽"的关键酶的功能。[50]它危害肠道菌群健康,导致肠道致病菌过度繁殖。[51]怀孕时应将肝脏和肠道的功能保持在最佳状态,从而更好地利用食物中的营养并高效地排出代谢废物和毒素。但草甘膦对二者均有影响。它所造成的肠道菌群的变化会损害人体吸收饮食中有益的营养物质,尤其是钙、铁、镁、锌等矿物质的能力。[52]

胚胎期暴露于草甘膦的大鼠也表现出宫内发育异常的问题,且更容易长出肿瘤。[53]更令人担忧的是,无论是提纯了的草甘膦,还是"农达"中所含浓度的草甘膦,哪怕使用剂量不足农业推荐使用剂量的1/100,它仍对人体胎盘细胞具有毒害作用。事实上,"农达"的毒性是纯草甘膦的数倍。研究人员表示,"'农达'中的佐剂可以提高草甘膦的生物利用率及其在体内的累积效应"。[54]这意味着,经常食用喷洒了"农达"的食物和使用"农达"除草的人存在诸多隐患。

需要特别注意的是喷洒了"农达"的大豆,大豆天然含有植物雌激素,植物雌激素与草甘膦相互作用后可能对人体更加有害。一位研究人员这样解释道:"'农达'在转基因大豆作物中的广泛应用引起人们的关注,食用后同时暴露于草甘膦和植物雌激素染料木黄酮(大豆及大豆制品中的一种常见的异黄酮)可能引发协同作用。"[55]我已经在第四章解释过,我不推荐孕妇食用过多的大豆及大豆制品,如果偶尔吃大豆的话,也需注意购买有机大豆(有机作物的生产过程中不可使用草甘膦)。

我们该怎么办呢?

尽管我们并不喜欢,但农药的应用仍十分普遍。因此,想完全避开是不可能的,但你可以尽量减少接触。首先,请选择有机种植或种植过程中未使用有害农药的食物。一篇深入分析了343项相关研究的综述发现,用传统方式种植的作物存在农药残留的概率是有机作物的4倍。[56]此外他们还发现,有机作物通常含有更多有益的抗氧化物。监测发现，饮食以有机食物为主的人体内的农药水平更低。[57~58]建议在条件允许的情况下从当地小型农场购买食物，他们通常不会喷洒农药（或者用量较大型农场的用量少）。农药一般价格较高，因此未被认证为有机农场的小型农场会减少农药的使用。你可以向相识的农场主询问农作物种植过程中农药的使用情况。

　　了解哪些食物通常会被喷洒大剂量的农药也很有帮助，这样你就知道哪些食物最应该购买有机的。美国环境工作组检测了常见蔬果的农药残留水平，发布了农药残留水平最高的"最脏的十二种食物"（黑名单）以及农药残留水平最低的"十五种清洁食物"（白名单）。很多人认为清洗蔬果可以洗去残留的农药，但事实上许多农药的作用是系统性的，已经进入植物体内，不仅仅停留在表面。清洗蔬果并没有问题，只是大部分情况下都无法洗掉残留的农药罢了。[59]

　　截至本书出版之际，美国尚未开始检测食物中草甘膦的残留水平，因此减少暴露的最佳方法就是，减少食用在常规种植过程中会喷洒含草甘膦的农药的食物或是购买相关的有机食品，包括谷物（如小麦、燕麦、大米、玉米）、豆类（如芸豆、兵豆）、种子（如葵花子、油菜籽和棉籽）。[60]加拿大的一项由政府资助的研究检测了3 000多份食物样本中草甘膦的残留水平，有1/3的样本检测结果为阳性。[61]其中最易受到污染的是谷物和豆类（36.6%的谷物和47.7%的豆类样本中有草甘膦）。此外，也有研究表明，食用转基因或用传统种植方式种植的大豆或玉米的动物体内的草甘膦水平比牧场散养的动物体内的更高，因此我们还应谨慎选择动物性食物。[62]

　　控制草甘膦摄入需要你自己努力。美国环境工作组指出，"美国国家环境保护局对草甘膦应用方面的管理很宽松，以至于无法有效保护大众的健康。他们制定标准的目的是帮助机构人员判断农夫是否正确使用该农药。这一标准已发布多年，而近些年来我们才发现，有关这一毒性物质在小剂量下即对人体有害且当人们暴露于多种化学物质时危害更大的最新研究，并未被纳入考虑范围"。草莓种植者可能使用"74种按不同比例混合的农药"。[63]农药相关研究的问题之一在于，它们往往一次只研究一种农药，但"只考虑单一农药作用下的'安全剂量'可能低估了农药对健康的实际影响"。[64]

减少农药暴露的小技巧

下面是一些减少农药暴露的小技巧。

- 购买有机的蔬菜和水果，或直接从不使用农药的当地农民手中购买食物（至少在购买"最脏的十二种食物"、你常吃或一次性会吃很多的食物时，你应购买有机的或无农药的）。如果你找不到有机的当地蔬菜或者它们的价格太高，那么从营养的角度来看，吃用传统方式种植的蔬菜还是比一点儿蔬菜也不吃要好。

- 相比大型农场，当地的小型农场通常使用的农药较少，即使是非"有机认证"的农场也是如此。如果你有疑问，可以向当地的农民询问。

- 避免食用转基因食物（特别是玉米、大豆和油菜籽），它们的农药残留水平，尤其是草甘膦的水平通常更高。

- 选择源自牧场散养动物的肉类、蛋类和乳制品（工业化养殖的动物所吃的饲料中含玉米或大豆，其中的农药残留会逐步累积至动物的脂肪组织中）。

- 喝咖啡的人最好购买美国农业部认证的有机咖啡或雨林联盟认证的咖啡。许多咖啡种植国家仍在使用美国禁用的有害农药。

- 购买有机谷物或豆类。

- 不吃转基因大豆，它是草甘膦耐受能力最强的作物之一。

- 不食用不健康的植物油（详见第四章）。

- 不在房屋和花园附近喷洒农药。

- 不使用驱虫剂和杀虫剂。

不粘锅及相关化学物质

不粘锅等现代厨具是家中的常备物品，为人们的生活带来了便利。不粘锅随着低脂肪饮食的流行而被人们广泛使用，因为用它烹饪的话，即使不加油，食物也不会粘在锅上。不幸的是，不粘锅涂层中的化学物质毒性很强。这些涂层里含有一种名为"聚四氟乙烯"（PTEE）的化学物质，它在温度达到 325 ℉

（163℃）以上或被磨损时，会释放一种名为"全氟辛酸"（PFOA）的化学物质。[65]当你煎牛排的时候，煎锅的温度很容易超过 500 °F（260℃），因此这些化学物质一定会进入食物和空气，即使此时煎锅的涂层完好无损。PFOA和 PTEE 均属于全氟化学品（PFCs），是人工合成的化学物质，自然界中的氟原子和碳原子不会相连。这类化学物质很难被分解，一旦进入人体，将在人体内停留很长时间。据估计，人体可能需要 4～5 年的时间才能代谢并排出PFCs。[66]

　　研究发现，几乎所有孕妇的血液中都存在 PFCs。[67]和其他许多化学物质一样，高水平的 PFCs 暴露可增大某些孕期并发症发生的风险。血液中 PFCs浓度高的孕妇诞下低体重新生儿的风险更大。[68~69]PFCs 还可能影响胎儿器官和骨骼的发育，导致新生儿身高偏低，腹围和头围偏小。[70]研究还发现，暴露于大剂量 PFCs 的女性患先兆子痫的风险更大。[71]这些化学物质还会造成内分泌紊乱，影响生殖激素和甲状腺激素的分泌。[72~74]针对因纽特人和中国人的分析数据表明，PFCs 在孕期对甲状腺有抑制作用。[75~76]更令人担忧的是，母体暴露于 PFCs 会对新生儿的甲状腺功能造成影响。[77]虽然已经在前文提起过，但我仍想在这里重申：甲状腺功能受损会损害胚胎大脑发育。

　　不使用不粘锅的人可能认为这个问题与自己无关。但是 PFCs 被广泛用于各种产品，包括各种耐污、防水涂料（用于地毯、服装、家具）、油漆，甚至食品包装（防止食品粘在容器上）的生产。毫无疑问，我们会接触到许多PFCs，其中大部分来自食物、被污染的饮用水等。研究人员指出，"许多国家的人群生物监测显示，PFOA 不仅普遍存在于血液中，还存在于乳汁、肝脏、精液和脐带血中"。[78]在所有产品中，微波爆米花的 PFCs 含量特别高，这是因为加热时包装袋涂层上的 PFCs 转移到了玉米粒上。其他含 PFCs 的常见食物包括肉类罐头、热狗、炸鸡块、薯条和薯片。[79]

　　显然，孕期最好减少接触 PFCs，下面列举了一些实用方法。

减少 PFCs 暴露的小技巧

　　下面是一些减少 PFCs 暴露的小技巧。

　　• 不使用不粘锅及同类厨具（改用铸铁、不锈钢、玻璃、陶瓷这类材质的厨具）。别忘了检查烘焙器具，如饼干烤盘和蛋糕模具。

- 少吃微波爆米花、预包装食品、微波加热的速食和快餐，这是因为包装上的 PFCs 常常会转移到食物上。

- 不使用防污或防水喷雾（拒绝新地毯或新家具的防污处理服务）。

- 不购买贴有 Teflon®（聚四氟乙烯／铁氟龙）、Scotchgard™（斯科奇加德防油防水剂）或 Gore-Tex®（戈尔特斯）标识的衣物。但居住在多雨地区的人似乎不可避免会穿这类衣物，因此需要个人权衡利弊。

- 避免成分表中有"氟""全氟""聚四氟乙烯"等字样的日用品或个护产品。最为常见的是电脑清洁剂（通常含有 1,1- 二氟乙烷）。

- 查看本地水源是否被 PFCs 污染。一些滤水器可去除 PFCs。

氟化物

氟是一种非必需矿物质，人体对其没有营养方面的需求。很多人对此很意外，因为它数十年来一直被添加于自来水和牙膏中以预防蛀牙。有趣的是，一篇 2015 年发表的、分析了 155 项研究的考科蓝文献回顾论文（Cochrane Review）认为，没有足够的证据能够表明自来水氟化可有效预防蛀牙。[80] 不过，我在这里并不打算讨论氟和蛀牙之间的关系，我要重点关注的是氟对妊娠结局的影响。

人体的一些器官和组织，包括骨骼、甲状腺、肾脏和大脑，对氟高度敏感。孕期需格外关注氟化物，因为它可以穿过胎盘，也就是说母体的暴露水平决定了胎儿的暴露水平。[81] 一些研究分析了孕期饮用含氟饮用水对后代健康的影响。相较于出生及成长在饮用水中含氟量较高的地区的孩子，出生及成长在饮用水中含氟量较低的地区的孩子智商显著较高。[82～83] 墨西哥的一项研究结果与之一致，即如果母亲孕期有高水平的氟暴露史，则 12 岁以下的孩子的认知测试得分更低。这项研究最让人震惊的是，即使饮用水中氟的含量为"其他妊娠和非妊娠人群氟的一般暴露量"，该影响仍然存在。[84] 另一项研究也认为"接触氟化物的女性的后代的认知改变可能从生命早期阶段就开始了"。[85]

除了对儿童的影响，强有力的证据表明氟化物会影响胚胎发育。在综合所有数据后研究人员发现，胎儿骨骼和脑组织中氟化物的含量很高，如果孕妇生活在自来水中添加了氟化物的地区，则胎儿的各种细胞均表现出"严重的病理损伤"。[86~90]其中一项研究得出的结论是，"脑组织中氟化物的积累会破坏神经细胞中某些神经递质和受体的合成，导致神经发育不良或引发其他损伤"。[91]

此外，一项针对"没有其他健康问题"的新生儿的研究发现，女性怀孕期间居住地饮用水中氟化物的含量与新生儿神经系统评分的相关性极高。母亲居住地水中氟含量较高的新生儿在神经、行为、视觉和听觉测试中的得分明显较低。因此，作者这样总结道："氟化物对神经发育存在毒性，孕妇过量摄入氟化物会对新生儿的神经行为发育造成不良影响。"[92]因为氟化物的化学性质与碘的相似，因此人们怀疑其影响大脑发育的机制之一是干扰甲状腺激素的分泌。大鼠实验发现，如果怀孕的大鼠缺碘并接触氟化物，其后代的大脑发育、学习能力和记忆力会受到影响。[93]

最后，接触氟化物还会影响骨骼发育——"孕妇过量摄入氟化物可能损害并改变胎儿的酶和激素系统，从而影响骨样的形成和矿化。当幼儿开始走路时，就可能出现膝外翻、弓形腿和胫骨军刀状弯曲等症状"。[94]事实上，这种综合征就叫氟骨症。

人们接触氟化物最常见的方式是通过含氟的饮用水和牙科产品，如牙膏、漱口水和牙科诊所的氟化物。超过95%的牙膏含有氟化物，"儿童牙刷刷毛上的那一长条牙膏就含有0.75~1.5 mg氟化物"，含量甚至高于许多药物中氟化物的含量。[95]怀孕期间的激素变化会加剧牙菌斑的形成，因此养成定期看牙医并清洗牙齿的习惯确实很重要，但你要确保在这个过程中你不会发生氟化物暴露。只要要求牙医使用无氟产品为你清洗牙齿即可。

另外两种常见的氟化物来源可能看起来不同寻常。一种是非有机葡萄，这要归咎于一种被称为"氟铝酸钠"的含氟农药的广泛使用，而另一种是茶。红茶、绿茶、白茶和乌龙茶都来自"茶树"，而茶树可以从土壤中吸收氟化物，并将其富集到叶子中。研究发现，用成熟茶叶制成的低品质茶叶中氟化物的含量往往较高，所以喜欢喝茶的人最好在经济允许的范围内选择品质最好的茶叶。[96]高品质的茶叶通常使用幼嫩的茶叶制成，其氟化物含量要低得多。文献中有长年累月大量饮茶（每天超过 3.7 L）导致氟中毒的案例记载，但并没有研究表明适量饮茶有害健康。[97] 在所有源自茶树的茶叶中，白茶的氟化物含量最低（同时咖啡因含量也最低）。路易波士茶不来自茶树，其氟含量很低，且不含咖啡因。[98]

减少氟暴露的小技巧

下面是一些减少氟暴露的小技巧。

- 使用无氟的牙膏、漱口水和牙科产品。
- 避免需使用氟化物（氟化物凝胶、氟化物清漆或冲洗剂）的牙科手术。怀孕期间应继续看牙医，但需要求牙医使用无氟产品为你清洗牙齿。
- 使用能去除氟化物的滤水器过滤自来水。
- 选择有机种植的葡萄，许多非有机葡萄园会使用一种名为"氟铝酸钠"的含氟农药。
- 如果你喝茶（红茶、绿茶、白茶或乌龙茶），建议选择高品质的茶叶。这些茶叶中白茶的氟化物含量最低，因此你可以改喝白茶，或者也可以试试路易波士茶。

铝

你可能觉得在孕期应避开的毒性物质清单中出现铝很奇怪，但铝暴露确实很常见，而且它对健康的损害不容忽视，因此我一定要在本章就相关研究进行讨论。很多人对铝在日常生活中出现已经习以为常了。它存在于铝箔、铝制厨具、止汗剂、抗酸药甚至发酵粉中，你可能每天都会接触或者摄入铝。

但这不是一件好事，因为"铝进入人体后没有任何已知的生理作用"。[99] 小鼠实验显示，铝可以穿过胎盘，对胎盘和子宫细胞造成毒害作用。[100] 一项历经数十年的研究表明，铝可以在脑部沉积，引发一系列神经问题（如阿尔茨海默病）。[101] 女性孕期，胎儿大脑在子宫中逐渐成形，因此在这一发育的关键时期发生铝暴露对孩子来说影响尤其大。"铝是一种极强的神经毒素。对包括人类在内的所有动物而言，妊娠期的铝暴露均对胚胎具有毒性。"[102]简单来说，你的身体根本不需要铝，它就不应该出现在你体内。

出于伦理考虑，研究人员不能有意让孕妇暴露于铝环境从而进行人体研究，但正如前文所说，他们做过相关的小鼠实验。研究人员发现，在胚胎期和幼年期（吃奶的时期）通过母亲的饮食接触铝的幼鼠表现出"显著的、剂量依赖性的神经递质水平变化"，包括血清素和多巴胺水平的变化。这些幼鼠在感觉运动反射、运动行为和体重增长方面存在缺陷。研究人员总结道："怀孕期间接触的铝可能对子宫内发育的胎儿的大脑产生神经毒性。"[103]

另一项研究回顾了妊娠期铝暴露的现有数据，得出这样的结论："妊娠期摄入铝可导致多种必需微量元素在组织内的分布发生显著变化，可能对胎儿代谢产生影响。"[104]在所有年龄组中，未出生的胎儿最容易受到包括铝在内的重金属暴露的毒害。[105]研究人员指出，"人类胚胎或胎儿体内更容易出现铝沉积，特别是在发育中的骨骼和神经组织（比如大脑）中"。[106]

造成铝暴露的主要因素是什么呢？

一些研究人员指出，止汗剂"可能是造成身体铝沉积最重要的因素，因为它们的使用相当于每天在皮肤上涂抹约 2 g 铝"。[107]其他人则认为，"从定量的角度来看，非处方抗酸药是人类接触铝最重要的来源"。[108]有学者提醒，"孕期应谨慎使用常见的治疗胃酸反流的药物（如含铝的抗酸剂和其他含铝药物），防止胎儿因铝暴露过量而受到危害"。[109]不管怎样，孕期使用含铝止汗剂和抗酸药都不是什么好主意。

铝暴露的另一个来源是某些疫苗，"注射（这些疫苗）后有多达 1 mg 的铝和抗原或过敏原一起进入人体"。[110]随着制药公司逐步淘汰疫苗中的汞，铝的使用逐渐增加。[111]注射药中的铝是人体内铝的重要来源，因为它们无须通过消化道（会抑制人体对铝的吸收）进入人体，可以直接进入血液。事实上，"膳食中只有 0.25% 的铝能被人体吸收，而氢氧化铝（疫苗中最常见的铝的存在形式）经血液（注射）进入人体后可能逐步被身体吸收——最后几乎 100% 被吸收"。[112]

虽然许多人宣称疫苗中的铝是惰性的，但"它在某些个体的免疫细胞中的生物持久性"还是引起了人们的关注。[113] 在发现这一现象后，研究人员针对铝佐剂的效果进行了小鼠实验，希望能更好地解释在一些人身上观察到的疫苗不良反应。有趣的是，研究人员在对不同剂量的铝进行检测后发现，铝在最小剂量时毒性最强——在注射 180 天后，小鼠活动水平下降，表现出类似焦虑的行为，并且大脑的某些区域出现铝沉积。[114] 研究人员指出，就铝佐剂的神经毒性而言，化学领域的普遍规则"剂量决定毒性"并不适用。另一项针对铝佐剂安全性的小鼠实验也得出了类似的结论，认为"不同于疫苗中的铝天然具有安全性的流行假说，目前强有力的人类和动物研究数据表明，这种广泛使用的佐剂会引发神经免疫方面的炎症性疾病（会致残）"。[115] 而迄今为止都没有专门针对疫苗中的铝佐剂对孕妇（及胎儿）影响的安全性研究。

在刚开始撰写本章时，我并没有打算讨论疫苗的问题。但是随着对重金属暴露来源的进一步探究，我发现疫苗是来源之一，而我认为刻意在书中回避这些信息以避免争议是不对的。许多医疗从业者认为因不注射疫苗而患病的危险远大于因注射疫苗而发生重金属暴露的危险。虽然我也赞同这种说法，但我还是认为了解疫苗的成分，包括其中含有的重金属，是我们享受知情同意权的重要表现。

食物在烹饪、储藏或加工过程中被铝污染是铝暴露的另一种来源。铝很容易进入食物，因此铝制厨具、餐具、铝箔是重要的暴露来源。例如，当鱼被包裹在铝箔中烹饪时，加热后食物中铝的浓度可升高 2 ~ 68 倍（你没看错，增幅最高可达 68 倍！）。[116] 研究发现，酸性物质的使用和烹饪时间的延长会显著增加鱼中积累的铝。另一项研究结果与之相似，认为"在烹饪中使用铝箔显著增加了食物中铝的含量"。[117] 这项研究涉及的一些食物中铝的含量甚至超过了世界卫生组织规定的上限。

最后，大豆制品的铝含量也很高。大豆制品中的铝应该来自酸洗或加工大豆用的铝制水槽，一些情况下也可能来自制作过程中额外添加的矿物质盐（通常为氯化铝）。大部分超市里卖的豆腐都是在铝盒（而非传统的木盒）中压制的，最终铝盒中的铝会渗入豆腐。铝暴露的来源有许多，但幸运的是大部分来源都是可控的。

减少铝暴露的小技巧

下面是一些减少铝暴露的小技巧。

- 无论是烹饪时还是储存剩菜时都不要使用铝箔。如果你在烹饪时必须使用它，需确保它不直接接触食物，可以在铝箔和食物间垫一层烘焙纸。烹饪酸性食物（如加了番茄、柠檬、醋、酸奶的食物）时尤其需要注意，因为这些食材或调料会促进铝进入食物。

- 避免使用铝锅，包括台式铝制浓缩咖啡机。许多饼干烤盘和蛋糕盘也是铝制的。从二手店中购买的品质不明的金属锅具中铝的含量可能很高。

- 检查止汗剂（或香体剂）、阿司匹林缓冲剂、防晒霜、化妆品（尤其是妆前乳）和面部磨砂膏的成分表，看是否有带有"铝"或"铝盐"字样的成分。

- 不使用含铝的抗酸药（阅读第七章以了解缓解胃灼热的方法）。

- 少吃大豆制品。

- 在孕期注射疫苗时可以查看疫苗说明书以了解是否含铝。

汞

汞是众所周知的神经毒素，我接触过的几乎所有孕妇都知道需要避免摄入汞。汞可以穿过胎盘，所以孕妇的汞暴露水平决定了胎儿的汞暴露水平。事实上，一些研究人员发现汞"会在胚胎组织中累积，导致胎儿血液中汞的水平超过母体中汞的水平"。[118] 这是重要的公共卫生议题，因为孕期汞暴露会引发后代的神经发育问题，造成孩子在儿童时期认知水平降低。[119]

汞在工业中的应用史已有数十年，因此汞污染在全球范围内普遍存在。这是海洋和水源被汞污染造成的不幸后果，而它还会持续通过食物链在一些鱼类体内不断累积。

不过，在你就此决定不吃鱼类之前，你需要明白：一，只有一些鱼类（包括剑鱼、鲨鱼、鲭鱼、方头鱼）体内的汞含量较高，我们需要完全避免食用；

二，吃了含汞的鱼类并不意味着人体一定会吸收汞。大部分鱼类的硒含量很高，而硒可以帮助降低汞的毒性，这一点我在第三章已经进行了详细说明。虽然吃鱼意味着汞暴露，但孕期多吃鱼的话，后代在 3 岁时的认知评分更高[120]，这可能有一部分原因是它们中还含有硒、ω-3 脂肪酸、铁、维生素 B_{12} 和碘。此外，你孕期吃鱼给孩子带来的益处可以一直持续至学步期之后。在一项纳入了近 12 000 名女性和她们的孩子的研究中，孕期每周海鲜食用量超过（而非少于）340 g 的女性，后代从出生至 8 岁的认知表现都更好。[121]这些研究人员总结道："营养缺乏造成的风险大于每周吃 340 g 海鲜造成的少量汞暴露带来的风险。"简单来说，虽然目前我们对海洋的汞污染问题无计可施，但就大部分海鲜而言，吃它们利大于弊。

虽然人们的关注点都集中在鱼类上，但有趣的是，研究发现牙科治疗过程中使用的汞合金填充物（也被称为"银汞合金"）是更容易造成孕妇体内汞水平升高的因素。[122]这是因为汞合金填充物中 50% 的成分为汞。口腔中这种填充物越多，血液和脐带血中汞的浓度就越高。[123]孕期接受牙科治疗时一定要谨慎。奥地利、德国、芬兰、挪威、英国和瑞典的牙医被明确指导禁止对孕妇使用汞合金填充物。[124]但并不是所有国家都有这项规定，也不是所有牙医都会遵照执行。如果你在孕期需要治牙，一定要坚决拒绝使用银汞合金填充物。对已经使用了此类填充物的女性，我不建议在孕期或哺乳期移除填充物，这会导致至少短期内汞暴露的水平指数倍提高。你可以在哺乳期结束后尝试移除银汞合金填充物，但一定要选择经验非常丰富、擅长这一领域的生物牙医（或称整体医学牙医）①。

最后介绍的一种汞暴露来源是疫苗中的硫柳汞，一些研究人员正在推动将其从疫苗中去除。正如一位研究人员所解释的，"硫柳汞的问题在于其中 49.6% 的成分均为汞，而汞可能对人类，特别是对大脑仍在发育的胎儿、新生儿和婴儿产生神经毒性"。[125]一些科学家尤其关注孕期汞暴露问题，因为汞"可能对胎儿的神经发育造成不良影响"。[126]如果你选择在孕期接种疫苗，记得要求使用不含汞的疫苗并阅读包装上的说明，明确接种时间。

---

① 生物牙医即整体医学牙医。整体医学指从整体研究人体疾病发生发展的规律、疾病中人体各部分之间的联系及其所导致的机体状态的变化规律，并从整体研究疾病的预防和治疗方法。——译者注

减少汞暴露的小技巧

下面是一些减少汞暴露的小技巧。

- 不吃剑鱼、鲨鱼、鲭鱼和方头鱼（它们的汞含量高而硒含量低），但你可以继续享用其他海鲜。将金枪鱼的食用量控制在每周 170 g 以内。
- 如果孕期需要治牙，不要使用银汞合金填充物或镶人造冠。
- 如果孕期需要接种疫苗，选择无汞的疫苗（也需注意疫苗中铝的含量）。
- 因为大部分汞暴露都是难免的，所以一定要阅读本章最后提到的清除体内毒素的技巧，减轻汞对你和宝宝的影响。

其他应避开的化学物质

对孕妇和胎儿有害的化学物质可不止我在上文提及的这些，上文列出的是一些你可以通过改变生活方式减轻暴露带来的影响的毒性物质。也就是说，你可以在一定程度上控制自己的暴露水平。

还有许多化学物质可能引发生殖问题，但由于是环境污染等因素造成的暴露，降低它们的暴露水平很难。这些物质包括重金属、作用持久的有机污染物（如多氯联苯和二噁英）、溴、甲醛、阻燃剂、抗菌剂等。[127]

接触阻燃剂"可导致生殖毒性、孕妇和新生儿的甲状腺激素紊乱，以及儿童智力和精神运动发育不良（包括智商下降、注意力不集中）"。[128]抗菌剂，尤其是三氯生，可导致实验动物激素紊乱、肠道菌群失衡，也会对人类新生儿造成不良影响（如发育迟缓、头围偏小）。[129~132]

虽然我接下来介绍的方法不一定适用于所有人，也不能轻易解决问题，但我仍然想告诉你一些可以进一步减少孕期化学物质暴露的关键措施。

减少其他化学物质暴露的小技巧

下面是一些减少前文没有提及的化学物质暴露的小技巧。

- 尽可能少待在高污染地区。

- 不吸烟并避免吸入二手烟。

- 使用高品质的滤水器，除去烹饪和饮用水中的污染物。

- 购买家具时选择不含阻燃剂的家具。

- 经常洗手，尤其是在用餐前。家中粉尘或受污染土壤中的多种化学物质，特别是重金属，主要通过手口进入人体。

- 定期使用带有高效空气过滤器（HEPA 滤网）的吸尘器打扫房屋，相比常规滤网，HEPA 滤网能更有效地吸收微粒和灰尘。

- 避免接触油漆、清漆、环氧树脂、密封剂、工业胶水、工业溶剂及其他建筑和木工常用的产品，它们所散发的气味中含有有害的化学物质。

- 用天然物质代替市售的家居清洁用品。例如，将白醋（由粮食天然酿造）代替含氯消毒剂或抗菌产品来清洗台面或地板。

- 如果天气允许，根据所在地区空气污染的情况，尽可能开窗通风。许多建筑材料和家具会持续多年释放有毒气体，而一些研究表明这会导致室内空气污染的问题比室外的更严重。

- 购买一些室内绿植。美国航空航天局清洁空气研究（NASA Clean Air Study）确定了许多可以去除空气中常见化学物质的室内盆栽，其中包括波士顿蕨、和平莲、吊兰和芦荟。

- 在不清楚草药补充剂品质（和孕期安全性）的情况下不要随意服用，它们中的许多被发现存在重金属污染的问题。[133]

- 避免使用含有抗菌剂（尤其是三氯生）的产品，如相关的肥皂、湿巾、洗手液和牙膏。一些砧板和塑料罐中也有这类物质。为了保护你体内的菌群，用清水配无添加的香皂洗手最好不过了。

- 使用高品质的厨具烹饪。低品质的厨具，尤其是那些用回收的金属制作的厨具可导致重金属（如铅和铝）迁移至食物中。

- 谨慎选择用以烹饪或储藏食物的陶瓷制品，它们中的一些可能使用了含铅的釉料。美国食品药品监督管理局建议使用铅检测装置进行检测以保证陶瓷厨具的安全性[134]（你可以在网上或五金店里找一找）。

- 不要焚烧垃圾。焚烧塑料和金属会向空气中释放化学物质，其中许多物质燃烧后毒性更强。

- 如果你从事的是工业生产领域，如机械、农业或化学领域的工作，你应该和雇主聊一聊如何降低你化学物质的暴露水平。

帮助身体清除毒素的小技巧

除了减少暴露，避免受到毒素侵害的另一种方式就是加强自身的解毒能力。首先我要申明的是，我不推荐在孕期进行全面"排毒"。"排毒"的目的是将体内储存的毒素释放到血液中，再由肝脏和肾脏进行处理。但因为在孕期，你的血液与胎儿的血液相连，而许多毒素可以通过胎盘进入胎儿体内，所以这种"排毒"过程实际上会提高胎儿的毒素暴露水平。此外，许多宣称可以"排毒"的流行方法对孕妇来说都不安全，比如果蔬汁断食法会使身体无法摄入必需营养素，而服用大量草药类泻药在孕期是禁忌的（坦白地讲，这对没有怀孕的人来说也不是个好方法）。

其实，一些日常操作就可以温和而安全地促进身体排出毒素。保证营养充足，优先选择某些可以增强肝脏功能的食物和营养素。健康的、功能正常的肝脏可以更高效地将毒性较强的物质转化为毒性较弱的物质，并经消化道（粪便）和肾脏（尿液）排出体外。下面介绍的一些生活方式可以温和而安全地强化你的解毒系统。

1. 饮用大量过滤水。人体天然通过尿液、汗液和粪便排出毒素。保证饮水充足（每天不少于 3 L）可以帮助这些系统高效运转。

2. 多吃蔬菜，尤其是绿色蔬菜。这个方法虽然简单，但十分有效。研究发现，食用绿色蔬菜可以增强身体排出各种持久性有机污染物的能力。[135]这可能是因为新鲜的绿色蔬菜富含膳食纤维、叶绿素、维生素 C、镁和抗氧化物。此外，建议多吃十字花科蔬菜，如西蓝花、花椰菜、羽衣甘蓝、卷心菜和抱子甘蓝。研究表明，食用十字花科蔬菜可增强肝脏的解毒能力。[136]蒜和香菜也能促进解毒。[137]

3. 尝试服用小球藻或螺旋藻补充剂。这两种藻类富含植物中广泛存在的绿色色素叶绿素、碘、硒、铁和其他微量元素。小鼠实验发现，叶绿素可以抑制一种名为"二噁英"的常见有毒物质在消化道内被吸收。[138]它对人体也存在同样的作用。在孕中期和孕晚期服用小球藻补充剂（每天 6 g，餐后分两次服用，每次各 3 g）的女性，乳汁中二噁英的含量明显更低（相对低 40%），这说明小球藻可以帮助女性在孕期慢慢排出毒素。[139] 上述研究并未发现小球藻补充剂会对女性造成不良影响。小球藻甚至还可能有助于降低人体内的汞水平。[140] 你可以考虑在吃容易被二噁英和汞污染的食物（如鱼类）的同时服用小球藻补充剂（或食用富含叶绿素的绿色蔬菜），这样就"两全其美"了——既获得了鱼类的营养又减小了毒素暴露的风险。另一种名为"螺旋藻"的藻类也对健康有益，尤其有助于预防氟中毒。一项研究中，研究人员将氟暴露的小鼠分为两组，一组服用螺旋藻补充剂，另一组未服用。结果显示，未服用螺旋藻补充剂的小鼠的后代表现出大脑损伤、甲状腺功能异常和行为问题；但服用螺旋藻补充剂的小鼠的后代则并未受到影响，没有"氟暴露引起的甲状腺激素被损耗"问题。[141] 研究人员因此认为，生活在水中氟化物含量高的地区的孕妇可以服用螺旋藻补充剂，以最大限度地减小发生神经发育障碍的风险。螺旋藻还可以防止铅中毒，抑制铅在子宫内从母体向胎儿的传递。[142] 如果你想尝试螺旋藻补充剂，须知每日 1 500 mg 被证明对孕妇是安全的（还可以减小贫血发生的风险）。[143]

4. 保证硒摄入。硒这种微量元素对肝脏和甲状腺功能的发挥十分重要，还有助于人体排出重金属，如汞、镉和铊。[144] 富含硒的食物包括巴西坚果、海鲜（尤其是牡蛎）、内脏（比如肝脏）、猪肉、牛肉、羊肉、禽肉、蘑菇和鸡蛋。注意，野生三文鱼的硒含量比人工养殖的三文鱼的硒含量高。[145] 检查你的孕期维生素中是否含有硒（至少 60 μg，至多 200 μg），如果没有则需单独补充。

5. 摄入足量的甘氨酸。如第三章所述，甘氨酸是人体合成肝脏中主要的酶——谷胱甘肽——所必需的原料。怀孕期间，身体对甘氨酸的需求指数倍增加，这意味着你需要努力保证甘氨酸摄入充足。富含甘氨酸的食物包括骨头汤、慢炖肉（特别是有很多结缔组织的坚硬部位的肉）、鸡皮和猪皮（或任何动物的皮）。你也可以服用胶原蛋白或明胶补充剂。

6. 多吃富含膳食纤维的食物。膳食纤维可以通过多种方式化解化学物质的有害影响：与毒素结合以使它们通过粪便排出体外；促进规律排便，防止代谢废物在肠道内被吸收；为肠道中的有益菌提供养分，而它们本身对有害化学物质就有解毒作用。膳食纤维的最佳食物来源包括奇亚籽（或亚麻籽）、非淀粉类蔬菜、莓果、椰丝、豆类、坚果和种子。

7.增加维生素 C 的摄入。这种维生素是强效抗氧化物，可以预防许多化学物质对人体造成的损害。例如，它可以保护身体免受氟化物、多氯联苯和汞的有害影响。[146~148] 富含维生素 C 的食物包括甜椒、西蓝花、抱子甘蓝、草莓、菠萝、橘子等柑橘类水果、猕猴桃和羽衣甘蓝。

8.适量运动。运动和拉伸不仅能促进血液流动，还能刺激淋巴系统，而它是循环和免疫系统的关键组成部分。淋巴系统在清除体内毒素和代谢废物方面发挥着重要的作用。简单来说，运动得越多，身体解毒的效率就越高。建议养成规律运动的习惯，哪怕每天只运动一小段时间也好。第八章详细介绍了有关孕期运动的内容。

总结

本章的内容可能让人感到"悲观"。我在查找资料、撰写本章时也有同样的感受。当你了解到化学物质暴露会怎样影响宝宝的健康时，你可能感到灰心甚至害怕，尤其是许多化学物质你可能之前听都没有听说过，并且很多时候暴露与否不受你的掌控。而让我沮丧的是，之前并没有人向孕期女性介绍过这些内容。

我之所以在本书中加入这部分内容，是因为我知道虽然运动和饮食是保持孕期健康的基础，但它们不能解决所有问题。即使你选择的都是有机食物、服用最高品质的孕期补充剂，但如果你烹饪时使用的是不粘锅、每天喷香水，那你可能仍然无法保持健康。我相信我们有同一个目标，那就是希望能为宝宝做到最好。

我在本章重点强调的许多化学物质的暴露至少在一定程度上是你可控的。虽然你无法控制室外的空气，但你可以决定你的饮食及使用的护理产品。有关生活方式的每一次小小的改变都会累积起来。如果你发现身边有许多化学物质暴露来源，那么自本周起，从改变 1～2 个生活习惯开始吧！例如，把洗衣液换成无香型的，使用玻璃容器（而非塑料容器或铝箔）存放剩菜剩饭。

大部分情况下，慢性暴露才是问题所在。因此，一次只关注一件事即可。逐步清理你的家居清洁用品，谨慎挑选食物，考虑身体涂抹的产品是否有害。你要知道，每一个微小的改变都在帮助你保护自己的孩子。虽然你不能彻底清除毒素，但你可以减少暴露，这才是最重要的。这些做法不仅在怀孕期间很重要，婴幼儿也很容易受到化学物质的伤害，因此现在行动起来将为你和家人带来持久的保护。

【本章参考文献】

[1] Sultan, Charles, et al. "Environmental xenoestrogens, antiandrogens and disorders of male sexual differentiation." *Molecular and cellular endocrinology* 178.1 (2001): 99-105.

[2] Nagel, S. C., vom Saal, F. S., Thayer, K. A., Dhar, M. G., Boechler, M., & Welshons, W. V. (1997). Relative binding affinity-serum modified access (RBA-SMA) assay predicts the relative in vivo bioactivity of the xenoestrogens bisphenol A and octylphenol. Environmental health perspectives, 105(1), 70.

[3] Kass, Laura, et al. "Perinatal exposure to xenoestrogens impairs mammary gland differentiation and modifies milk composition in Wistar rats." *Reproductive Toxicology* 33.3 (2012): 390-400.

[4] Nadal, Angel, et al. "The pancreatic β-cell as a target of estrogens and xenoestrogens: Implications for blood glucose homeostasis and diabetes." *Molecular and cellular endocrinology* 304.1 (2009): 63-68.

[5] Alonso-Magdalena, Paloma, et al. "Bisphenol A exposure during pregnancy disrupts glucose homeostasis in mothers and adult male offspring." *Environmental health perspectives* 118.9 (2010): 1243.

[6] Rochester, Johanna R. "Bisphenol A and human health: a review of the literature." *Reproductive toxicology* 42 (2013): 132-155.

[7] Evans, Sarah F., et al. "Prenatal bisphenol A exposure and maternally reported behavior in boys and girls." *Neurotoxicology* 45 (2014): 91-99.

[8] Harley KG, et al. (2013) Prenatal and early childhood bisphenol A concentrations and behavior in schoolaged children. Environ Res 126:43-50.

[9] Kinch, Cassandra D., et al. "Low-dose exposure to bisphenol A and replacement bisphenol S induces precocious hypothalamic neurogenesis in embryonic zebrafish." *Proceedings of the National Academy of Sciences* 112.5 (2015): 1475-1480.

[10] Vandenberg, Laura N., et al. "Human exposure to bisphenol A (BPA)." *Reproductive toxicology* 24.2 (2007): 139-177.

[11] Ikezuki, Yumiko, et al. "Determination of bisphenol A concentrations in human biological fluids reveals significant early prenatal exposure." *Human reproduction* 17.11 (2002): 2839-2841.

[12] Rudel RA, Gray JM, Engel CL, et al. Food packaging and bisphenol A and bis(2-ethyhexyl) phthalate exposure: findings from a dietary intervention. Environ Health Perspect. 2011;119:914-920.

[13] Vandenberg, Laura N., et al. "Human exposure to bisphenol A (BPA)." *Reproductive toxicology* 24.2 (2007): 139-177.

[14] Qiu, Wenhui, et al. "Actions of bisphenol A and bisphenol S on the reproductive neuroendocrine system during early development in zebrafish." *Endocrinology* 157.2 (2016): 636-647.

[15] Kinch, Cassandra D., et al. "Low-dose exposure to bisphenol A and replacement bisphenol S induces precocious hypothalamic neurogenesis in embryonic zebrafish." *Proceedings of the National Academy of Sciences* 112.5 (2015): 1475-1480.

[16] Hormann, Annette M., et al. "Holding thermal receipt paper and eating food after using hand sanitizer results in high serum bioactive and urine total levels of bisphenol A (BPA)." *PloS one* 9.10 (2014): e110509.

[17] SCCNFP. 2002. Opinion of the Scientific Committee on Cosmetic Products and Non-Food Products Intended for Consumers. Concerning Diethyl Phthalate.

[18] Adibi, Jennifer J., et al. "Prenatal exposures to phthalates among women in New York City and Krakow, Poland." *Environmental Health Perspectives* 111.14 (2003): 1719.

[19] Adibi, Jennifer J., et al. "Prenatal exposures to phthalates among women in New York City and Krakow, Poland." *Environmental Health Perspectives* 111.14 (2003): 1719.

[20] Albert, O.; Jegou, B. (2013). "A critical assessment of the endocrine susceptibility of the human testis to phthalates from fetal life to adulthood". *Human Reproduction Update.* 20 (2): 231-49.

[21] Barrett, Julia R. "Phthalates and baby boys: potential disruption of human genital development." *Environmental health perspectives* 113.8 (2005): A542.

[22] Tilson HA (June 2008). "EHP Papers of the Year, 2008". *Environ. Health Perspect.* 116 (6): A234.

[23] Swan SH; Liu F; Hines M; et al. (April 2010). "Prenatal phthalate exposure and reduced masculine play in boys". *International Journal of Andrology.* 33: 259-269.

[24] Factor-Litvak, P; Insel, B; Calafat, A. M.; Liu, X; Perera, F; Rauh, V. A.; Whyatt, R. M. (2014). "Persistent Associations between Maternal Prenatal Exposure to Phthalates on Child IQ at Age 7 Years". *PLoS ONE.* **9** (12): e114003.

[25] Ferguson, Kelly K.; McElrath, Thomas F.; Meeker, John D. (2014-01-01). "Environmental phthalate exposure and preterm birth". *JAMA pediatrics.* 168 (1): 61-67.

[26] Geer, Laura A., et al. "Association of birth outcomes with fetal exposure to parabens, triclosan and triclocarban in an immigrant population in Brooklyn, New York." *Journal of hazardous materials* 323 (2017): 177-183.

[27] Vo, Thuy TB, and Eui-Bae Jeung. "An evaluation of estrogenic activity of parabens using uterine calbindin-D9k gene in an immature rat model." *Toxicological sciences* 112.1 (2009): 68-77.

[28] "European Commission - PRESS RELEASES - Press ... - Europa.eu." 26 Sep. 2014.

[29] Braun, Joe M., et al. "Personal care product use and urinary phthalate metabolite and paraben concentrations during pregnancy among women from a fertility clinic." *Journal of Exposure Science and Environmental Epidemiology* 24.5 (2014): 459-466.

[30] Fisher, Mandy, et al. "Paraben Concentrations in Maternal Urine and Breast Milk and Its Association with Personal Care Product Use." *Environmental Science & Technology* 51.7 (2017): 4009-4017.

[31] Philippat, Claire, et al. "Prenatal exposure to environmental phenols: concentrations in amniotic fluid and variability in urinary concentrations during pregnancy." *Environmental Health Perspectives (Online)* 121.10 (2013): 1225.

[32] Geer, Laura A., et al. "Association of birth outcomes with fetal exposure to parabens, triclosan and triclocarban in an immigrant population in Brooklyn, New York." *Journal of hazardous materials* 323 (2017): 177-183.

[33] Aker, Amira M., et al. "Phenols and parabens in relation to reproductive and thyroid hormones in pregnant women." *Environmental Research* 151 (2016): 30-37.

[34] Philippat, Claire, et al. "Prenatal exposure to phenols and growth in boys." *Epidemiology (Cambridge, Mass.)* 25.5 (2014): 625.

[35] Harley, Kim G., et al. "Reducing phthalate, paraben, and phenol exposure from personal care products in adolescent girls: findings from the HERMOSA Intervention Study." *Environmental Health Perspectives* 124.10 (2016): 1600.

[36] Rattan, Saniya, et al. "Exposure to endocrine disruptors during adulthood: consequences for female fertility." *Journal of Endocrinology* 233.3 (2017): R109-R129.

[37] Frazier, Linda M. "Reproductive disorders associated with pesticide exposure." *Journal of agromedicine* 12.1 (2007): 27-37.

[38] Koifman, Sergio, Rosalina Jorge Koifman, and Armando Meyer. "Human reproductive system disturbances and pesticide exposure in Brazil." *Cadernos de Saúde Pública* 18.2 (2002): 435-445.

[39] Fernandez, Mariana F., et al. "Human exposure to endocrine-disrupting chemicals and prenatal risk factors for cryptorchidism and hypospadias: a nested case-control study." (2007).

[40] Fernandez, Mariana F., et al. "Human exposure to endocrine-disrupting chemicals and prenatal risk factors for cryptorchidism and hypospadias: a nested case-control study." (2007).

[41] Andersen, Helle R., et al. "Impaired reproductive development in sons of women occupationally exposed to pesticides during pregnancy." *Environmental health perspectives* 116.4 (2008): 566.

[42] Jurewicz, Joanna, and Wojciech Hanke. "Prenatal and childhood exposure to pesticides and neurobehavioral development: review of epidemiological studies." *International journal of occupational medicine and environmental health* 21.2 (2008): 121-132.

[43] Brucker-Davis, F. "Effects of environmental synthetic chemicals on thyroid function." *Thyroid: Official Journal of the American Thyroid Association* 8.9 (1998): 827.

[44] Colborn, Theo. "A case for revisiting the safety of pesticides: a closer look at neurodevelopment." *Environmental health perspectives* (2006): 10-17.

[45] Toft, Gunnar, et al. "Fetal loss and maternal serum levels of 2, 2', 4, 4', 5, 5'-hexachlorbiphenyl (CB-153) and 1, 1-dichloro-2, 2-bis (p-chlorophenyl) ethylene (p, p'-DDE) exposure: a cohort study in Greenland and two European populations." *Environmental Health* 9.1 (2010): 22.

[46] Toft, Gunnar, et al. "Fetal loss and maternal serum levels of 2, 2', 4, 4', 5, 5'-hexachlorbiphenyl (CB-153) and 1, 1-dichloro-2, 2-bis (p-chlorophenyl) ethylene (p, p'-DDE) exposure: a cohort study in Greenland and two European populations." *Environmental Health* 9.1 (2010): 22.

[47] Guyton, Kathryn Z., et al. "Carcinogenicity of tetrachlorvinphos, parathion, malathion, diazinon, and glyphosate." *Lancet Oncology* 16.5 (2015): 490.

[48] Vandenberg, Laura N., et al. "Is it time to reassess current safety standards for glyphosate-based herbicides?." *J Epidemiol Community Health* 71.6 (2017): 613-618.

[49] Cuhra, Marek. "Review of GMO safety assessment studies: glyphosate residues in Roundup Ready crops is an ignored issue." *Environmental Sciences Europe* 27.1 (2015): 20.

[50] Samsel, A., and Seneff, S. "Glyphosate's suppression of cytochrome P450 enzymes and amino acid biosynthesis by the gut microbiome: pathways to modern diseases." *Entropy* 15.4 (2013): 1416-1463.

[51] Samsel, A., and Seneff, S. "Glyphosate's suppression of cytochrome P450 enzymes and amino acid biosynthesis by the gut microbiome: pathways to modern diseases." *Entropy* 15.4 (2013): 1416-1463.

[52] Samsel, A., and Seneff, S. "Glyphosate's suppression of cytochrome P450 enzymes and amino acid biosynthesis by the gut microbiome: pathways to modern diseases." *Entropy* 15.4 (2013): 1416-1463.

[53] Schimpf, Marlise Guerrero, et al. "Neonatal exposure to a glyphosate based herbicide alters the development of the rat uterus." *Toxicology* 376 (2017): 2-14.

[54] Richard, Sophie, et al. "Differential effects of glyphosate and roundup on human placental cells and aromatase." *Environmental health perspectives* (2005): 716-720.

[55] Nicolopoulou-Stamati, Polyxeni, et al. "Chemical Pesticides and Human Health: The Urgent Need for a New Concept in Agriculture." *Frontiers in Public Health* 4 (2016).

[56] Barański, Marcin, et al. "Higher antioxidant and lower cadmium concentrations and lower incidence of pesticide residues in organically grown crops: a systematic literature review and meta-analyses." *British Journal of Nutrition* 112.05 (2014): 794-811.

[57] Oates, Liza, and Marc Cohen. "Assessing diet as a modifiable risk factor for pesticide exposure." *International journal of environmental research and public health* 8.6 (2011): 1792-1804.

[58] Krüger, Monika, et al. "Detection of glyphosate residues in animals and humans." *Journal of Environmental & Analytical Toxicology* 4.2 (2014): 1.

[59] Keikotlhaile, Boitshepo Miriam, Pieter Spanoghe, and Walter Steurbaut. "Effects of food processing on pesticide residues in fruits and vegetables: a meta-analysis approach." *Food and Chemical Toxicology* 48.1 (2010): 1-6.

[60] "eCFR — Code of Federal Regulations - acamedia.info." 2 Sep. 2016.

[61] Canadian Food Inspection Agency: Science Branch Survey Report. *"Safeguarding with Science: Glyphosate Testing in 2015-2016."* Ottawa, Ontario Canada.

[62] Krüger, Monika, et al. "Detection of glyphosate residues in animals and humans." *Journal of Environmental & Analytical Toxicology* 4.2 (2014): 1.

[63] "Strawberries | EWG's 2017 Shopper's Guide to Pesticides in Produce."

[64] Colborn, Theo. "A case for revisiting the safety of pesticides: a closer look at neurodevelopment." *Environmental health perspectives* (2006): 10-17.

[65] Relea, AL, and Oking Tempera. "Teflon can't stand the heat." *Environmental Working Group*. 2013.

[66] Olsen, Geary W., et al. "Half-life of serum elimination of perfluorooctanesulfonate, perfluorohexanesulfonate, and perfluorooctanoate in retired fluorochemical production workers." *Environmental health perspectives* (2007): 1298-1305.

[67] Mitro, Susanna D., Tyiesha Johnson, and Ami R. Zota. "Cumulative chemical exposures during pregnancy and early development." *Current environmental health reports* 2.4 (2015): 367-378.

[68] Fei, Chunyuan, et al. "Perfluorinated chemicals and fetal growth: a study within the Danish National Birth Cohort." Environmental health perspectives (2007): 1677-1682.

[69] Washino, Noriaki, et al. "Correlations between prenatal exposure to perfluorinated chemicals and reduced fetal growth." *Environmental Health Perspectives* 117.4 (2009): 660.

[70] Fei, Chunyuan, et al. "Fetal growth indicators and perfluorinated chemicals: a study in the Danish National Birth Cohort." *American journal of epidemiology* 168.1 (2008): 66-72.

[71] Savitz, David A., et al. "Perfluorooctanoic acid exposure and pregnancy outcome in a highly exposed community." *Epidemiology (Cambridge, Mass.)* 23.3 (2012): 386.

[72] Fei, Chunyuan, Clarice R. Weinberg, and Jørn Olsen. "Commentary: perfluorinated chemicals and time to pregnancy: a link based on reverse causation?." *Epidemiology* 23.2 (2012): 264-266.

[73] Inoue, Koichi, et al. "Perfluorooctane sulfonate (PFOS) and related perfluorinated compounds in human maternal and cord blood samples: assessment of PFOS exposure in a susceptible population during pregnancy." *Environmental health perspectives* (2004): 1204-1207.

[74] Melzer, David, et al. "Association between serum perfluorooctanoic acid (PFOA) and thyroid disease in the US National Health and Nutrition Examination Survey." (2010).

[75] Wang, Yan, et al. "Association between maternal serum perfluoroalkyl substances during pregnancy and maternal and cord thyroid hormones: Taiwan maternal and infant cohort study." *Environmental Health Perspectives (Online)* 122.5 (2014): 529.

[76] Dallaire, Renée, et al. "Thyroid hormone levels of pregnant Inuit women and their infants exposed to environmental contaminants." *Environmental health perspectives* 117.6 (2009): 1014.

[77] Shah-Kulkarni, Surabhi, et al. "Prenatal exposure to perfluorinated compounds affects thyroid hormone levels in newborn girls." *Environment International* 94 (2016): 607-613.

[78] Melzer, David, et al. "Association between serum perfluorooctanoic acid (PFOA) and thyroid disease in the US National Health and Nutrition Examination Survey." (2010).

[79] "Strawberries | EWG's 2017 Shopper's Guide to Pesticides in Produce."

[80] Iheozor-Ejiofor, Zipporah, et al. "Water fluoridation for the prevention of dental caries." *The Cochrane Library* (2015).

[81] Caldera, R., et al. "Maternal-fetal transfer of fluoride in pregnant women." *Neonatology* 54.5 (1988): 263-269.

[82] Chen, Y. X., et al. "Research on the intellectual development of children in high fluoride areas." *Fluoride* 41.2 (2008): 120-124.

[83] Zhao, L. B., et al. "Effect of a high fluoride water supply on children's intelligence." *Fluoride* 29.4 (1996): 190-192.

[84] Bashash, Morteza, et al. "Prenatal Fluoride Exposure and Cognitive Outcomes in Children at 4 and 6–12 Years of Age in Mexico." *Environmental Health Perspectives* 87008: 1 (2017).

[85] Jiménez, L. Valdez, et al. "In utero exposure to fluoride and cognitive development delay in infants." *Neurotoxicology* 59 (2017): 65-70.

[86] Yanni, Y. U. "Effects of fluoride on the ultrastructure of glandular epithelial cells of human fetuses." *Chinese Journal of Endemiology* 19.2 (2000): 81-83.

[87] Dong, Zhong, et al. "Determina on of the Contents of Amino Acid and Monoamine Neurotransmitters in Fetal Brains from a Fluorosis Endemic Area." Journal of Guiyang Medical College 18.4 (1997): 241-245.

[88] He, Han, Zaishe Cheng, and WeiQun Liu. "Effects of fluorine on the human fetus." *Fluoride* 41.4 (2008): 321-6.

[89] Du, Li, et al. "The effect of fluorine on the developing human brain." *Fluoride* 41.4 (2008): 327-30.

[90] Yu, Yanni, et al. "Neurotransmitter and receptor changes in the brains of fetuses from areas of endemic fluorosis." *Fluoride* 41.2 (2008): 134-138.

[91] Yu, Yanni, et al. "Neurotransmitter and receptor changes in the brains of fetuses from areas of endemic fluorosis." *Fluoride* 41.2 (2008): 134-138.

[92] Li, Jing, et al. "Effects of high fluoride level on neonatal neurobehavioral development." *Fluoride* 41.2 (2008): 165-70.

[93] Wang, J. D., et al. "Effects of high fluoride and low iodine on oxidative stress and antioxidant defense of the brain in offspring rats." *Fluoride* 37.4 (2004): 264-270.

[94] Christie, David P. "The spectrum of radiographic bone changes in children with fluorosis." *Radiology* 136.1 (1980): 85-90.

[95] "Fluoride Action Network | Dental Products."

[96] Lu, Y. I., Wen-Fei Guo, and Xian-Qiang Yang. "Fluoride content in tea and its relationship with tea quality." *Journal of agricultural and food chemistry* 52.14 (2004): 4472-4476.

[97] Whyte, Michael P., et al. "Skeletal fluorosis from instant tea." *Journal of Bone and Mineral Research* 23.5 (2008): 759-769.

[98] Malinowska, E., et al. "Assessment of fluoride concentration and daily intake by human from tea and herbal infusions." *Food and Chemical Toxicology* 46.3 (2008): 1055-1061.

[99] Nayak, Prasunpriya. "Aluminum: impacts and disease." *Environmental research* 89.2 (2002): 101-115.

[100] Karimour, A., et al. "Toxicity Effects of Aluminum Chloride on Uterus and Placenta of Pregnant Mice." *JBUMS*, (2005): 22-27.

[101] Nayak, Prasunpriya. "Aluminum: impacts and disease." *Environmental research* 89.2 (2002): 101-115.

[102] Reinke, Claudia M., Jörg Breitkreutz, and Hans Leuenberger. "Aluminium in over-the-counter drugs." *Drug Safety* 26.14 (2003): 1011-1025.

[103] Abu-Taweel, Gasem M., Jamaan S. Ajarem, and Mohammad Ahmad. "Neurobehavioral toxic effects of perinatal oral exposure to aluminum on the developmental motor reflexes, learning, memory and brain neurotransmitters of mice offspring." *Pharmacology Biochemistry and Behavior* 101.1 (2012): 49-56.

[104] Fanni, Daniela, et al. "Aluminum exposure and toxicity in neonates: a practical guide to halt aluminum

overload in the prenatal and perinatal periods." *World Journal of Pediatrics* 10.2 (2014): 101-107.

[105] Dórea, José G. "Exposure to mercury and aluminum in early life: developmental vulnerability as a modifying factor in neurologic and immunologic effects." *International journal of environmental research and public health* 12.2 (2015): 1295-1313.

[106] Fanni, Daniela, et al. "Aluminum exposure and toxicity in neonates: a practical guide to halt aluminum overload in the prenatal and perinatal periods." *World Journal of Pediatrics* 10.2 (2014): 101-107.

[107] Exley, Christopher. "Human exposure to aluminium." *Environmental Science: Processes & Impacts* 15.10 (2013): 1807-1816.

[108] Reinke, Claudia M., Jörg Breitkreutz, and Hans Leuenberger. "Aluminium in over-the-counter drugs." *Drug Safety* 26.14 (2003): 1011-1025.

[109] Fanni, Daniela, et al. "Aluminum exposure and toxicity in neonates: a practical guide to halt aluminum overload in the prenatal and perinatal periods." *World Journal of Pediatrics* 10.2 (2014): 101-107.

[110] Exley, Christopher. "Human exposure to aluminium." *Environmental Science: Processes & Impacts* 15.10 (2013): 1807-1816.

[111] Dórea, José G. "Exposure to mercury and aluminum in early life: developmental vulnerability as a modifying factor in neurologic and immunologic effects." *International journal of environmental research and public health* 12.2 (2015): 1295-1313.

[112] Shaw, C. A., and L. Tomljenovic. "Aluminum in the central nervous system (CNS): toxicity in humans and animals, vaccine adjuvants, and autoimmunity." *Immunologic research* 56.2-3 (2013): 304.

[113] Crépeaux, Guillemette, et al. "Non-linear dose-response of aluminium hydroxide adjuvant particles: Selective low dose neurotoxicity." *Toxicology* 375 (2017): 48-57.

[114] Crépeaux, Guillemette, et al. "Non-linear dose-response of aluminium hydroxide adjuvant particles: Selective low dose neurotoxicity." *Toxicology* 375 (2017): 48-57.

[115] Inbar, Rotem, et al. "Behavioral abnormalities in female mice following administration of aluminum adjuvants and the human papillomavirus (HPV) vaccine Gardasil." *Immunologic Research* 65.1 (2017): 136-149.

[116] Ranau, R., J. Oehlenschläger, and H. Steinhart. "Aluminium levels of fish fillets baked and grilled in aluminium foil." *Food Chemistry* 73.1 (2001): 1-6.

[117] Bassioni, Ghada, et al. "Risk assessment of using aluminum foil in food preparation." *Int. J. Electrochem. Sci* 7.5 (2012): 4498-4509.

[118] Cardenas, Andres, et al. "Persistent DNA methylation changes associated with prenatal mercury exposure and cognitive performance during childhood." *Scientific Reports* 7 (2017).

[119] Cardenas, Andres, et al. "Persistent DNA methylation changes associated with prenatal mercury exposure and cognitive performance during childhood." *Scientific Reports* 7 (2017).

[120] Oken, Emily, et al. "Maternal fish intake during pregnancy, blood mercury levels, and child cognition at age 3 years in a US cohort." *American Journal of Epidemiology* 167.10 (2008): 1171-1181.

[121] Hibbeln, Joseph R., et al. "Maternal seafood consumption in pregnancy and neurodevelopmental outcomes in childhood (ALSPAC study): an observational cohort study." *The Lancet* 369.9561 (2007): 578-585.

[122] Björnberg, K. Ask, et al. "Methyl mercury and inorganic mercury in Swedish pregnant women and in cord blood: influence of fish consumption." *Environmental Health Perspectives* 111.4 (2003): 637.

[123] Palkovicova, Lubica, et al. "Maternal amalgam dental fillings as the source of mercury exposure in developing fetus and newborn." *Journal of Exposure Science and Environmental Epidemiology* 18.3 (2008): 326-331.

[124] Anderson BA, Arenholt-Bindslev D, Cooper IR, et al. Dental amalgam—a report with reference to the

medical devices directive 93/42/EEC from an Ad Hoc Working Group mandated by DGIII of the European Commission. Angelholm, Sweden: Nordiska Dental AB, 1998.

[125] Mahboubi, Arash, et al. "Evaluation of thimerosal removal on immunogenicity of aluminum salts adjuvanted recombinant hepatitis B vaccine." *Iranian journal of pharmaceutical research: IJPR* 11.1 (2012): 39.

[126] Pletz, Julia, Francisco Sánchez-Bayo, and Henk A. Tennekes. "Dose-response analysis indicating time-dependent neurotoxicity caused by organic and inorganic mercury—Implications for toxic effects in the developing brain." *Toxicology* 347 (2016): 1-5.

[127] Rattan, Saniya, et al. "Exposure to endocrine disruptors during adulthood: consequences for female fertility." *Journal of Endocrinology* 233.3 (2017): R109-R129.

[128] Mitro, Susanna D., Tyiesha Johnson, and Ami R. Zota. "Cumulative chemical exposures during pregnancy and early development." *Current environmental health reports* 2.4 (2015): 367-378.

[129] Hu, Jianzhong, et al. "Effect of postnatal low-dose exposure to environmental chemicals on the gut microbiome in a rodent model." *Microbiome* 4.1 (2016): 26.

[130] Philippat, Claire, et al. "Prenatal exposure to phenols and growth in boys." *Epidemiology (Cambridge, Mass.)* 25.5 (2014): 625.

[131] Hu, Jianzhong, et al. "Effect of postnatal low-dose exposure to environmental chemicals on the gut microbiome in a rodent model." *Microbiome* 4.1 (2016): 26.

[132] Geer, Laura A., et al. "Association of birth outcomes with fetal exposure to parabens, triclosan and triclocarban in an immigrant population in Brooklyn, New York." *Journal of hazardous materials* 323 (2017): 177-183.

[133] Marcus, Donald M., and Arthur P. Grollman. "Botanical medicines--the need for new regulations." *The New England Journal of Medicine* 347.25 (2002): 2073.

[134] "Metals > Questions and Answers on Lead-Glazed Traditional ... - FDA." 9 May. 2017.

[135] Morita, K., T. Matsueda, and T. Iida. "Effect of green vegetable on digestive tract absorption of polychlorinated dibenzo-p-dioxins and polychlorinated dibenzofurans in rats." *Fukuoka igaku zasshi=Hukuoka acta medica* 90.5 (1999): 171-183.

[136] Navarro, Sandi L., et al. "Modulation of human serum glutathione S-transferase A1/2 concentration by cruciferous vegetables in a controlled feeding study is influenced by GSTM1 and GSTT1 genotypes." *Cancer Epidemiology and Prevention Biomarkers* 18.11 (2009): 2974-2978.

[137] Sears, Margaret E. "Chelation: harnessing and enhancing heavy metal detoxification—a review." *The Scientific World Journal* 2013 (2013).

[138] Morita, Kunimasa, Masahiro Ogata, and Takashi Hasegawa. "Chlorophyll derived from Chlorella inhibits dioxin absorption from the gastrointestinal tract and accelerates dioxin excretion in rats." *Environmental Health Perspectives* 109.3 (2001): 289.

[139] Nakano, Shiro, Hideo Takekoshi, and Masuo Nakano. "Chlorella (Chlorella pyrenoidosa) supplementation decreases dioxin and increases immunoglobulin a concentrations in breast milk." *Journal of medicinal food* 10.1 (2007): 134-142.

[140] Uchikawa, Takuya, et al. "The enhanced elimination of tissue methylmercury in Parachlorella beijerinckii-fed mice." *The Journal of toxicological sciences* 36.1 (2011): 121-126.

[141] Banji, David, et al. "Investigation on the role of Spirulina platensis in ameliorating behavioural changes, thyroid dysfunction and oxidative stress in offspring of pregnant rats exposed to fluoride." *Food chemistry* 140.1 (2013): 321-331.

[142] Gargouri, M., et al. "Toxicity of Lead on Femoral Bone in Suckling Rats: Alleviation by Spirulina."

Research & Reviews in BioSciences 11.3 (2016).

[143] Niang, Khadim, et al. "Spirulina Supplementation in Pregnant Women in the Dakar Region (Senegal)." *Open Journal of Obstetrics and Gynecology* 7.01 (2016): 147.

[144] Whanger, P. D. "Selenium in the treatment of heavy metal poisoning and chemical carcinogenesis." *Journal of trace elements and electrolytes in health and disease* 6.4 (1992): 209-221.

[145] Lundebye, Anne-Katrine, et al. "Lower levels of persistent organic pollutants, metals and the marine omega 3-fatty acid DHA in farmed compared to wild Atlantic salmon (Salmo salar)." *Environmental research* 155 (2017): 49-59.

[146] Verma, R. J., and DM Guna Sherlin. "Vitamin C ameliorates fluoride-induced embryotoxicity in pregnant rats." *Human & experimental toxicology* 20.12 (2001): 619-623.

[147] Karthikeyan, Subramanian, et al. "Polychlorinated biphenyl (PCBs)-induced oxidative stress plays a role on vertebral antioxidant system: Ameliorative role of vitamin C and E in male Wistar rats." *Biomedicine & Preventive Nutrition* 4.3 (2014): 411-416.

[148] Lee, Jun-Ho, et al. "Dietary vitamin C reduced mercury contents in the tissues of juvenile olive flounder (Paralichthys olivaceus) exposed with and without mercury." *Environmental toxicology and pharmacology* 45 (2016): 8-14.

REAL FOOD

FOR

PREGNANCY

第十一章

压力与精神健康

人类的神经发育需要将神经元组合成复杂的结构和功能网络，即"连接组"（connectome）。越来越多的数据表明，母体孕期压力暴露会影响发育中"连接组"的正确连接。

美国耶鲁大学医学院　达斯廷·沙伊诺斯特教授

每个人都有压力，但怀孕往往让人压力倍增。突然之间，似乎你做的每一个决定都关乎宝宝的健康。你可能有无数困惑、未知和恐慌。

今天宝宝是不是动得太少（或者太频繁）了？

分娩到底是怎样的感受呢？

我的检查结果都正常吗？

要是出现并发症我该怎么办？

我们真的养得起孩子吗？

我的工作（或职业生涯）会不会受到影响？

我的身体还有恢复正常的一天吗？

爸爸妈妈还爱我吗？

宝宝发育正常吗？

我准备好应对产后的日子了吗？

我有能力哺乳吗？

如果哪里出了问题该怎么办？

我会是一个好妈妈吗？

你的担忧可能远远不止这些。但你要知道，一定程度上的恐慌和焦虑在孕期是正常现象。正如一位研究人员所说，"虽然许多人把怀孕描述成一段欢乐的时光，但对许多人来说事实并非如此……孕期的焦虑情绪可能把怀孕变成女性一生中一段痛苦和不愉快的经历"。[1]

抑郁在孕期十分常见，有 25% 的女性在怀孕期间存在抑郁问题。[2]虽然近些年来产后抑郁得到了许多关注，但怀孕期间的抑郁问题依旧没有受到广泛关注。

虽然没有魔法能让你的烦恼瞬间消失，但你可以寻找管理情绪的方法，在怀孕期间保持精神健康。即使对有并发症烦恼的人来说，怀孕仍然可以是一段快乐的旅程。找到应对不良情绪和焦虑的方法对你的健康、良好的妊娠结局和宝宝长远的健康来说都十分重要。虽然本书的重点是介绍孕期营养，但营养并不是唯一会影响宝宝生长发育的因素。

研究已经证明，孕期情绪和精神健康与妊娠结局密切相关。我分享这些信息并不是想要用一些可怕的数据吓退你，而是想告诉你健康妊娠不仅仅与饮食和运动有关。你需要全方位地照顾好自己。

压力的副作用

孕期压力过大最普遍的副作用就是早产。事实上，即使排除其他已知危险因素的影响，压力大的孕妇早产的风险仍然高达25%～60%。[3]压力、焦虑、抑郁可以直接或间接地影响血压，导致一些人患上先兆子痫。[4]宝宝的生长发育也可能受到他在宫内感受到的压力的影响。慢性焦虑会"导致流向胎儿的血流发生变化，使氧气和其他重要的营养物质难以输送到胎儿体内以支持器官发育"，这可能也是为什么极度焦虑的孕妇生下的孩子往往体格较小。[5]较高的压力水平还与胎盘生长减缓直接相关，而研究人员认为这可能影响后代在今后的生活中处理压力的能力。[6]

此外，孕期的压力水平还可能影响胎儿大脑发育、增加神经行为障碍发生的风险。[7]这很可能与胎儿暴露于皮质醇有关。皮质醇是一种人体在压力状态下释放的激素，它可以穿过胎盘，而且压力水平过高的女性羊水中的皮质醇水平往往也较高。在少数几项同时分析了皮质醇水平和妊娠结局的研究中，有一项发现羊水中较高的皮质醇水平与包括孩子低出生体重、3月龄时产生恐惧和忧虑情绪等有关。[8]另一项研究认为，孕妇皮质醇的水平与6月龄及不足6月龄的婴儿大脑发育迟缓有关。[9]怀孕期间抑郁的女性往往皮质醇水平较高。[10]这让人们开始思考孕期压力如何影响婴幼儿心理健康这一重要问题，并明确了压力管理和精神健康在孕期的重要性。

同时，压力过大或抑郁的孕妇很可能没有时间和精力保持健康饮食、定期运动、作息规律的习惯。也就是说，有的时候，压力本身不是问题的根源，根源在于当人们被不良情绪消耗或击倒时无暇照顾自己。我们可以想想所谓的"安慰性食物"。它们大部分都是精制碳水化合物类食物，能够迅速提高人的多巴胺水平，暂时转移人的注意力，促使人不去思考那些会让自己沮丧、难过的事情。而当你焦虑不堪时，可能没办法控制头脑里不断涌现的想法，也就无法安然入睡或酣眠。缺少睡眠，体内的皮质醇水平又进一步升高，促使人更渴望"安慰性食物"，如此导致恶性循环。

减轻孕期压力的方法

所以你该怎么做呢？正如我刚刚所说，怀孕时感到有一些压力和一点儿焦虑是正常现象。但如果压力长期持续，造成你不能好好照顾自己，这个时候就需要解决问题了。

意识到自己压力大是找到解决办法的第一步。努力寻找压力源：是因为日程安排太紧凑了吗？是因为感到和伴侣联系不够紧密或无人支持吗？是为分娩而担心吗？是为即将成为母亲而紧张吗？是身体的原因吗？孕期并发症、疼痛或者因怀孕而日渐沉重的身体让你坐立不安吗？

任何事物都有可能引起压力。即使压力源听起来很蠢，也试着把它说出来。当你找到问题的根源时，你才更有可能解决问题。接下来，想一想什么对解决当前问题的帮助最大。举个例子，你是不是可以精简一下日程，比如缩短工作时间？可不可以每周安排更多的"自我时间"？你是否可以向伴侣或亲友倾吐烦恼，寻求帮助？或许你可以找心理治疗师聊一聊？接受正规治疗的好处是，倾诉的对象可以客观地帮助你理清各种想法。

好奇心是关键。对你身上发生的事情保持开放的心态，并且相信有很多方法可以管理压力、缓解焦虑。有的时候你需要直面这些情绪，而有的时候压力过大是思虑过多的结果，这个时候你不需要额外做些什么，而需要有意识地减少手头的事情。

虽然焦虑、抑郁和压力大是不同的感受，但为有效应对它们而需在生活方式上所做的改变有许多共同点。一项研究只给了孕期女性一个建议，即"规避会引发压力的一切事物，参与能增强放松感的活动"，这一含糊的建议真的能够有效缓解抑郁和压力，降低皮质醇水平。[11]也就是说，减轻压力、照顾好自己实施起来其实很简单。

正念

我想重点介绍的一种方法就是正念。正念即关注当下的情绪、想法和身体的感受，并不加评判地接受它们。许多人认为正念只有人处于冥想和放松的状态时才能实施，但事实上它适用于任何时候，可以被运用到生活的方方面面。

从进食到步行和洗碗，甚至在和别人对话时，正念都适用。正念并不是要你放松、清空大脑或摆脱负面情绪，而是让你意识到自己当下的状态并接受它。我常常听到一些女性讨论她们所认为的当下应有的感受，而不是认可当下感受的合理性。这其中暗含的对当下感受的批判只会加剧原本的担忧和压力。解决的办法就是，专注当下并无条件地接受当下。当我们选择直面并接受负面情绪，知道它们会像天边的云彩一样转瞬即逝时，它们的影响就会被削弱。

研究表明，孕期进行正念练习可以显著缓解怀孕导致的焦虑、担忧和抑郁情绪。[12] 仅仅是关注诸如心跳、呼吸、胎动这些小事就可以帮助你平静下来，加强你与宝宝的连接，这真是一件再美妙不过的事情。在分娩时，产妇需要主导用力，而这显然需要关注当下，此时进行正念可以促进分娩，减小阴道撕裂和产后疲劳的可能，增加新生儿 APGAR 评分。[13~14]

自我照护措施

无论你打算尝试正念还是其他方法，下面的方法都能帮助你着手进行压力管理和自我照护。许多人发现这些方法无论是单独实施还是组合实施都有帮助。

- 进行户外活动，比如在公园散步、骑行、到河边坐坐、打理花园等。
- 深呼吸。方法有许多，但只要有意识地放慢呼吸并默想"吸气、呼气"就足够了。
- 把正念融入生活。无论是在进食、走路、与他人沟通时，还是应对日常生活中的点点滴滴时，都是进行正念练习的好机会。意识到自己在不同情况下的感受，允许自己去感受，不带评判地观察自己的反应。
- 给好朋友或家人打一通电话，可以询问他们的观点，也可以对着良好的倾听者发泄一下情绪。
- 向心理治疗师、心理学家或其他有执照的心理健康从业人员咨询。孕产妇心理健康是一个高度专业的领域。尽可能寻求受过孕产妇心理健康培训并有为孕产妇服务经验的医护人员的帮助。
- 冥想。如果你是新手，可以先从 30 分钟较短的引导式冥想开始。市面上有许多免费或低价的软件、视频或录音供你使用。即使只冥想

1～5 分钟也有益处。你不需要专门的坐垫、服装，甚至不需要专门的时间，只要进行简单的冥想就会有收获。

- 催眠疗法。我认为这种方法与冥想类似。有许多专门针对孕期和分娩的催眠疗法，大多需要借助一段（或几段）录音进行。你只需在睡前或放松时播放录音即可。

- 瑜伽休息术，又名"睡眠瑜伽"。它没有正式的体式，只需要躺在一个地方，关注呼吸，并将注意力逐一放在身体的各个地方即可。

- 睡眠。充足的休息对整体的精神健康十分重要，甚至会影响神经递质水平。随着孕期进展，激素水平发生变化、难以找到合适的入睡姿势或者频繁起夜都会让你更难获得充足的睡眠。以下方法可能对你有所帮助：每晚在相同的时间入睡、入睡前 1～2 小时远离电子产品、在卧室加装遮光窗帘（即使只是少量光照，也可能降低血清素水平，而这种激素可以促进睡眠）或者尝试使用适合孕妇的护腰侧睡枕。上面提到的瑜伽休息术也很适合用来为你的入睡做准备。

- 情绪释放技术（Emotional Freedom Technique，简称 EFT），又名"穴位轻敲"，通过用手指轻敲不同的穴位，帮助减轻那些会给你带来痛苦的回忆或意外造成的影响。研究发现，它可以有效降低压力和皮质醇水平。[15] 网上有许多视频帮助你逐步掌握这一简单的方法。你还可以边轻敲穴位边说出你的烦心事。

- 按摩。首先要确保按摩师知道你怀孕了并能为你选择合适的姿势。怀孕后期接受按摩时可采用侧躺姿势或借助孕期专用枕，让你能保持脸朝下（对好几个月没有俯卧的人来说，这感觉棒极了）。按摩疗法被证明可以帮助缓解孕期抑郁情绪，即使按摩师是没有接受过正规训练的伴侣也可以。[16]

- 针灸。研究发现，针灸在辅助进行压力和焦虑管理方面很有效果[17]，尤其有助于缓解孕期抑郁情绪[18]。

- 笑口常开。你可以看一看搞笑的喜剧电影。

- 写日记。一些人发现，相比用嘴倾诉，用笔记录更有助于消化情绪。随心所欲地写下脑中的一切想法，不去评判所记录的内容，也不考虑遣词或语法，这样做有利于发泄情绪。

- 多活动。各种身体活动都能促进内啡肽的分泌。找到你喜欢的活动方式就好。
- 听音乐、弹奏乐器、跳舞或唱歌。给自己释放压力的机会。
- 心怀感恩。此时此刻你想感谢什么？如果你暂时没有想法，可以从最简单的说起："我要感谢能让我呼吸的空气……感谢明媚的阳光和清新的雨水……感谢我自己听从身体的需求放慢了生活的节奏……"如果你能养成在每天早上及／或晚上列一份感恩清单的习惯，就再好不过了。你会惊讶地发现，即使是在最糟糕的日子里，每天也发生着许多"好事"。

如果还有其他能让你放松，让你感觉和身体连接得更紧密、生活得更轻松的事情，那就去做吧！

我上面所列举的并不是所有自我照护和压力管理的方法，还有很多值得你自己去探索。还记得我之前提到的研究吗？即使只是做到"规避会引发压力的一切事物，参与能增强放松感的活动"也是有效的。你只需做出选择并勇敢尝试。如果你已经尽了最大的努力，但仍然备受负面情绪的困扰，那是时候寻求精神健康领域的专家的帮助了。

寻求专家的支持

请求他人帮助梳理情绪和思想并不可耻，尤其是在激素水平日日变化的孕期。即使在怀孕前你能够很好地控制自己的精神和情绪，怀孕也可能引发复杂的情绪反应，使你无法理清思路。

需要注意的是，常规医生可能并不了解孕期抑郁、焦虑等精神健康问题，你需要要求进行精神健康筛查或转诊。在一些医疗体系下，要想获得你需要的帮助可能有些困难，所以你可能得多要求几次，多为自己争取并积极了解进展。这并不容易，有时当你觉得自己出现精神问题时，需要你自己坚持下去才能获得合适的治疗。正如我在上文提及的，你需要一名受过孕产妇心理健康培训并有为孕产妇服务经验的医生。

营养与精神健康

保证饮食营养丰富也是很重要的，因为饮食能为身体提供维持大脑健康所需的原材料（当然，我要回归到食物上）。我并不是在贬低自我照护和压力管理的效力，而是因为很多人往往忽视食物对精神健康的重要性。研究人员认为，"怀孕和哺乳期间营养素需求增加，因此女性尤其容易遭受营养不良对情绪造成的不良影响"。[19]研究发现，铁、锌、叶酸、维生素 B_6、维生素 B_{12}、钙、硒、胆碱、维生素 D 等微量营养素以及 ω-3 脂肪酸（如 DHA）都会影响孕妇的精神健康。[20~21]

这可能也是为什么一些女性在食用某些食物后会发现情绪发生了巨大的转变。例如，贫血的孕妇服用铁补充剂后抑郁症状得到改善。[22]此外，患有孕期（或产后）抑郁症的女性血液中 ω-3 脂肪酸（如 DHA）的水平往往明显降低，而 ω-6 脂肪酸的水平则提高了。[23]如果你不经常食用三文鱼等海鲜或是没有服用鱼油，那建议你赶紧行动起来。

最后，肠道菌群失衡也会影响精神健康（通过"肠—脑轴"），而且越来越多的研究表明益生菌可帮助缓解抑郁和焦虑。[24~25]发酵食品，如普通酸奶、开菲尔酸奶、德国酸菜或益生菌补充剂都是有助于精神健康的良好选择。你可以回顾第二章和第三章的内容，查看适合孕期的营养补充剂和食物。当压力或负面情绪来袭时，你可能很难保证健康饮食，但这个时候反而更应该这么去做。应用第二章介绍的正念饮食技巧，把注意力放在进食后的感受上。一些女性发现，某些食物会造成即时的正面或负面情绪，这种感受可以帮助你筛选食物。

总结

记住，压力管理和健康饮食、规律运动同样重要，关键在于找到保持精神和情绪健康的方法。虽然方法不止一种，但我常常发现不同形式的正念法都很有效。

进行正念练习可以让你充分地感受孕期的起起落落、分娩的痛苦和收获，以及照顾新生儿时的混乱和匆忙。当你意识到并接受自己当下的状态时，你就可以更好地享受每一个特殊的时刻、抵达每一座里程碑带给你的喜悦，从而更勇敢地前行。不过，如果你认为无法通过自我照护管理好自己的情绪，请立即向医生，比如孕妇精神健康专家寻求帮助。

【本章参考文献】

[1] Shahhosseini, Zohreh, et al. "A Review of the Effects of Anxiety During Pregnancy on Children's Health." *Materia socio-medica* 27.3 (2015): 200.

[2] Field, Tiffany, Miguel Diego, and Maria Hernandez-Reif. "Prenatal depression effects on the fetus and newborn: a review." *Infant Behavior and Development* 29.3 (2006): 445-455.

[3] Wadhwa, Pathik D., et al. "The contribution of maternal stress to preterm birth: issues and considerations." *Clinics in Perinatology* 38.3 (2011): 351-384.

[4] Vianna, Priscila, et al. "Distress conditions during pregnancy may lead to pre-eclampsia by increasing cortisol levels and altering lymphocyte sensitivity to glucocorticoids." *Medical hypotheses* 77.2 (2011): 188-191.

[5] Shahhosseini, Zohreh, et al. "A Review of the Effects of Anxiety During Pregnancy on Children's Health." *Materia socio-medica* 27.3 (2015): 200.

[6] Fowden AL, Forhead AJ, Coan PM, Burton GJ. The placenta and intrauterine programming. *J Neuroendocrinol*. 2008;20(4):439-450.

[7] Scheinost, Dustin, et al. "Does prenatal stress alter the developing connectome?." *Pediatric research* 81.1-2 (2017): 214-226.

[8] Baibazarova, Eugenia, et al. "Influence of prenatal maternal stress, maternal plasma cortisol and cortisol in the amniotic fluid on birth outcomes and child temperament at 3 months." *Psychoneuroendocrinology* 38.6 (2013): 907-915.

[9] Qiu, A., et al. "Maternal anxiety and infants' hippocampal development: timing matters." *Translational psychiatry* 3.9 (2013): e306.

[10] Field, Tiffany, Miguel Diego, and Maria Hernandez-Reif. "Prenatal depression effects on the fetus and newborn: a review." *Infant Behavior and Development* 29.3 (2006): 445-455.

[11] Urizar, Guido G., et al. "Impact of stress reduction instructions on stress and cortisol levels during pregnancy." *Biological Psychology* 67.3 (2004): 275-282.

[12] Goodman, Janice H., et al. "CALM Pregnancy: results of a pilot study of mindfulness-based cognitive therapy for perinatal anxiety." *Archives of women's mental health* 17.5 (2014): 373-387.

[13] Ahmadi, Zohre, et al. "Effect of breathing technique of blowing on the extent of damage to the perineum at the moment of delivery: A randomized clinical trial." *Iranian journal of nursing and midwifery research* 22.1 (2017): 62.

[14] Haseeb, Yasmeen A., et al. "The impact of valsalva's versus spontaneous pushing techniques during second stage of labor on postpartum maternal fatigue and neonatal outcome." *Saudi Journal of Medicine and Medical Sciences* 2.2 (2014): 101.

[15] Church, Dawson, Garret Yount, and Audrey J. Brooks. "The effect of emotional freedom techniques on stress biochemistry: a randomized controlled trial." *The Journal of nervous and mental disease* 200.10 (2012): 891-896.

[16] Field, Tiffany, Miguel Diego, and Maria Hernandez-Reif. "Prenatal depression effects on the fetus and newborn: a review." *Infant Behavior and Development* 29.3 (2006): 445-455.

[17] Errington-Evans, Nick. "Acupuncture for anxiety." *CNS neuroscience & therapeutics* 18.4 (2012): 277-284.

[18] Manber, Rachel, et al. "Acupuncture: a promising treatment for depression during pregnancy." *Journal of affective disorders* 83.1 (2004): 89-95.

[19] Leung, Brenda MY, and Bonnie J. Kaplan. "Perinatal depression: prevalence, risks, and the nutrition link—a review of the literature." *Journal of the American Dietetic Association* 109.9 (2009): 1566-1575.

[20] DiGirolamo, Ann M., and Manuel Ramirez-Zea. "Role of zinc in maternal and child mental health." *The American journal of clinical nutrition* 89.3 (2009): 940S-945S.

[21] Ramakrishnan, Usha. "Fatty acid status and maternal mental health." *Maternal & Child Nutrition* 7.s2 (2011): 99-111.

[22] Beard, John L., et al. "Maternal iron deficiency anemia affects postpartum emotions and cognition." *The Journal of Nutrition* 135.2 (2005): 267-272.

[23] Lin, Pao-Yen, et al. "Polyunsaturated Fatty Acids in Perinatal Depression: A Systematic Review and Meta-analysis." *Biological Psychiatry* (2017).

[24] Rios, Adiel C., et al. "Microbiota abnormalities and the therapeutic potential of probiotics in the treatment of mood disorders." *Reviews in the Neurosciences* (2017).

[25] Foster, Jane A., and Karen-Anne McVey Neufeld. "Gut–brain axis: how the microbiome influences anxiety and depression." *Trends in neurosciences* 36.5 (2013): 305-312.

REAL FOOD

FOR

PREGNANCY

第十二章

产褥期

对产妇和迎来新生命的家庭来说，产后是重要的过渡时期，他们需要在生理、心理、社交上都做出调整。

加拿大麦克马斯特大学　伊丽莎白·肖教授

现如今，繁忙的现代社会似乎认为生产一结束，女性就准备好回归正常生活了。大家对孕妇多有照料，但对产妇呢？人们似乎期望几周后她们就可以回归怀孕前的工作和生活。

这一不切实际的期望让许多女性忽视了产后头几个月这段非常关键的休息和恢复期。这段时间对你的精神健康、身体恢复以及你和宝宝建立亲密关系都至关重要。我见过太多操之过急的女性，她们迅速回到孕前的生活状态，但最终身心俱疲、情绪低落。你一定不想变成这样。传统文化对女性产后最初的几周该做什么、不该做什么有明确的指导，而且全世界的要求都惊人地相似，我接下来会详细介绍。总体来说，你要做的就是恢复、休息、吃（为你专门烹制的食物）和喂养宝宝。

当今社会，许多女性认为自己必须无所不能，做一个超人般的母亲：进行纯母乳喂养、快速回归工作、迅速恢复怀孕前的身材。虽然理论上来说这些都是可以做到的，但只有很少人可以，且必须付出一定的代价。事实上，迎来新生命的生活充满了未知。当孩子出生后，你就进入了产褥期，这是一个长达数月的调整期，此时宝宝从早到晚都离不开你。一些理论认为，新生儿的大脑尚未发育完全，因此他认为自己和妈妈仍是一体的。有的时候，一天能有 5 分钟属于你自己的不被打扰的时间就已经是奇迹了。作家奥利维娅·坎贝尔在一篇关于产后恢复的散文中很好地描述了这一点："我一直听到的是孕妇生下宝宝后就可以重获自我，所以生产后那种与孩子持续不断的共生感让我措手不及。"[1]虽然这种感受不会一直持续下去，但"深陷其中"可不是一件轻松的事情。这一时期你对自己的要求越少越好。你和宝宝都需要你好好休息和恢复。

因此，本章并不会要求你参加所谓的"亲子身材训练营"或其他任何不现实（且可能有害）的活动。我要讲的不是如何帮助你快速恢复身材、能够穿进以前的衣服，而是该如何放慢节奏、照顾好自己、从怀孕和分娩中恢复、补充营养（为你自己的健康考虑，如果你后面还想再生一个孩子，这也是为之后的生产做准备）、顺利哺乳并通过进行安全而温和的运动恢复生理健康。我会重点介绍全球各地不同传统文化中的产后恢复方法，以及如何运用这些传统智慧帮助你更好地恢复。我希望能帮助你做好准备，顺利适应母亲这一新角色。

产后恢复的传统方法

关于产后恢复的方法，我们可以从传统文化中借鉴良多。虽然不同国家的传统文化对产后恢复的要求有所不同，但它们有一些共同点，包括花几周的时间休息、适应哺乳、用特定食物补充营养、减少耗费体力的活动等。本部分内容包括我通过采访所获得的信息、传统习俗相关的文献及背后的原理。

在许多文化中，刚结束生产的一段时间被认为是女性相对虚弱的时期，因此通常产后女性会经历长达 40 天的"月子期"（confinement），进行休息和恢复。confinement 一词在英语中还有"监禁"的意思，因此看上去有贬义的意味。但据我所知，亚马孙流域在称呼"月子期"时所使用的词 resguardo 来自西班牙语中的 resguardar 一词，后者的意思为"保护"，这也许能更准确地反映产后设置这几周的月子期的目的：保护产妇和宝宝。虽然不同的地方月子期的具体时长不同，但令人惊奇的是，在约旦、黎巴嫩、埃及、巴勒斯坦、墨西哥、中国、东南亚、东亚马孙等地，月子的时长竟十分接近。[2~3] 即使在西医中，产后第 6 周似乎也是产后初期愈合阶段结束的重要标志。

在中国，这种传统被称为"坐月子"。在这段时间里，产妇的女性家属会承担所有的家务并负责为产妇做饭。她们会特别为产妇准备温热的阳性食物，以提升她们的"气"（生命力或精力）。产妇被限制阅读或看电影（避免眼睛疲劳、增加休息时间），也不可以洗澡或洗头发（防止感冒，但可以用温毛巾擦洗身体）。[4]

韩国和泰国也有类似的传统。例如，韩国的产妇每天只要做到"吃好睡好、恢复健康"即可，而她们的母亲（也就是孩子的外祖母）会全方位地照顾她们。[5] 在日本的许多地方，按照惯例，女性"在孕 32~35 周时回娘家，到产后 8 周前一直接受母亲的照顾"。与之相似的是，纳米比亚的辛巴族妇女在怀孕的最后 3 个月回到母亲的住所，生下孩子后还会继续在那里待几个月。[6] 在约旦、尼日利亚、危地马拉、印度和其他许多国家，产妇也普遍得到照顾和支持。[7]

在柬埔寨，产后至少 3 天里，女性会做 ang pleung（也被称为"妈妈的暖身或热疗"）。在这几天里，产妇躺在一张竹床上，床下生一小堆火。当地人认为这个方法可以促进血液流向子宫、减少血栓，而这是产后恢复的关键。[8]接下来，女性被鼓励在"月子期"剩下的时间里卧床休息，避免搬运重物、长时间站立、受寒、淋雨或被露水打湿。

墨西哥有"拉个人忒难"（la cuarentena）的习俗，女性产后会搬到婆婆家（或者娘家）或者让婆婆（或母亲）来自己家里住大约40天。这意味着有专门的人准备食物、照顾处于恢复期的产妇，并协助满足她的日常需求。人们认为用"束身衣"包裹并定期按摩腹部有助于预防子宫脱垂、给"被撑开的"骨骼提供支持、使腹部器官回到原位、抵御寒气和冷风。[9]

在印度古老的医学阿育吠陀（Ayurveda）中，女性产后被鼓励待在家里休息长达6周，每天进行按摩，吃"温暖的"食物（当然由其他人准备），包括饮用大量被认为有助于产奶的温热汤水。此外，探视的人数被缩减至最少，产妇和婴儿要尽可能待在室内，以免被强光照射和吹风。[10]

据报道，坦桑尼亚马赛族妇女产后会待在家里3个月（被称为bomas），以便从分娩中恢复并照顾刚出生的孩子。[11]在亚马孙地区，女性产后应在家里待40~41天（最多只能在家附近溜达溜达），产后初期还有其他特殊的要求——特别是在产后第一周，"女性被认为尤其脆弱，几乎一整天都要躺在吊床上"。[12]

让传统习俗适应现代生活

不得不承认，一些传统习俗在当代显得有些极端，但理解它们的由来和潜在的价值是很有帮助的。例如，不少传统文化反对产妇沐浴或洗头，可能是因为当时没有清洁水源或当时的洗澡水无法保持恒温。因此，古时限制产妇沐浴是一种预防产妇或新生儿感染的方法。担心产妇和婴儿洗澡时感染风寒或是碰到极端天气（刮风、下雨、下雪）是常见的原因。在发展中国家，尤其是那些没有构建现代医疗体系的国家，担心产妇和婴儿的伤亡情有可原，希望产妇保持温暖、免遭疾病的想法也是合理的。但是，如果你的住处有清洁水源、有保暖的衣物、有热水系统，这一切担忧就有些多余。

同样，我们中的许多人并不住在农村，也没有和其他家庭成员住在一起，这时想要获得亲友全天的帮助并不容易，因此我们需要对一些传统习俗进行调整以适应我们的生活。对家远在千里之外的人来说，邀请妈妈（或婆婆）和自己住在一起并不现实（而且可能你也并不想这样做，即使家人的确住得很近）。

但显而易见的是，传统文化并不希望女性产后自己"包办一切"，甚至明确反对女性在产后的前几周自己"包办一切"。这和现代社会对女性的期待截然相反。一项针对20多个不同国家产后习俗的研究发现，有一件事在这些国家是一致的，即"允许女性在产后一段时间内'被当作孩子接受照顾'"。[13]

与之相反的是，西方国家似乎希望女性在产后快速回归正常的社会生活。一位嫁到美国并在美国生产的女性说出了她的困惑："大概在我生下女儿7天后，我丈夫一家聚在一起为她庆祝。我感觉他们只关心宝宝，一点儿也不关心我这个产妇。在韩国，女性在产后会得到非常细致的照料。作为韩国人，我期待被当作病人呵护，直到我完全康复（通常需要1个月）……但他们把我当作一个完全健康的人，认为我几乎可以立刻回到从前的状态。比如在孩子出生7天后，我的丈夫就希望我能开车去儿科诊所带宝宝进行初次身体检查。"[14]

从我和我许多美国朋友的自身经历来看，我们中的大部分人都希望可以在产后最初的几周甚至在最初的几个月内放慢节奏。我们的文化似乎强迫产妇努力回归正常生活，并尽快恢复所有日常活动。人们赞扬在产后第一周就去散步、与伴侣约会或产后几周后就去健身的行为。杂志所展示的名人怀抱新生儿"无所不能"的画面更是"火上浇油"。对大部分人来说，工作使她们更难真正抽出时间休息。美国产假（和陪产假）之短更凸显了这一问题。

但是，成为超人妈妈可能引起反噬，至少在产后前几个月太拼的话很有可能。许多文化认为产后恢复时间太短（或不遵循传统习俗）是产妇之后出现许多健康问题的根源。虽然这听起来十分不科学，但却不完全是错的。在我工作的过程中，我发现那些产后太过勉强自己、没有花充足的时间让自己完全康复的女性更容易出现哺乳困难、肾上腺疲劳和甲状腺问题。

我们该如何休息、恢复并获得支持？

我希望你想一想，如果你的孩子生产了，你会如何帮助她。如果这是你初次怀孕，你可能很难相信一个人在产后竟无法照顾自己。你可能惊讶地发现，生产完的第一天去卫生间的几步路走得都很艰难，哺乳要花掉你很多时间，你几乎很难腾出双手吃饭（我也不知道为什么宝宝总是在妈妈要吃饭的时候很饿）。

产后规划

产后规划具体如下。

- 你可以依赖谁来帮助你度过紧张的前几周或前几个月呢？
- 如果没有亲友的帮助，你是否可以雇佣一名月嫂及/或管家？
- 有亲朋好友可以连续几周每天为你送餐到家吗？
- 你可以在怀孕的最后几个月在冰箱中囤好食物，以便产后快速做出营养丰富的餐食吗？
- 如果你有其他孩子，有没有可能在一段时间内延长他们的托管时间？

我知道寻求和接受帮助很难。我们从小被教育要自食其力、成为一名独立女性，但我向你保证，寻求帮助并提前做好安排并不代表你不够强大或没有能力。相反，这说明你很聪明。你可以更加顺利地从分娩中恢复并过渡到母亲的角色中来。很多人极其注重备孕，为怀孕做了一大堆准备，却完全不为产后做准备（我曾经也是如此）。这种观念迫切需要得到改变。

我接下来会重点介绍我们可以从全球各地的产后习俗中借鉴的东西，以及有关产后恢复的现代研究。

天然食物与产后恢复

许多人认为孕期注重补充营养才是最重要的，生产后就可以不受限制地选择自己想吃的食物了。如果你也是这样想的，那我接下来要说的可能令你大吃一惊，那就是哺乳期的营养需求比孕期的还要多。严格来看，你仍然需要滋养孩子，只是他从子宫到了体外而已。这意味着为你的身体补充营养依旧是你的头等大事。

另外，分娩可能让你感觉像是跑完了一场马拉松（具体取决于实际情况，对有些人来说还可能像一次性跑完了两场马拉松）。为了弥补失血造成的损失、促进伤口愈合（尤其是剖宫产或阴道撕裂者），你绝对需要重新恢复精力，额外补充营养。即使分娩非常顺利，身体也会发生巨大的变化：子宫收缩回孕前状态，结缔组织发生适应性改变，乳房开始分泌乳汁（无论你是否打算进行母乳喂养），而皮肤需要重新恢复弹性。

所有的传统文化都十分重视女性产后营养的补充。虽然不同地域的烹饪方式不同，但有一些地方是共通的。第一个共同点是，产妇饮食中的动物性食物占据主导地位。从味道浓郁的骨头汤到动物内脏，从海鲜到鸡蛋，我们的祖先清楚地知道这些食物对产妇身体恢复和泌乳十分重要。第二个共同点是，都提倡产妇食用"温热"的食物，既包括微微冒热气的汤、草药茶、粥，也包括添加了能让人发热的调料（如肉桂、姜）的菜肴。不同文化对温性和寒性食物的定义不同（区别不局限于食物的温度或烹饪时所使用的调料），但我会努力阐明它们的共同点。

在中国，阳性食物被认为是温热的，而阴性食物是寒凉的。生产刚结束时，女性被认为处于阴的状态，必须通过食用更多的阳性食物来达到身体平衡。用猪蹄（或鸡肉）、海带、姜和醋炖的浓汤是十分合适的食物。[15]除了骨头汤等浓汤，其他促进泌乳和伤口愈合的食物还包括猪肉、鸡肉、动物内脏、大米、鸡蛋、芝麻油、姜、人参、花草茶和米酒。[16]其中动物性食物占据核心地位——"产妇每天都要吃动物性食物，在鸡肉、猪肉、猪肝、猪肾之间轮换"。[17]根据中国西南地区的一些报道，女性产后被鼓励每天吃好几个鸡蛋，以促进乳汁分泌和婴儿大脑发育。[18]同时，女性应限制食用阴性食物，尤其是生的蔬果、冷的汤水甚至是白水（推荐用温热的花草茶代替）。而一些蔬菜烹饪后是被允许食用的，如芥蓝、蘑菇、胡萝卜、豆角（不过不同研究所推荐的具体蔬菜种类不同）。[19]

印度强调的温热食物包括全脂牛奶（食用前加热）、酥油（澄清黄油）、坚果、姜和粗糖（未经提炼的糖）。[20]具有南印度血统的马来西亚印度裔女性在产后则被提倡吃鲨鱼、黄貂鱼、鸡肉、咸鱼和辣味咖喱。同时应避免吃生冷的食物，如番茄和黄瓜。[21]

在墨西哥，产妇的餐桌上同样有汤和热饮。加了洋葱、蒜和香菜的鸡汤是常见的促进产后恢复的佳肴。热巧克力、玉米糊（atole）、牛奶和肉桂是常被用来促进乳汁分泌的食物。[22]

在巴西的亚马孙州，产妇产后第一周最理想的食物是水煮鸡肉，之后食物的选择就多样了，包括鱼类、巴西莓、木薯（一种淀粉类食物）、大米和豆类。[23] 除了巴西莓，产妇产后的前 40 天都被要求严格禁食其他水果。

在韩国，产妇都会喝一种特殊的海带汤（miyukkuk）。[24] 在柬埔寨，产妇会吃温热的大米粥以及用盐、胡椒和棕榈糖调味的炖牛肉、猪肉或鱼（khaw）。她们还会饮用热饮（如花草茶或自制的红酒），但需避免食用生冷或酸性的食物。[25]

在尼日利亚北部，产妇会吃用花生和大米熬的粥，并加入当地产的盐调味。她们同样强调辛辣食物的食用。[26] 南非则鼓励产妇多吃高蛋白质食物，避开当地人认为会抑制乳汁分泌的寒性食物。[27]

促进产后恢复的传统食物背后的营养学逻辑

从许多层面来看，传统文化对有益于产后恢复的食物的界定都很有道理。当你从怀孕和分娩中恢复时，身体内部将发生惊人的变化。那些被拉伸、撕裂或切开的组织在愈合的过程中需要大量蛋白质，尤其是胶原蛋白，它的合成需要甘氨酸和脯氨酸。它们在动物结缔组织、骨头和皮中的含量较高。补充分娩过程中流失的水分和电解质也十分关键。这些营养素都可以在用动物性食物制作的骨头汤等浓汤、慢炖肉和咖喱中找到。

如果你在生产中失血过多，产后则需要多吃红肉和内脏，尤其是肝脏和心脏，它们富含人体易吸收的铁和维生素 B_{12}。而鸡蛋和海鲜等食物不仅能为你提供蛋白质，还富含碘、B 族维生素、锌、胆碱、DHA 及其他多种能促进伤口愈合、提高乳汁营养密度的营养素。

此外，产妇分娩后的能量需求也有所提高。因此，传统文化强调多吃容易消化的食物，如煮熟的蔬菜、慢炖肉和糊烂的米粥是有意为之且符合逻辑的，相比吃生的食物，吃这些食物的话身体可以更快地获取食物中的热量。最后，传统文化推荐的食物通常是当地易得的（这也是所推荐的食物存在区域差异的原因）、能提供产后恢复所需热量的食物，而且往往是"安慰性食物"。无论是从提供营养的角度，还是从安抚情绪的角度看，这些食物都是女性产后虚弱时所想要和需要的。

我们该吃些什么？

总体来说，你可以在产后依旧保持孕期的饮食习惯，只需要做一些调整即可。如前文所述，产妇需要更多的热量，也就是要吃更多的食物。尤其是要哺乳的产妇，她们在产后前几周会感觉无比饥饿。据估计，进行纯母乳喂养的女性在产后前 6 个月每天额外需要 500 kcal 的热量。你如果懂得如何倾听身体的饥饿信号（并且有人可以在你需要时给你带来食物），就一定没有问题。

我记得在自己刚生产完的那天早上，我的丈夫给我带来了早餐，食物的分量和我怀孕时吃的差不多，但却远远满足不了我当时的需求。我记得当时我告诉他："以后都要给我带 3 倍的量。"我当时居然那么饿！

事实上，你在这一时期很容易不知不觉进食过少，尤其在没有人帮忙准备食物的时候（还记得我之前说过新生儿有多么消耗你的时间和注意力吗？）。所以我一再强调要请求他人帮助你准备食物或者自己在冰箱囤积预先做好的食物，并且在家中供你哺乳或休息的地方摆放一些零食。

有助于产后恢复的食物

下面是一些有助于产后恢复的食物。

- 汤类、丰盛的炖肉、用骨头汤烹饪的咖喱料理。这些温暖的"安慰性食物"可以为你提供合成胶原蛋白所需的氨基酸、电解质以及其他微量营养素。你可以参考后文的食谱制作骨头汤、鸡肉蔬菜汤、咖喱椰子鸡和墨西哥慢炖肉。
- 富含铁的食物，如慢炖肉（炖牛肉或手撕猪肉）和内脏（如肝脏、肾脏、心脏）。记住，你可以在制作许多菜肴时加入肝脏，比如我就会在制作肉汤、肉卷、牧羊人派和肉丸时加一些肝脏。你可以在后面的"食谱"一章找到这些菜肴的做法，还有一道牛肝酱的做法。
- 脂肪含量高的食物，如猪肉、黄油（或酥油）、高脂肪鱼类、坚果、种子等。我在后面的"食谱"一章中介绍的坚果能量棒、菠菜酱、法式枫糖布丁都是很好的产后零食。
- 富含 ω-3 脂肪酸的食物，如海鲜、鸡蛋和草饲牛的肉。你可以试一试后面的"食谱"一章中列出的柠檬胡椒烤三文鱼、三文鱼饼和菠菜乳蛋饼。

- 富含碘的食物，如海鲜和加了藻类的汤（只要在骨头汤中加一片干昆布即可）。为方便起见，也可以加烤紫菜或烤海苔。

- 软烂的蔬菜（而非生的蔬菜或蔬菜沙拉）。"食谱"一章中列出的蔬菜类的菜肴都是不错的选择，你也可以在炖汤时或慢炖肉中加蔬菜。

- 充分烹饪的谷物或淀粉类食物，如燕麦粥、米饭或红薯（需同时摄入大量脂肪和蛋白质以摄入充足的热量，稳定血糖）。具体见下文"关于碳水化合物的说明"。

- 多喝温热的汤水，如骨头汤或茶（包括能促进乳汁分泌的花草茶）。每天汤水饮用量的计算方法很简单，那就是每 1 ~ 1.5 kg 的体重对应 90 mL 的汤水。每次哺乳时都应在手边放一杯水或茶。

关于碳水化合物的说明

如我在上文中所说的，你可以在产后保持孕期的饮食习惯，只是需要增大分量、关注饥饿信号。本书第五章举例介绍的一种饮食方案就可以充分满足你产后的营养需求，而且营养搭配均衡，有利于产后恢复。许多人希望产后尽快恢复身体，因此刻意控制碳水化合物的摄入量，饮食中碳水化合物的含量比我设计的饮食方案中碳水化合物的含量还低，但对此你应谨慎考虑。

众所周知，我支持低碳水化合物饮食法，但正在哺乳的人并不适合过度削减碳水化合物的摄入。产后前几周应该关注的是和宝宝建立亲密关系以及保证母乳分泌。一些女性（当然不是全部）在将饮食突然转变为极低碳水化合物饮食后会造成乳汁分泌量减少。背后的原因尚不明确，相关的研究也很少，我在这里列举了一些可能的机制。

1. 较低碳水化合物饮食会降低人的饥饿水平，导致人进食较少。热量摄入不足会导致乳汁分泌不足。

2. 低碳水化合物饮食会导致水分流失，让人更容易脱水，而分泌乳汁需要充足的水分。

3. 低碳水化合物饮食会消耗电解质，而乳汁中同样含有电解质。

虽然这些理论并没有经过人体试验的有力验证，但乳牛相关的研究可以给我们带来一些启发。致力于提高牛奶产量的乳制品业发现当奶牛热量摄入不足、进入需燃烧脂肪供能的状态（酮症）时，牛奶的产量将下降。[28]出于这一原因，奶农会积极预防奶牛出现酮症以保证牛奶产量。和进行低热量饮食的情况类似，进行低碳水化合物饮食也很容易造成酮症。因为大部分女性进行低碳水化合物饮食的目的是减重，因此节食的现象十分普遍。而当碳水化合物摄入极少时，酮症更容易发生。

虽然目前我们并不清楚问题的根源是热量摄入不足，还是碳水化合物摄入不足，抑或是两者协同作用，但重要的是我们应认识到乳汁分泌需要原料，而人体会快速利用血糖生产乳汁。从代谢的角度看，女性产后短期内增加碳水化合物的摄入也没有问题，至少维持孕期摄入水平对身体有益。即使是 1 型糖尿病患者（她们无法分泌胰岛素），在产后第一周对外源性胰岛素的需求也会急剧减少，身体对胰岛素更加敏感。[29]当胎盘剥离后，因不再受到胎盘激素的影响，胰岛素抵抗水平也直线下降。这是人与生俱来的生存机制，是为了让身体能更快地获取葡萄糖，以满足随时随地持续分泌乳汁的需求。也就是说，进行极低碳水化合物饮食在这一时期既不必要，也不合适。

不过，这并不意味着你的整个哺乳期都不可以减少碳水化合物的摄入，但我个人建议等到乳汁分泌量稳定后再对饮食进行较大的调整（一般需要几个月）。即使到了那时，我也建议你缓慢减少碳水化合物的摄入，并时刻提醒自己保证热量摄入充足，只有这样才能保证宝宝的乳汁供应。此外，你还需要注意，进行低碳水化合物饮食要求大量饮水、不限制盐的食用量（盐是一种电解质），因此低碳水化合物饮食有天然的利尿效果。一项研究中，哺乳期女性（产后 8～12 周）饮食中碳水化合物的含量不同但热量相同，结果显示她们的乳汁分泌量并无区别。不过该研究所设计的低碳水化合物饮食中碳水化合物的含量为 137 g（高碳水化合物饮食中碳水化合物的含量为 265 g）。[30]也就是说，这一饮食中碳水化合物的含量是适度的，与本书推荐的相似，与生酮版或极低碳水化合物高脂肪饮食不同。因为需要哺乳，所以产妇的能量需求增加了，因此在饮食中碳水化合物来源的热量占饮食总热量的比例不变的情况下，碳水化合物的含量可能需要增加。一些女性认为从这一角度来看，产后保证碳水化合物的摄入是合理的。

从我的工作经验看，我发现大部分乳汁分泌充足的女性每天至少需要 50 g 碳水化合物。当然凡事都有例外，所以我建议你多尝试，最终找到最适合自己的碳水化合物摄入量。

据我了解，也有一些地方的人推崇极低碳水化合物饮食，如阿拉斯加、加拿大和格陵兰岛的因纽特人。他们的身体适应了极低碳水化合物饮食，因此产妇可以在这一饮食模式下很好地哺乳。产妇的身体已经适应了极低碳水化合物饮食，这才是问题的关键。但如果你在产后进行低碳水化合物或极低碳水化合物饮食，意味着你需要在很大程度上改变饮食，也意味着身体需要很长一段时间才能适应。也就是说，不要一下子从每天摄入 200 g 碳水化合物转变为每天摄入不足 20 g 碳水化合物，还期待着哺乳能够照常进行。建议你提前规划，记录一周的饮食情况以更好地了解自己每天热量和碳水化合物的摄入情况，之后再逐步减少碳水化合物的摄入。

母乳喂养

如果你能坚持读到这里，我相信你一定是很好学的人，也一定无数次地见到过介绍有关母乳喂养的益处的文章。母乳喂养的确对婴儿的免疫、消化、代谢等系统有诸多好处，但本部分内容与此无关。其他作者和学者已经很好地阐述过这些观点，而我希望分享的是一些常常被人忽视的话题，比如母乳喂养的现状、如何成功哺乳，以及女性哺乳时的营养需求。

如果你希望遵循世界卫生组织的建议，"在孩子 6 月龄之前进行纯母乳喂养，6 个月后添加辅食，并继续母乳喂养至孩子 2 岁甚至 2 岁以上"，那你一定要做好充分的准备。

学习哺乳就好比学习一种新的语言，尤其当你遇到困难的时候。有许多的术语要掌握：下奶、橄榄球式（环抱式）、侧卧哺乳、奶睡、催乳、舌系带过短、唇系带过短、前奶、后奶、衔乳、鹅口疮、单侧乳房哺乳、电动吸奶器、密集型哺乳、防溢乳垫、哺乳内衣、哺乳枕、手动吸奶器、乳头霜……

注意，我用的是"学习"一词。虽然哺乳是人的本能，但哺乳技巧却不是你一下子就能掌握的，你和宝宝都需要一段时间去学习，即使喂养过好几个孩子的女性也是如此。前几周往往是最具挑战性的，你需要找到规律的哺乳时间、最合适的姿势，需要帮助宝宝顺利衔乳，还需要适应每天一个小时又一个小时地坐在沙发上抱着宝宝不停哺乳的日子。

我们的公共卫生宣传帮助大众很好地了解了母乳喂养的益处，却没有展示哺乳女性的日常生活。大部分人都需要提前学习母乳喂养的课程，我也十分赞成大家怀孕时就这样做，但我觉得提前和新手妈妈接触可能更有利于你做好准备。为什么呢？因为这样你就可以亲眼看到婴儿吃得多么频繁了。真的非常频繁！哺乳无疑是一份全职工作（至少在前几个月是这样的！）。

新手妈妈很容易不知所措，怀疑自己的乳汁分泌不足（"宝宝怎么又饿了呢，不是刚喂过吗？"），并为哺乳消耗大量时间而感到烦心。因此，这一时期获得亲友的帮助十分关键。这样当你有哺乳的问题时，你可以向身边值得信任的人咨询。至少，你应该找一位可以随时进行电话联系的母乳喂养指导师，最好是一名国际认证哺乳顾问（IBCLC），以及一位也在哺乳的新手妈妈。

在意识到哺乳有如此多细节需要注意时，我个人感到十分惊讶。比如乳头疼痛的原因就有很多，而一旦发生则应立刻寻求帮助，而不应该等待数周后再解决。我很幸运地拥有一位专业的哺乳顾问，我在需要时可以随时通过电话联系她。即使哺乳顾问做的只是肯定了你所经历的一切都是正常的，或是认可问题存在并需要解决，对你来说都是巨大的帮助。在刚开始哺乳时，即使宝宝只有一两次衔乳方式不正确，你也可能从感觉良好变成苦不堪言。我必须再次强调拥有一位训练有素、随时待命的哺乳指导师的重要性。你也可以向身边的人了解其他资源。

哺乳时的营养需求

哺乳对营养的要求也很高。我在最初构思这一部分的内容时，写下了"多吃食物、多饮水"这几个字。在哺乳期，"饿怒"这个由"饥饿"和"愤怒"组合而成的词有了全新的含义。如果我只能给哺乳期的你一条建议，那肯定是"一定要记得吃东西"。如果你能做到这一点，就已经很棒了。

保证饮食（包括饮水）充足对维持泌乳量十分关键。但这一常识却往往被理解为"饮食不会影响母乳质量",这样的理解存在一定的误区。人们一直避讳讨论哺乳期女性的饮食对母乳质量的影响,因为哺乳这件事本身就困难重重了。作为一个正在哺乳的女性(在撰写本书之际),我非常理解这一点。

所以我想先明确的是,无论女性饮食的营养素密度是高是低,她们分泌的乳汁都是宝宝最好的食物。乳汁始终是一种超级食物,富含能提高免疫力的抗体、容易消化的蛋白质、脂肪和碳水化合物。我介绍饮食与母乳的关系并不是为了让女性觉得她们的乳汁"品质不佳"而停止哺乳,或是要求所有哺乳期的女性必须进行完美饮食来保证乳汁的营养。我只是想鼓励新手妈妈尽可能多吃富含营养的天然食物,帮助恢复自身营养储备,并为常常处于饥饿状态、正在快速长大的宝宝提供营养价值更高的乳汁。这是为你和宝宝的健康和福祉考虑,为你能尽快从分娩中恢复从而从容应对做妈妈的压力考虑,更是为宝宝能获得最佳营养、茁壮成长考虑。

为什么确保哺乳期的饮食富含营养很重要?

在阅读了上面长长的申明后,现在让我们去深入了解相关的科学研究吧。哺乳的整个过程非常神奇,即使母亲体内的营养极度匮乏,所分泌的乳汁也有让宝宝生存的能力。这种生存机制意味着,母乳中一些营养成分的含量受母亲饮食和营养储备的影响相对较小。即使是营养不良的女性,乳汁中的热量、蛋白质、叶酸和大部分微量矿物质的含量都很充足。但良好的饮食对保证母亲自身的营养储备是很重要的。以叶酸为例,研究人员是这样描述的:"为保证乳汁中叶酸的含量,随着哺乳的不断进行,膳食叶酸摄入不足的女性体内的叶酸储备会被进一步消耗。"[31]

哺乳期女性饮食中其他营养素的含量则会影响母乳中相应营养素的含量,具体包括维生素 B_1、维生素 B_2、维生素 B_3、维生素 B_6、维生素 B_{12}、维生素 A、维生素 D、维生素 K、胆碱、脂肪酸(如 DHA)和一些微量矿物质(如硒和碘)的含量。[32~35]其中许多营养素对婴儿脑部的发育十分关键。新生儿的大脑仅发育了 25%,1 岁时大脑的体积将增大 1 倍。[36]

B 族维生素

哺乳期女性饮食中叶酸之外的 B 族维生素的含量，决定了母乳中相应 B 族维生素的含量。研究人员分析了母乳中 B 族维生素的含量，并将其与婴儿出生后 6 个月内的营养需求对比，发现缺乏营养的母亲分泌的母乳只能给不足 6 月龄的婴儿提供所需 60% 的维生素 B_1、53% 的维生素 B_2、80% 的维生素 B_6、16% 的维生素 B_{12} 和 56% 的胆碱。作者因此得出结论，"所有营养素的情况都一样，这提示我们迫切需要完善目前有关母乳质量的科普内容"。[37] 然而，因为担心打击女性哺乳的积极性，这些内容很少在学界之外的地方被讨论。

B 族维生素中特别值得关注的是维生素 B_{12}。不吃动物性食物的哺乳期女性十分容易缺乏维生素 B_{12}，乳汁中的含量也较低。[38] 而维生素 B_{12} 摄入不足的婴儿常常表现出"易怒、厌食、生长迟缓、明显的发育减退和大脑发育不良"。[39] 一些案例分析强调这与母亲进行纯素食饮食（即饮食中没有任何动物性食物，比如肉类、鱼类、蛋类和乳制品，而它们几乎是维生素 B_{12} 的全部食物来源）有关。[40~42] 一篇案例研究综述指出，维生素 B_{12} 缺乏的症状在婴儿 4~7 月龄时出现，包括严重的生长发育迟缓（身高、体重、头围）、大脑萎缩，以及众多肌肉、行为等方面的发育问题，其中一些症状在 40%~50% 的案例中无法通过治疗逆转。[43] 没错，维生素 B_{12} 摄入不足会导致婴儿大脑萎缩。要补充说明的是，上述案例中的婴儿均为纯母乳喂养的婴儿。

其中一位母亲进行纯素食饮食的、9 月龄的孩子表现出"营养不良、虚弱、肌肉萎缩、腱反射消失、精神运动行为障碍、血液学异常"等维生素 B_{12} 严重缺乏的表现。[44] 事实上，早在 6 个月时，这个孩子就丧失了自己翻身的能力。她的母亲已经素食 10 年，血液和乳汁中的维生素 B_{12} 含量极低。在给孩子补充维生素 B_{12} 仅 2 天后，孩子就恢复了自主翻身的能力，并且开始对周围的环境感兴趣；10 天后，孩子表现出正常肌肉运动的迹象。这个孩子是幸运的，因为正如我刚刚所说的，高达 50% 的案例中的婴幼儿的损伤是不可逆的。

虽然纯素食者缺乏维生素 B_{12} 的风险最大，但值得注意的是，即使是蛋奶素食者（不吃肉类和鱼类，但是吃鸡蛋和乳制品），血液中维生素 B_{12} 的水平往往也较低。[45] 因此，纯素食者和蛋奶素食者都有缺乏维生素 B_{12} 的风险。为

保证维生素 B_{12} 的摄入量及其在乳汁中的含量，建议哺乳期女性多吃动物性食物或坚持服用补充剂。

胆碱

　　胆碱是大脑发育必不可少的营养素，女性对它的需求在哺乳期达到最高水平。据估计，在哺乳期，女性每天需要 550 mg 胆碱（孕期为 450 mg），比在其他任何生命阶段对胆碱的需求都多。每天摄入 550 mg 胆碱对大多数女性来说已经很难了，但研究显示，摄入量再增加差不多一倍（即每天摄入 930 mg 胆碱）可显著增加乳汁中胆碱和其他有益代谢产物，如甘氨酸的含量。[46] 婴幼儿在早期发育阶段摄入足量的胆碱可以"提高成年后记忆的时长和准确性，也许还可以预防因年龄增长造成的记忆力及注意力减退"。[47] 这可能也是为什么许多传统文化都强调产妇在产后恢复期间食用鸡蛋、内脏等富含胆碱的食物。此外，许多女性发现，补充富含胆碱的卵磷脂可以预防乳腺管堵塞。[48] 但尚不明确这是否与其中的胆碱有关。

脂肪酸，尤其是 DHA

　　脂肪酸的膳食摄入水平和质量也在乳汁中有所反映。也就是说，你饮食中脂肪酸的质量会影响乳汁的脂肪组成，即 ω-3 脂肪酸、ω-6 脂肪酸、反式脂肪酸、饱和脂肪酸、单不饱和脂肪酸的比例。[49~50] 脂肪摄入水平更高的女性乳汁中的脂肪含量也更高，这可能也是为什么一些早期报道中脂肪摄入充足的女性的孩子更开心、更不容易哭闹。[51] 大概是因为脂肪消化速度更慢，婴儿饱腹感的持续时间更长吧。

　　其中最重要的应该是一种能促进大脑和视力发育的 ω-3 脂肪酸——DHA。研究发现，"女性乳汁中 DHA 的含量可能相差 10 倍之多，具体含量取决于女性 DHA 的膳食摄入量"。[52] 而所食用的乳汁中 DHA 含量更高的婴儿神经和视力发育得更好。[53] 纯素食者分泌的乳汁中 DHA 的含量仅为 0.05%，而吃海鲜（平均每天食用 130 g）的女性乳汁中 DHA 的含量为 2.8%。[54] 也就是说，在哺乳期食用海鲜、草饲牛的肉、鸡蛋或服用 DHA 补充剂仍然是很重要的。我在之前的章节已经介绍过，除了藻类，其他植物来源的 ω-3 脂肪酸均效力不足。例如，研究人员发现，补充亚麻籽油并不能增加乳汁中 DHA 的含量。[55]

除了提高乳汁中 DHA 的含量，食用动物性食物还可以改善乳汁整体的脂肪组成情况。吃更多动物性食物的女性，乳汁中有益的中链脂肪酸的含量更高。[56]中链脂肪酸可以转化为酮体迅速为人体供能，从而使婴儿大脑保持平静。婴儿似乎至少在出生后的第一个月里一直处于生酮状态，因此中链脂肪酸可能对他们有益。[57~58]某些中链脂肪酸还有抗菌、提高免疫力的作用，可能有益于婴儿消化系统的发育。[59]此外，动物性食物的品质会进一步影响母乳质量。在新西兰以外的地方做的一个实验发现，进行有机饮食（饮食中 90% 的肉类和乳制品是有机的）的女性乳汁中一种名为"共轭亚油酸"的脂肪酸的含量显著提高。[60]这种脂肪酸对代谢有益，还能提高婴儿的免疫力，减小婴儿发生过敏和哮喘的风险。[61]

当然了，如果饮食中含有较多的 ω-6 脂肪酸和反式脂肪酸，乳汁中这些非理想脂肪酸的含量也会相应增加。[62~63]尤其是反式脂肪酸，研究人员发现，哺乳期女性反式脂肪酸的摄入量与婴儿血液中反式脂肪酸的含量之间存在"明显的线性关系"。反式脂肪酸会干扰必需脂肪酸（如 DHA）的代谢，还会通过取代健康的脂肪酸来影响正常细胞结构的形成，因此对婴幼儿的生长发育有害。[64]小鼠实验显示，女性孕期及哺乳期反式脂肪酸的摄入可能影响后代的胰岛素信号通路，干扰其激素水平。[65~66]简言之，反式脂肪酸很有可能让孩子更容易患上肥胖症或糖尿病。因此，应避免食用含精炼植物油等"部分氢化植物油"的食品，如人造黄油和起酥油。注意，60% 的反式脂肪酸来自烘焙食品、零食和快餐。[67]如果你经常食用这些食物，在购买时应检查食品成分表，确保其中没有"部分氢化植物油"。

维生素 A

和脂肪酸一样，乳汁中脂溶性维生素的含量也受到饮食的影响。维生素 A 对婴幼儿的生长、免疫系统的发育、感染的预防等都十分关键。可能正是出于这样的原因，婴儿喝到的第一口奶——初乳——中维生素 A 的含量非常高。据估计，在出生后前 6 个月内，婴儿从乳汁中获得的维生素 A 的含量是其在子宫中 9 个月内所获得的"60 倍"。[68]不幸的是，如果哺乳期女性维生素 A 摄入不足，则乳汁中维生素 A 的含量也会很低。[69]不吃动物脂肪的女性尤其容易缺乏维生素 A，因为这类食物是除了营养补充剂之外预成型维生素 A 的唯一来源（见第三章）。如果你依赖于通过补充剂获取维生素 A，则需要注意不是每种补充剂含有的都是维生素 A 的活性形式。在一项对比乳汁中维生素 A 的含量的研究中，孕期补充剂中仅含 β- 胡萝卜素（不是预成型的维生素 A）的女性乳汁缺乏维生素 A 的比例为 40%，而孕期补充剂中含视黄醇（预成型的维生素 A）的女性中这一比例仅有 4%。[70]但大部分人认为孕期补充剂都是一样的，因为它们维生素 A 的含量相同，只是化学形式不同而已。维生素 A 对婴幼儿的发育如此重要，难怪传统文化都推荐哺乳期女性吃富含这种关键营养素的高脂肪动物性食物了。在产后饮食中加入黄油、酥油、猪油、牛油、动物内脏和鱼类是十分明智的选择。

维生素 D

母乳中维生素 D 的水平也有很大的差异，其中没有摄入足量的维生素 D（通过饮食或补充剂）或没有定期晒太阳的女性乳汁中维生素 D 的水平较低。大多数人都符合这两种情况，因此人们一直认为母乳中"维生素 D 的含量很低"，纯母乳喂养的婴儿每天需额外服用 400 IU 的维生素 D 补充剂。"没有口服补充剂且接受纯母乳喂养的婴儿的确普遍缺乏维生素 D"。[71]然而，近期研究表明，当女性维生素 D 摄入充足时，乳汁中维生素 D 的含量足以满足婴儿的需要。一项研究以探究服用维生素 D 补充剂对产妇血液中、乳汁中和母乳喂养的婴儿体内维生素 D 水平的影响为目的进行了精心的设计。因为维生素 D 有预防佝偻病的作用，该研究使用"抗佝偻病活性"来衡量乳汁中维生素 D 的含量。研究发现，每天补充 6 400 IU 维生素 D 补充剂的女性血液中维生素 D 的水平更高，乳汁中维生素 D 的含量也可以满足婴儿的需求（无须让婴儿单独补充）。[72]孕期补充维生素 D 的女性应在哺乳期继续补充，并确保每日剂量在 6 400 IU 以上。

碘

和刚刚讨论的其他营养素一样，哺乳期女性碘的摄入水平决定了母乳中碘的含量。碘缺乏率和甲状腺肿发病率较高的地区的女性，乳汁中碘的含量很低。此外，在产后前 6 个月，随着缺碘情况的加重，这些地区的女性乳汁中碘的含量也逐步下降（即使每天补充 150 μg 碘的女性也会如此）。[73] 研究发现，法国、德国、比利时、瑞典、西班牙、意大利、丹麦、泰国和扎伊尔等国家均存在哺乳期女性乳汁中碘的含量不足的情况。[74] 这非常值得被重视，因为"新生儿甲状腺中的碘储备量低，所储备的碘易被消耗，因此甲状腺对碘摄入量的变化高度敏感"。[75] 简言之，你需要通过持续且可靠的来源摄入碘，以保证给宝宝供给的碘是充足的。你也许记得在前几章我曾介绍过，碘对甲状腺、大脑和代谢的健康至关重要。研究人员指出，"母乳中的碘充足对婴儿的神经发育尤为重要"。[76] 令人担忧的是，一些干扰碘代谢的环境污染物似乎很容易进入母乳，使得婴儿对碘的需求比目前推荐的摄入水平更高。[77] 因此，避免接触第十章介绍的毒性物质和保证碘摄入一样重要。哺乳期定期食用海鲜、藻类、鸡蛋、乳制品并服用含碘的孕期维生素是很明智的（也可以单独服用碘补充剂）。这也许可以解释为什么韩国有要求产妇多喝富含碘的海带汤的传统。

饮食的营养密度决定了乳汁的营养密度

由此可见，你的饮食的确会影响乳汁的质量。我们已知的是，乳汁中营养素的含量会随着哺乳期女性的饮食和营养储备的变化而变化，但大家并不经常提及这一点。当然，并不是所有的营养素都会受到影响，因为母亲的身体会牺牲自身的营养储备，尽可能为宝宝提供最好的乳汁。但是，任何宣称哺乳期"饮食无关紧要"的说法都显然背离了事实。

我们需要尊重一个事实，那就是你的身体在这一时期也需要得到恢复。生产后，产妇的营养储备处于历史最低水平，而此时正是重新积聚营养的时候。促进产后恢复的食物也是提高母乳营养价值所需的食物，因此让我们花点儿时间来复习一下都有哪些食物。

我首先要重申的是，我并不要求你做到"完美"饮食。我知道进行营养丰富的天然饮食并不容易，而学习做妈妈更是如此。在接下来的几周甚至几个月内，作为新手妈妈的你，身体和情感可能都会受到挑战，尤其是在缺少睡眠的情况下。有时，你不得不选择那些方便易得的食物。这时候，吃下这些东西总比什么都不吃或是因所吃的食物"不够健康"而焦虑要好得多。饮食的关键在于补充而非限制：尽可能多地在饮食中加入高营养密度的食物。饮食的总体质量是最重要的，不要太在意日常的变化。

我们必须承认：在刚开始的几个月，哺乳好比一份全职工作。我当时有好几个绰号，包括"奶牛""移动奶站"（MMU 或"哞"）。我安慰自己：人毕竟是哺乳动物，而几乎所有哺乳动物进行母乳喂养时都和我一样需要 24 小时随时待命。我不得不依靠亲朋好友为我准备食物，把我喂饱。还记得吗？新手妈妈也需要"妈妈的照顾"。

作为孩子唯一的食物来源，我体会到自身的渺小。生活节奏不可避免地慢了下来，而且慢了很多。我记得在产后最初的几个月，我看着儿子，为这小小的人儿完全依靠我的乳汁一天天长大而感到惊奇。他虽然已经脱离我的身体，但直到接触辅食之前，他仍然完全依赖我而成长。这真是一件让人又惊奇又敬畏的事情。我在这里分享我的感受是希望新手妈妈能对自己宽容一些。虽然你的营养摄入情况的确会影响母乳中营养素的含量，但哺乳这个行为本身（无论时间长短）就是送给宝宝的无可替代的礼物。

营养补充剂

你也许已经发现了，我提倡优先从食物中获得营养，并建议你通过食物摄入大部分营养素。然而作为普通人，我们都可能出现摄入不足的情况，尤其在产后恢复和哺乳期营养素需求量很高的时候。此外，通过补充剂获得一些营养素（如维生素 D）更为可靠。以下是一些你可以在产后考虑服用的补充剂。

孕期维生素

如前文所述，女性产后营养需求增加，尤其是对需要哺乳的女性来说。因此，大部分专家建议女性在哺乳期继续服用孕期维生素。不哺乳的女性产后 6 个月内也最好继续服用孕期维生素以恢复体内的营养储备。

DHA

DHA 这种 ω-3 脂肪酸在女性产后仍然十分重要。哺乳期女性服用 DHA

补充剂可保证它在乳汁中的含量。即使不哺乳，补充 DHA 这一在孕期优先被胎儿利用的营养素也很关键。动物研究显示，一个"生殖周期"后，动物脑部的 DHA 水平下降了 18%，且该现象同样发生在人类身上。[78] DHA 水平较低与认知能力下降、存在抑郁的倾向有关，而孕期和产后女性对该脂肪酸的需求增加，因此在这段时间摄入足量的 DHA 至关重要。如果你不想"一孕傻三年"或是希望从营养的层面预防产后抑郁，那么请继续服用 DHA 补充剂。

维生素 D

为保证乳汁中维生素 D 的含量，女性在哺乳期对维生素 D 的需求比在孕期（详见前文）更多。因为大多数女性都不可能定期在正午时分不涂抹防晒霜晒太阳，又或者有些女性生活在一个全年都无法通过日照合成维生素 D 的地方，因此服用维生素 D 补充剂通常是明智的选择。推荐哺乳的女性每日至少补充 6 400 IU 维生素 D，而不哺乳的女性每天维生素 D 的补充剂量也应与之相当。研究人员认为，维生素 D 的每日膳食摄入量应为 7 000～8 000 IU，但你可以通过检查血液中 25- 羟基维生素 D 的水平来调整补充剂量。[79～80] 虽然孕期维生素中有少量维生素 D，但往往含量不足，因此你仍需额外补充。我建议你选择维生素 D_3（也被称为"胆钙化醇"）形式的维生素 D 补充剂，不要选择效力较弱的维生素 D_2 形式的维生素 D 补充剂。[81]

碘

与其他生命阶段相比，女性产后或哺乳期碘的需求量最大。除了能够增加乳汁中碘的含量（见前文），碘补充剂对你的个人健康也十分关键。摄入足量的碘可以帮助你预防产后甲状腺功能障碍，而这一疾病异常普遍。孕期甲状腺抗体检查结果为阳性的女性产后出现甲状腺问题的可能性高达 50%。[82] 这一问题值得被重视，因为只有甲状腺功能正常，你才可以获取足够的能量、应对初为人母的压力、顺利减重、维持生育能力（如果希望再生一胎）。碘对维持乳腺健康也很重要，一些报告显示，乳腺可以比甲状腺更高效地吸收并储存碘。[83] 大部分孕期维生素不含碘或碘的含量很低，因此你需要额外服用碘补充剂。如果你发现你每日所服的孕期维生素中的碘含量低于 290 μg，或者你不经常吃海鲜或藻类，那你应该单独服用碘补充剂。

益生菌

无论是通过服用补充剂还是定期食用发酵食品，增加益生菌摄入在产后和孕期都十分有益，尤其是剖宫产、生产中或产后需要使用抗生素的人。抗生素会造成肠道菌群紊乱，增大酵母菌过度繁殖的风险，给你和宝宝带来健康问题。你一定不希望自己产后发生阴道酵母菌感染、慢性腹泻或宝宝生口疮。人们普遍认为婴儿体内的微生物组受到其饮食和母亲分娩方式的影响，而从免疫系统和消化系统的健康，到肥胖症的发病率，身体的方方面面都由微生物组决定。母乳中天然含有包括乳酸杆菌、双歧杆菌在内的有益菌，但它们在孕期或哺乳期接受过抗生素治疗的女性的乳汁中含量较低。[84]

即使你从未接受过抗生素治疗，服用益生菌也可以作为一种保障措施。一项研究显示，在怀孕后 4 个月和哺乳期服用益生菌补充剂（每天服用鼠李糖乳杆菌 200 亿 CFU）的女性，乳汁中免疫保护因子的含量足足增加了一倍。此外，从她们的孩子在 2 岁内湿疹的发病率也可以看出益生菌补充剂的益处：服用补充剂组后代湿疹的发病率仅为 15%，而未服用补充剂组后代湿疹的发病率为 47%。[85] 另一项研究发现，怀孕后 4 周及哺乳期服用大剂量、多种菌株的益生菌补充剂（每天服用 9 000 亿 CFU）可预防婴儿腹绞痛、胃酸反流（呕吐）和常见的胃肠道不适症状。[86] 此外，该研究中补充剂组女性乳汁中的炎症标志物水平较低，这可能对婴儿的健康持久有益。选择益生菌补充剂的技巧及益生菌的食物来源见第六章。

明胶和胶原蛋白

明胶和胶原蛋白在结缔组织和皮肤愈合的过程中发挥着关键的作用，因此中国人提倡产后恢复时多喝猪蹄汤。如果你不喜欢骨头汤、慢炖肉、鸡皮或猪皮，服用明胶或胶原蛋白补充剂可能有所帮助。即使你喜欢这些食物，额外补充明胶或胶原蛋白也可以更好地促进腹部皮肤恢复弹性、加速阴道组织愈合、帮助子宫缩回原来的大小。我习惯每次喝花草茶时都加入一汤匙胶原蛋白粉以保证胶原蛋白摄入充足。我家中还常备着酸樱桃橡皮软糖（食谱见后文），作为方便又有营养的零食。

其他营养补充剂

上面列举的当然不是全部的补充剂。你可以根据自己的分娩情况和病史考虑服用其他营养补充剂。如果你需要更加个性化的补充方案，建议向医生咨询。

例如，如果你分娩时失血较多或孕期贫血，你可能需要额外补充铁、螺旋藻或肝粉（在食用富含铁的食物的基础上）。如果你发生阴道撕裂，那么额外补充维生素 C、锌、维生素 A（以及胶原蛋白或明胶）可以促进伤口愈合。如果你感到酸痛、肿胀或身上有淤青，顺势疗法中常使用的山金车非常有助于减轻炎症。便秘在产后一两周内十分常见，额外补充镁可以帮助你软化粪便，或者短期服用草药成分的泻药也有助于缓解便秘。（我通常不支持服用草药成分的泻药，但你产后一开始排便时可能非常痛苦，因为附近的组织刚刚经过拉伸，甚至可能被撕裂了。而粪便软化后更容易被排出。）

一些女性选择食用自己的胎盘，她们认为胎盘富含多种营养素（从很多方面来说它与肝脏类似），并声称胎盘可以防止产后激素快速变化、改善产后情绪、促进乳汁分泌。这当然属于个人的选择。虽然医学上一般认为这种做法具有争议性，但在哺乳动物中这种操作十分普遍。总体来说，有关食用胎盘的研究很少，大部分女性都是因为听说其他人食用胎盘有益才这么做的。不过，有一项设计较为严谨的小规模研究值得介绍。研究人员做了一个随机、双盲、安慰剂对照实验，他们将 27 名女性分为两组，让其中一组女性服用含有脱水胎盘的补充剂，而让另一组女性服用外观相似的安慰剂（脱水牛肉），目的是观察胎盘是否可以改善产后情绪，促进产后身体恢复。[87]研究还分析了胎盘样本的营养成分。总体来说，服用了含脱水胎盘补充剂的女性"产后抑郁症状和疲劳感减轻，而我们在安慰剂组女性身上未观察到此效应"。胎盘胶囊的营养成分分析显示，"胎盘含有少量微量营养素和激素"。一项分析显示，胎盘胶囊可以为女性提供每日所需 24% 的铁（每日服用 3 200 mg 脱水胎盘）。[88]如果你选择食用自己的胎盘，那么你需要确保加工过程干净、卫生，因为曾发生胎盘被致病菌污染的案例。

能促进产后恢复的常用的补充剂还有一些中草药，尤其是用于催乳的草药。一般来说，大部分人可以耐受这些"催乳剂"，但我必须提醒你，它们不能代替营养均衡的饮食。也就是说，营养、热量和水分摄入充足才是保证乳汁分泌最关键的因素，中草药成分的催乳剂只能作为补充。常见的"催乳剂"包括甘菊、茴香、胡卢巴、山羊豆、祝福蓟等。[89] 除了能促进乳汁分泌，甘菊还有助于改善睡眠质量，缓解产后抑郁。[90~91] 哺乳期女性还经常服用卵磷脂，预防或治疗乳腺管堵塞。卵磷脂富含胆碱且无明确的服用禁忌，所以也是一种不错的补充剂，你可以储备一些以备不时之需。我推荐向日葵卵磷脂，它提取自葵花子而非大豆。

除了"催乳剂"，一些传统文化还注重使用有益于激素平衡、肾上腺健康和精神健康的中草药。比如适应原草药就对产后恢复十分有益，人们通常认为哺乳期服用是安全的。顾名思义，适应原可以帮助身体适应女性的生理、心理和情感需求。红景天是最常用的适应原草药之一。不过，不同地域的气候不同，草药的使用传统也不同，因此各地的适应原草药不同（包括但不限于印度人参、圣罗勒、灵芝、玛卡、刺五加）。

而在应对产后情绪问题时，人们常用的中草药是圣约翰草。一项研究发现，在哺乳期女性服用圣约翰草后，有极少量的成分转移至乳汁中，且婴儿没有出现不良反应。但作者提醒读者，目前仍缺乏相关的长期研究。[92]

正如这项研究所强调的，一些中草药成分可以进入乳汁，如果你存在疑虑，最好向草药师咨询。虽然许多中草药可以促进乳汁分泌，但有一些作用却完全相反。比如同时服用足量的鼠尾草和薄荷就会抑制泌乳。不幸的是，有关哺乳期女性中草药应用的研究十分少，所以我无法为你提供太多循证信息。建议你向受过良好培训的草药师、助产士或医护人员咨询以获得专业的建议。

实验室检查

随着功能医学的发展，你可以做的检查多到几乎难以穷举的地步。在这里，我主要想介绍的是一些任何医生和助产士都很容易开具的基础指标的检查。大多数医生会在你产后第 6 周对你进行随访，此时你可以主动要求接受一些检查（因为为病人开具检查通常不是随访的常规操作）。

维生素 D

如前文所述，维生素 D 对身体的许多系统都十分重要。维生素 D 缺乏在孕妇和产妇身上非常普遍。69% 的美国女性、65% 的加拿大女性、77% 的德国女性、91% 的中国女性、96% 的印度女性、67% 的伊朗女性存在维生素 D 水平偏低的情况。[93] 除了对母乳喂养的婴儿有影响，一些研究发现，维生素 D 水平较低还与产后抑郁有关。[94] 检查体内的维生素 D 水平有助于你调整维生素 D 补充剂的剂量。你需要检查的指标为 25- 羟基维生素 D。大部分实验室 25- 羟基维生素 D 的正常参考范围为 > 30 ng/mL，但许多专家认为最佳水平应为 > 50 ng/mL。[95] 在分析检查结果时，注意实验室出具的结果的单位可能不同，一般为 ng/mL 或 nmol/L。你可以查看打印出来的化验单以确保理解正确（30 ng/mL=75 nmol/L，50 ng/mL=125 nmol/L）。

铁

女性怀孕后，缺铁和贫血的现象都十分常见。孕期身体将铁输送给胎儿，生产前后还可能失血，这些都消耗了女性体内的铁储备。铁能够把血液中的氧气运送到细胞中，因此缺铁容易引发疲劳。许多女性通过食用大量富含铁的食物来避免贫血的发生，但如果你出现疲劳、皮肤颜色苍白（尤其是面部）、气短、头晕、虚弱、心动过快等症状，最好还是检查一下。你至少需要检查血红蛋白、红细胞压积和血清铁蛋白的水平。如果你想了解人体易耐受或易吸收的铁补充剂，以及铁的食物来源，可以参考第六章。

甲状腺

在产后调整期，激素水平需要一段时间才能达到平衡。通常大多数人只关注雌性激素的恢复情况，但其实甲状腺激素以及其他所有激素都需要适应产后的状态。对一些人来说，这一适应过程十分顺利，但一些人可能出现甲状腺问题。产后一年内出现的甲状腺异常统称为"产后甲状腺炎"，令人惊讶的是，这一情况十分普遍。事实上，"高达 23% 的产后女性发生甲状腺功能障碍，而一般人群的发病率仅为 3%～4%"。[96]发病率几乎达到 1/4！

如果你怀孕期间或产后的甲状腺检查结果出现异常，一定要高度重视。研究人员指出，"大部分患产后甲状腺炎的女性在怀孕前甲状腺抗体呈阳性"。[97]也就是说，怀孕前患有自身免疫性甲状腺疾病，再加上孕期和产后甲状腺承受了巨大的压力，导致甲状腺疾病全面暴发。据估计，10%～17% 的女性怀孕期间患有自身免疫性甲状腺疾病（她们的甲状腺抗体呈阳性，但甲状腺激素水平正常）。[98]这些女性中，1/3 的人会在产后一年内出现甲状腺问题。[99]

甲状腺功能正常对维持精力水平（应对婴幼儿的必备要素）、保持生育能力（对想生多胎的人来说极其重要）、促进正常减重和保持心理健康都很重要。产后甲状腺功能异常是产后抑郁的危险因素。[100]简而言之，甲状腺功能异常将影响生活质量。

产后甲状腺炎的常见症状包括：

- 焦虑、易怒或抑郁；
- 心动过快、心悸；
- 减重困难（甲减）或不明原因的体重下降（甲亢）；
- 对冷热更加敏感；
- 疲劳；
- 颤抖；
- 失眠；
- 便秘；
- 皮肤干燥；
- 注意力无法集中。

只有很少一部分医生会为产后女性检查甲状腺功能，而且很少进行全面的检查，我十分不能理解为何大家会忽略这项重要的筛查。你在产后随访时可以要求医生为你进行全面的检查，包括以下指标：

- TSH
- FT_4
- FT_3
- rT_3

• 甲状腺抗体：TPOAb、TgAb

注意，产后甲状腺炎可能发生"三相演变"：在不同的时间段，化验结果可能提示甲减、甲亢或甲状腺功能正常，而这些都是产后甲状腺炎发展的过程。[101]如果你的检查结果一切正常，但你仍感到身体不适，那么最好在一两个月后重新检查一次。治疗方案取决于化验结果和症状，可能包括营养支持和药物（甲状腺激素替代治疗）。甲状腺相关检查和营养支持的详细介绍参见第九章。甲状腺正常工作需要多种营养素的参与，其中值得注意的是，维生素 D 缺乏在产后甲状腺炎患者的身上较为常见，且补充维生素 D 后可改善甲状腺功能。[102]

其他实验室检查

孕前存在基础疾病或孕期新发疾病（如妊娠高血压、妊娠糖尿病）的女性可以向医生咨询是否需要接受相关检查。怀孕期间患妊娠糖尿病的女性产后患 2 型糖尿病或糖尿病前期的风险增大，因此建议女性产后随访（产后 6 ~ 12 周）时检查血糖水平。可以的话，最好全面检查自己微量营养素的水平，以便帮助自己确定合适的补充剂剂量（或食物种类），但这类检查可能需要找功能医学或营养学方面的医生开具。

运动与生理康复

在身形臃肿、行动受限地度过好几个月后，许多女性迫不及待希望进行正常的运动。你可能希望减轻体重、锻炼肌肉或者只是简单的"重获自我"，这些期许都合情合理。但无论如何，我建议你谨慎开始。你的身体在怀孕和分娩期间发生了巨大的生理变化，结缔组织、腹部肌肉、盆底肌都需要时间恢复，而且时间比你想象的还要长。分娩几周后就迅速投身于高强度的"修复身材"的训练、长跑或高强度的力量训练通常不是什么好主意。

大部分运动生理学家推荐产妇在恢复运动前至少休息 6 周，其间只散步和进行有目的的康复训练（如温和的盆底肌和腹部肌肉激活训练）。[103]也就是说，产后初期有舍才有得。忽视这一身体恢复的关键期可能导致运动损伤、盆腔脏器脱垂、腹直肌分离加剧和失禁。

不要着急，慢慢来

一些学者发现，产后盆底肌需要一年的时间才能恢复正常功能。[104]高冲击性运动会使盆底肌承受额外的压力，产后过早进行这类运动会导致失禁或器官脱垂。失禁的意思是大小便不受控制地自行流出。器官脱垂，具体地说应为盆腔器官脱垂，指一个或多个盆腔器官下降移位甚至可能从阴道中脱出。盆腔部位有压力、下坠感、胀感、膨出感，或者感觉"像是坐在球上"都是盆腔器官脱垂的常见症状。

如果运动过后几天内出现上述症状或症状加剧，说明你所做的运动的类型、强度或持续时间并不适合你目前的身体状况。盆底肌只有被精心呵护才能恢复正常的力量和功能。经阴道分娩的女性相关部位的肌肉被拉伸了 2~3 倍，不可能立刻恢复原状；而无论你最后是剖宫产还是经阴道分娩，怀孕时用以固定盆腔器官的韧带都被沉重的子宫拉伸，它无法立即恢复原有的长度。因此，产后最初的几个月，这些肌肉和韧带无法承受它们在怀孕前所习惯的压力和负荷。

怀孕时腹部肌肉也同样受到拉伸，力量减弱。大部分女性在怀孕时都在一定程度上存在腹直肌分离的问题，也就是腹部肌肉（尤其是腹直肌）向两侧分开。一些人腹直肌分离的情况会自行消失，但许多人需要进行恢复性训练来"弥合腹部间隙"，（重新）学会正确绷紧腹部肌肉。一些女性选择在产后前几周穿束腹带以增强稳定性，为身体提供支撑。在墨西哥和亚洲的一些地区，束腹带是产后的常备用品。[105]

通常来说，产后一段时间内最好避免进行类似卷腹的腹部训练（如仰卧起坐），或会对腹壁造成太大压力的运动（如俯卧平板支撑）。你只有先增强肌肉的力量才能进行这类训练。在产后前几周，即使只是下床时用侧卧起身代替直接起身也有所帮助，因为这一动作可以减轻腹部肌肉和盆底承受的压力。对剖宫产的人来说，层层腹部组织从手术中恢复过来也需要时间。

正如擅长孕期和产后运动的物理治疗师玛丽卡·哈特所说，"你要找到恰到好处的训练强度"。她认为，产后女性应该和术后康复的人一样（而且剖宫产术本来就是手术），先从温和的运动开始，根据身体的恢复程度按照自己的节奏逐步过渡到强度更大的运动。

寻求专业帮助

评估身体的恢复程度、学习重新激活腹部和盆底的肌肉、选择安全的运动方式和运动的时机涉及诸多细节。虽然产后第 6 周随访时医生或助产士通常会允许你恢复运动，但需要注意，此时你尚未对盆底肌的功能进行评估。这并不在医生或助产士的专业范围内，而是女性健康物理治疗师（不同地方的称呼不同，有的地方也把他们称为"盆底学专家"或"女性健康理疗师"）的工作。

我强烈推荐你在恢复正常运动前寻求女性健康物理治疗师的专业意见。即使你认为自己盆底"没有问题"，也没有腹直肌分离的问题，不需要向专家咨询，我也建议你无论如何都在产后检查时要求转诊，做出这一选择总是没错的。由专家告诉你一切正常能让你更加安心。在产后最初的几个月里，谨慎小心、主动防护，让身体从容地恢复，防止今后的几十年里因产后恢复不佳而出现问题。

有时，盆腔器官脱垂并没有明显的症状。全世界多达半数的女性在一定程度上存在盆腔器官脱垂的问题，据估计，其中约 20% 的女性在 80 岁前需要接受手术。[106~107]这一比例如此之高，让人不禁怀疑为什么之前很少有人提到这个问题。

我在第八章已经介绍过，在一些国家，无论女性是否表现出疼痛或功能失调的问题，在产后康复期间她们都会接受盆底肌物理治疗。这些国家认识到分娩和怀孕本身就会对盆底肌造成负担，产后盆底肌需要进行一段时间的休养和特定的恢复性训练。然而这些国家里并没有美国。

性交疼痛、失禁、盆腔器官脱垂、腹部无力或腹直肌分离都是女性需要寻求物理治疗师帮助的信号。此外，不是所有人都能轻易独自学会（或重新学会）如何合理调动盆底和腹部的肌肉。大约 25% 的女性即使在接受指导后仍不能正确进行凯格尔训练等盆底肌运动。[108]有了受过专业训练的物理治疗师的帮助，你一定可以正确地完成训练。研究表明，在擅长恢复盆底健康的运动理疗师的指导下进行盆底肌训练的女性，其压力性尿失禁的症状甚至可改善 70%

（压力性尿失禁即在打喷嚏、咳嗽或大笑时不受控制地漏尿）。[109]

虽然直接进行大量的凯格尔训练（上提并收缩盆底肌）听起来很诱人，但这可能还不够，甚至并不可取。要想盆底肌正常工作，你需要让肌肉在收缩和放松间找到平衡。它还与身体是否保持挺直（也就是你的体态）有关。比如，如果你站或坐时尾骨常常卷起，那么盆底肌容易变短变弱。又或者如果你常常收缩盆底肌，从不将它们放松至正常长度（比如一天进行几百次凯格尔训练），这些肌肉就无法很好地活动、支撑身体的负荷，尤其是在受力的情况下。这可能导致盆腔疼痛、痉挛、器官脱垂或尿失禁。你可以这样想：当你希望肱二头肌变强壮时，你会弯曲手肘然后打开，而不会一直保持手肘弯曲。

因此，大部分物理治疗师在做完初次理疗后，会在训练中引入全身的功能性运动以强化盆底肌。需要进行深蹲、激活臀部肌肉以及平衡（或稳定）能力的运动往往有利于促进盆底肌自然收缩。而这才是最终目标：你不需要主动激活盆底肌，但它们在你需要时会自然而然地被调动（如打喷嚏或举重物时），在你不需要时又会自然而然地放松（如坐在沙发上或平躺时）。不过，你可能需要数月才能达到这一状态。

正视现实

作为孕期很活跃、有丰富产后康复经验的、曾经的普拉提老师，产后恢复的那段时间让我学会了谦虚。我知道自己需要时间恢复，但我以为自己不会出现腹直肌分离的问题，盆底肌的恢复也能快于常人。我也产生了孩子出生后一切都能迅速恢复常态的错觉。在会阴初步愈合、产后出血停止后，我感到活力无限，认为自己可以完成大部分产前能做的事情。我散过几次步，都感觉良好。但当我在产后2个月左右出发进行中等强度的徒步时，我仅仅走了1 000多米就因盆底不适而不得不返程。在还没有准备好之前，我放弃了这一强度的徒步，在一两个月内只进行时间更短、强度更小的徒步。这让我郁闷不已，因为憋在室内哺乳了好几周以后我最想做的就是走出家门，在山中远足。

更令我失望的是，尽管怀孕时尽了最大的努力，但我仍出现了腹直肌分离的问题（我当时没意识到它是如此普遍）。我去寻求女性健康物理治疗师的帮助，在全面检查后她向我保证一切都在很好地恢复，但盆底和腹部的肌肉大约需要一年才能完全恢复。没错，整整一年！所以，即使我骨盆恢复良好、没有失禁、腹部肌肉间隙逐渐消失、正确地进行所有的康复训练，我仍然在很长一段时间无法回到"正常状态"。现在回想起来，那位治疗师说的完全正确。产后第 10 个月左右，我终于可以恢复孕前的大部分运动了。但为此我花了整整10 个月！我相信正因为我倾听身体的需求、放慢节奏，才得以避免失禁、盆腔器官脱垂以及腹直肌分离加剧等问题。

相比参加产后训练营，我选择按自己的节奏进行低强度的徒步和散步（由我或丈夫抱着孩子）。相比进行高强度的健身运动，我选择在宝宝午睡或练习俯趴时做改良版的地板普拉提或瑜伽。相比举铁，我选择将我的儿子作为所负重物。而且我发现，相比把宝宝抱在身前，用手臂托举宝宝可以减轻骨盆和背部承受的压力，我还额外收获了强壮的手臂。

你的产后恢复过程可能与我的完全不同。你可能恢复得更快、可以更早进行高强度的运动，你也可能需要更长的休息时间。预测肌肉和结缔组织恢复活力的具体时间很难，但大致需要一年左右。如果你只能从上述讨论中学到一点，那么我希望你记住：时刻留心身体在运动过程中的感觉至关重要。如果你感觉更糟了，说明你的身体暂时还没有准备好。对此你无须太过介怀，也不要认为自己做错了什么。给身体更多的时间来恢复，在几周或几个月后再次尝试即可。

减重与关爱身体

除了承受希望迅速恢复运动所带来的压力，许多女性还认为她们必须尽快恢复身材。身体花了整整 9 个月去孕育一个孩子并为此做了必要的调整，但为什么人们会觉得甩掉这些肉是轻而易举的事情呢？的确，一些人体重减得很快，但许多人都发现减重所需的时间比预想的长。不同的人产后减重的速率差异很大，你在感到灰心时，可以反复告诉自己"9 个月增加的体重需要 9 个月才能减下去"。

大部分女性在生产结束后体重就可以减轻 5 kg 左右，这是因为减去了胎儿和羊水的重量，同时子宫缩小了。接下来，你的体重也许会逐渐减轻，也许能迅速减轻，具体取决于很多因素，比如你在怀孕期间的增重情况以及你的哺乳情况。记住，减重这件事不可能完全在你的掌控之中。激素变化、哺乳导致的强烈饥饿感、体力活动减少、作息不规律、甲状腺或肾上腺出现问题、烹饪时间缩短、产后情绪变化等都会影响减重。

即使是减重速度相对较快的女性，身形和身体机能也可能需要较长一段时间才能恢复。长妊娠纹、肚脐外观发生变化、皮肤松弛、乳房变形、关节不适等都是你可能遇到的问题。其中一些异常能自然而然恢复，而一些却将永久地发生变化。在我看来，人们经常忽略这样一个事实，那就是作为女性，我们需要时间怀念过去的自己和逝去的身材。过去的二三十年我们都过着没有孩子的生活，而孩子的出现改变了一切。

1985 年的一篇关于怀孕与产后身体形象的文献很好地总结了这一点："我们所处的社会格外看重女性的身材。但是怀孕带来的身材的变化代表着女性离所谓的理想身材更远了一步。许多女性产后看起来仍和怀孕时一样，大多数人对此十分不满。而对自己的身材不满意是造成产后女性产生负面情绪的原因之一。"[110]

虽然 20 世纪 80 年代后世界发生了许多变化，然而这些描述在今天听起来仍然十分贴切。你需要正视自己的感受，给自己时间去慢慢体会，最终学会爱和接纳自己。你可以想一想你的身体有什么神奇之处，有哪些让你欣赏的地方。比如，身体从零开始孕育了一个新生命，这难道不是一个奇迹吗？

至于减重，我建议你在产后的 3～6 个月里优先关注身体的恢复情况，而不要想着积极投身于减重大业。尤其是正在哺乳的女性，你只有保持营养状况良好才能保障乳汁的供应，为宝宝提供最有营养的食物。记住，限制进食就限制了营养素的摄入。

如果你决定积极进行减重，我建议你从调整饮食开始。相比限制热量摄入，改善饮食的品质是更好的选择。对许多女性来说，产后忙碌的生活意味着她们经常吃外卖、快餐、零食和点心。饮食中不知不觉混入了能快速提神的东西，如咖啡因。用健康的食物替换掉饮食中不健康的食物是一个很好的开始，而且可能仅仅这样做就足够了。用饱腹感更强、更有营养的零食，如坚果或牛肉干，代替加工食品也有所帮助。此外，早餐摄入充足的蛋白质可以帮助你调节全天的食欲和血糖，最终减轻你对甜食的渴望。虽然减少碳水化合物的摄入有助于减重，但哺乳期的女性需谨慎选择。具体请参考本章中"关于碳水化合物的说明"这部分的内容。

你还可以考虑进行正念饮食。在产后的前几个月，当你被困在沙发上哺乳 3 个多小时的时候，很容易过度进食或盲目进食。当孩子还小时，哺乳可以消耗你许多能量，因此这样做问题不大。但当孩子一天天长大，哺乳消耗的能量逐渐减少，喂奶的间隔也越来越长、越来越多。因此，产后 9 个月时，你不需要像产后 1 个月时那样大量而频繁地进食（这里的时间不是绝对的，因为个体之间存在差异）。此时，你需要感知身体发出的饥饿和饱足信号，避免盲目进食。

虽然好得很不真实，但与那些需要严格限制食量、记录所食用食物的产后减重方法相比，正念饮食法实施起来很有效，你又不会感到累。[111] 正念饮食法更加实用，人们更容易长期坚持下去。如果你准备尝试，可以翻看第二章的内容。无论你采取哪种减重方法，建议将每周减重的幅度控制在 0.5 ~ 0.9 kg 内。

精神与情绪健康

我一直不明白为什么人们会羞于谈论甚至经历产后产生负面情绪这件事。初为人母的时光并不总是充满欢乐，但在这一时期，人们看到的往往都是熟睡的可爱的婴儿的照片（大概是因为社交媒体的出现吧）。你如果住在家家户户彼此熟悉的小村庄，曾经和新手妈妈待在一起过（不是拜访几个小时，而是全天都在一起），会对产后的这一阶段有更正确的认识。你会亲眼看到产后的真实情况，发现大部分婴儿一刻也不能（或不想）离开妈妈。你会看到大部分婴儿在相当长的一段时间内无法整晚安眠而不闹觉。你会看到哺乳无异于全职工作。你会发现产后完全恢复需要很长的时间。你会看到照料宝宝是一件既神奇又消耗心神和情绪的事情。此外，你还会发现，初为人母，需要更多的帮助来应对日常挑战。

在这一时期，照顾好个人的情绪和健康虽然很难，但十分重要。尤其在前几个月，情绪起起伏伏非常正常，这被称为"产后忧郁"。产后激素水平发生巨大变化和睡眠缺乏可能让你感觉"生活乱七八糟"。可能上一秒你还凝视着宝宝流下喜悦的泪水，下一秒就突然陷入沮丧和疲惫的情绪之中。但请你放心，这都是适应妈妈这一新身份的正常过程。

当然，如果抑郁和焦虑情绪持续存在，甚至影响了你的正常生活，使你无法照顾孩子，那你必须引起重视。据估计，30% 的女性产后第一年都存在一定程度上的产后抑郁的问题。[112] 考虑到许多女性不喜欢表达自己的情绪并且在潜意识里担心自己受到嘲笑，实际上可能远远不止 30% 的女性存在这一问题。如果你怀疑自己得了产后抑郁症，一定要及时寻求帮助。

你可以探索各种解决办法，包括增强营养支持、延长自我照护时间、简化日程、调整生活方式、接受正式的心理咨询或药物治疗等。你可以在第十章找到更具体的建议。如果分娩过程对你来说是一段十分惨痛的经历，就创伤后应激障碍（PTSD）寻求治疗是很有帮助的。

一些研究人员认为，"营养素储备在孕期被消耗及产后恢复不到位可能增大女性患产后抑郁症的风险"。[113] 胆碱、维生素 B_{12}、铁、维生素 D 和 DHA 是这一时期最重要的营养素，不仅有益于精神健康，还有其他益处。一篇研究文献指出，"在怀孕的最后 3 个月里，胎儿通过胎盘平均每天获取约 67 mg DHA，出生后则通过母乳获得 DHA，而这会消耗哺乳期女性体内的营养储备，增大她们患产后抑郁症的风险"。[114] 此外，甲状腺健康也与产后抑郁有关，所以如果你还没有检查甲状腺功能，一定要尽快与医生联系。[115]

我最常听到新手妈妈抱怨的就是没有时间照顾自己。当你全部的注意力都放在宝宝身上时，你可能一刻都得不到休息，甚至连洗澡的时间都没有，总是听到孩子的哭闹声：要抱、要喝奶、要换洗。因此，你需要开动脑筋，找时间释放自己的情绪，比如洗热水澡、去户外散步、进行冥想等。除了找别人帮忙带一会儿孩子（不得不承认，在那几个月里，只有这样做我才能好好地洗一次澡）之外，我发现在哺乳时听正念冥想的音频、（抱着宝宝）散步都让我可以拥有属于自己的时间，消化内心的情绪。你有什么照顾好自己的好方法吗？

在谈及产后精神健康问题时，人们常常忽视产后带娃可能让女性感到与世隔绝。如果宝宝特别讨厌婴儿车，那你可能根本无法走出家门。你曾喜欢的外出吃饭、约会等活动也变得遥不可及。你身边可能没有同样有孩子的朋友，亲人也无法理解你现在的感受。上述的种种我都有切身体会。对我来说最有帮助的是找到可以倾诉、发泄情绪的同伴。你可以先从有共同爱好的线上妈妈论坛找起。如果可能，参加线下小组活动也很有帮助。你也可以试一试母婴瑜伽或是推车遛娃。一些人在上孕产课时结识了其他新手妈妈，并一直保持联系。你可能需要花一些时间和精力才能找到同为新手妈妈的朋友，但这对缓解你这一时期起伏的情绪很有帮助。认识到当下只是人生的一个阶段是很有帮助的，随着时间的推移，你会重新找回自我。

妊娠间隔

我曾十分犹豫要不要在本书中加入这部分内容，毕竟我只是一名营养师，凭什么干涉你的家庭规划呢？但我转念一想，怀孕和哺乳对女性身体的消耗如此之大，我怎么可以不谈论这个问题呢？现在，越来越多的人推迟生孩子的时间，如果还希望家庭更加壮大，那么往往只能缩短妊娠间隔。关于妊娠间隔的讨论并不多，但任何想要不止一个孩子的女性在某一时刻都需要面对这一问题。关于妊娠间隔与母亲和孩子健康的关系的研究也有很多。也就是说，妊娠间隔的确定不是无足轻重的，它会影响你和孩子的健康。

数十年来，医生们发现在生产后短期内再次怀孕的女性（即"妊娠间隔短"的女性）更容易出现妊娠问题，如胎儿宫内生长受限、早产、发生神经管缺陷、发育迟缓、脑瘫或自闭。[116~117] 此外，这些女性孕期贫血、孕晚期出血的风险更大，死亡率也更高。[118]

这是为什么呢？目前我们尚不明白内在的机制，但研究人员在对58项相关研究进行回顾分析时发现，一些证据支持一些因素在其中起了作用，包括：母体营养储备受到损耗（尤其是叶酸）、宫颈功能不全、前次剖宫产的子宫瘢痕愈合不完全、感染、哺乳期和孕期重叠导致的哺乳时间短、子宫内膜血管愈合异常。[119] 简而言之，怀孕对身体的消耗很大，你需要时间康复并恢复自身的营养储备，这对初为人母，精力、时间、运动有限，无法保证好好吃饭的人来说更是一项挑战。

那么，你应该等待多长时间再怀孕，才能确保下一次妊娠过程顺利、宝宝健康呢？间隔多长时间再次怀孕属于妊娠间隔短呢？

最新研究建议妊娠间隔不少于 18 个月，也就是说，建议等孩子 18 个月大时再怀下一胎。[120] 但不是每个人都愿意等那么久，尤其对年纪稍大但仍希望有更多家庭成员的女性来说。如果 18 个月对你来说无论如何都太长了，研究人员建议产后等待 12 个月再怀下一胎，这样也可以减小不良结局，尤其是孩子发育迟缓和自闭症发生的风险。[121] 另一项分析发现，产后 15 个月后再怀孕可减小流产风险。[122] 这对有流产史的人来说尤其重要。

有趣的是，传统文化鼓励延长妊娠间隔。韦斯顿·普里斯博士在《食物营养与人的生理退化》（*Nutrition and Physical Degeneration*）一书中指出，许多土著通常刻意让相继出生的两个孩子之间相差 2.5～3 岁，比如尼日利亚的伊博人、秘鲁和亚马孙西北部的印第安人以及所罗门群岛的土著。[123] 他们认为这段时间可以让女性"充分恢复体力"，达到"再次生育的最佳状态"。他们还认为这有助于保障下一个孩子的存活和健康。而他们定的妊娠间隔与现代科学文献中记载的最佳妊娠间隔不谋而合。

如果情况允许，我强烈建议你等孩子 18 个月大后再考虑怀孕。事实上，大多数人并不能始终保持饮食富含营养以恢复自身的营养储备。如果你希望哺乳一年以上，那么你需要知道再次怀孕会影响乳汁分泌（许多女性原本打算同时给间隔出生的两个孩子哺乳，但哺乳期的负面情绪和乳汁分泌不足往往成为阻碍）。结缔组织需要较长的时间才能恢复，保证恢复时间充足对你的生活质量尤为重要，尤其对有盆底功能障碍、盆腔器官脱垂或腹直肌分离问题的人来说。最后，短时间内连续生两个孩子意味着你需要同时照顾两个幼儿，而这意味着等着你的将是巨大的挑战（和疲惫）。如果你希望在较短的时间内生两个孩子，那你需要付出额外的努力，保证饮食健康，及时补充营养，并且一定要提前找好帮手。

总结

为人母将是你生命中最神奇也是最具挑战性的经历之一。在婴儿出生后，生活好像突然紧急刹车了。曾经重要的事情突然间都不重要了（或者你没有那么多的时间去应付这些事情了）。你的情绪波动很大，时间总是不够用，手忙脚乱更是常事。虽说是陈词滥调，但我仍然想强调这是人生中非常紧张的一段时间；不过，也仅仅是一段时间而已。你的宝宝不会永远像刚出生时那样需要你密切地关注和频繁地照顾。你会找到生活中新的平衡，并且发现随着孩子不断长大，生活的平衡被不断地打破和重建。尽情去体会这些感受吧，无论是好是坏。你要照顾好自己，可以找一些帮手（将孩子托管、请人做饭、请保洁人员等），把你的健康放在优先地位（包括健康饮食、有意识地锻炼、寻求情感支持），这有助于你更顺利地度过这一阶段，而不至于筋疲力尽。下面是我总结的一些有关产后恢复的重点。

产后注意事项（精简版）

产后注意事项总结如下。

- 乐于接受他人的帮助，给自己时间休息、恢复、适应妈妈这一新角色。提前找好产后 4～6 周的帮手对你格外有帮助。

- 将健康饮食看作一种自我照顾的行为，而不是恢复身材的方式。用富含营养的食物滋养身体，可以帮助你恢复体力并提高母乳的营养价值。

- 如果你正在哺乳或打算哺乳，着手寻找可以获取专业帮助和同伴支持的途径对你很有帮助。

- 继续服用孕期维生素至产后第 6 个月甚至更长的时间，以便恢复自身的营养储备。向医生咨询自己是否需要额外服用补充剂或更多的营养支持。

- 感觉不适时，及时与医生沟通，接受相关检查。

- 循序渐进地恢复运动，并关注身体的感受。即使暂时不确定是否要寻求女性健康物理治疗师的帮助，也可以先要求医生给你推荐。

- 放宽对自己的要求，不要急着减重。记住，"9 个月增加的体重需要 9 个月才能减下去"。生孩子后体形发生变化完全是正常现象。

- 探索获得情感和精神健康支持的不同方式。（在线上或线下）寻找一群观念相似的新手妈妈。如果你发现自己有产后抑郁或焦虑的问题，尽快寻求专业帮助。

- 如果你希望再生一个孩子，谨慎规划下一次怀孕的时间。

看来本章的重点内容也不少，需要你花些时间消化和吸收。如果阅读本章时你仍在孕期，我建议你不要将注意力全部放在完美的分娩计划上，也为产后做一些规划。上述注意事项中的第一条最重要。

如果阅读本章时你的宝宝已经出生了，那也不要着急，一项一项照做就好了。可以从上述注意事项中挑选出短期内最可行的一条开始。当你需要照顾宝宝时，时间对你来说十分宝贵，所以一次性做出全方位的改变是完全不可能的。把这些事项当作精神食粮，偶尔咀嚼回味就好。

我完全不认为在照顾宝宝的同时做到上述所有事情很容易；然而，随着时间的推移，你将有更多的时间照顾自己。记住，一个营养储备充足、健康的母亲和一个健康的孩子同样重要。你一定可以做到！

【 本章参考文献 】

[1] Campbell, Olivia. "Unprepared and unsupported, I fell through the cracks as a new mom." Quartz. 15 May. 2017.

[2] Kim-Godwin, Yeoun Soo. "Postpartum beliefs and practices among non-Western cultures." *MCN: The American Journal of Maternal/Child Nursing* 28.2 (2003): 74-78.

[3] Piperata, Barbara Ann. "Forty days and forty nights: a biocultural perspective on postpartum practices in the Amazon." *Social Science & Medicine* 67.7 (2008): 1094-1103.

[4] Dennis, Cindy-Lee, et al. "Traditional postpartum practices and rituals: a qualitative systematic review." *Women's Health* 3.4 (2007): 487-502.

[5] Kim-Godwin, Yeoun Soo. "Postpartum beliefs and practices among non-Western cultures." *MCN: The American Journal of Maternal/Child Nursing* 28.2 (2003): 74-78.

[6] "Secrets Of Breast-Feeding From Global Moms In The Know - NPR." 26 Jun. 2017.

[7] Dennis, Cindy-Lee, et al. "Traditional postpartum practices and rituals: a qualitative systematic review." *Women's Health* 3.4 (2007): 487-502.

[8] White, Patrice. "Heat, balance, humors, and ghosts: postpartum in Cambodia." *Health care for women international* 25.2 (2004): 179-194.

[9] Waugh, Lisa Johnson. "Beliefs associated with Mexican immigrant families' practice of la cuarentena during postpartum recovery." *Journal of Obstetric, Gynecologic, & Neonatal Nursing* 40.6 (2011): 732-741.

[10] "Freeman, Marci. "Postpartum care from ancient India." *Midwifery Today* 61 (2002): 23-4.

[11] Lennox, Jessica, Pammla Petrucka, and Sandra Bassendowski. "Eating practices during pregnancy: perceptions of select Maasai women in Northern Tanzania." *Global Health Research and Policy* 2.1 (2017): 9.

[12] Piperata, Barbara Ann. "Forty days and forty nights: a biocultural perspective on postpartum practices in the Amazon." *Social Science & Medicine* 67.7 (2008): 1094-1103.

[13] Dennis, Cindy-Lee, et al. "Traditional postpartum practices and rituals: a qualitative systematic review." *Women's Health* 3.4 (2007): 487-502.

[14] Kim-Godwin, Yeoun Soo. "Postpartum beliefs and practices among non-Western cultures." *MCN: The American Journal of Maternal/Child Nursing* 28.2 (2003): 74-78.

[15] Dennis, Cindy-Lee, et al. "Traditional postpartum practices and rituals: a qualitative systematic review." *Women's Health* 3.4 (2007): 487-502.

[16] Poh, Bee Koon, Yuen Peng Wong, and Norimah A. Karim. "Postpartum dietary intakes and food taboos among Chinese women attending maternal and child health clinics and maternity hospital, Kuala Lumpur." *Malaysian Journal of Nutrition* 11.1 (2005): 1-21.

[17] Poh, Bee Koon, Yuen Peng Wong, and Norimah A. Karim. "Postpartum dietary intakes and food taboos among Chinese women attending maternal and child health clinics and maternity hospital, Kuala Lumpur." *Malaysian Journal of Nutrition* 11.1 (2005): 1-21.

[18] Ou, Heng, et al. *The First Forty Days.* Abrams. New York, 2016.

[19] Poh, Bee Koon, Yuen Peng Wong, and Norimah A. Karim. "Postpartum dietary intakes and food taboos among Chinese women attending maternal and child health clinics and maternity hospital, Kuala Lumpur." *Malaysian Journal of Nutrition* 11.1 (2005): 1-21.

[20] Dennis, Cindy-Lee, et al. "Traditional postpartum practices and rituals: a qualitative systematic review."

Women's Health 3.4 (2007): 487-502.

[21] Poh, Bee Koon, Yuen Peng Wong, and Norimah A. Karim. "Postpartum dietary intakes and food taboos among Chinese women attending maternal and child health clinics and maternity hospital, Kuala Lumpur." *Malaysian Journal of Nutrition* 11.1 (2005): 1-21.

[22] Waugh, Lisa Johnson. "Beliefs associated with Mexican immigrant families' practice of la cuarentena during postpartum recovery." *Journal of Obstetric, Gynecologic, & Neonatal Nursing* 40.6 (2011): 732-741.

[23] Piperata, Barbara Ann. "Forty days and forty nights: a biocultural perspective on postpartum practices in the Amazon." *Social Science & Medicine* 67.7 (2008): 1094-1103.

[24] Kim-Godwin, Yeoun Soo. "Postpartum beliefs and practices among non-Western cultures." *MCN: The American Journal of Maternal/Child Nursing* 28.2 (2003): 74-78.

[25] White, Patrice. "Heat, balance, humors, and ghosts: postpartum in Cambodia." *Health care for women international* 25.2 (2004): 179-194.

[26] Iliyasu, Z., et al. "Postpartum beliefs and practices in Danbare village, Northern Nigeria." *Journal of obstetrics and gynaecology* 26.3 (2006): 211-215.

[27] Ngunyulu, Roinah N., Fhumulani M. Mulaudzi, and Mmapheko D. Peu. "Comparison between indigenous and Western postnatal care practices in Mopani District, Limpopo Province, South Africa." *Curationis* 38.1 (2015): 1-9.

[28] Duffield, Todd. "Subclinical ketosis in lactating dairy cattle." *Veterinary clinics of north america: Food Animal Practice* 16.2 (2000): 231-253.

[29] Feldman, Anna Z., and Florence M. Brown. "Management of type 1 diabetes in pregnancy." *Current diabetes reports* 16.8 (2016): 1-13.

[30] Mohammad, Mahmoud A., Agneta L. Sunehag, and Morey W. Haymond. "Effect of dietary macronutrient composition under moderate hypocaloric intake on maternal adaptation during lactation." *The American journal of clinical nutrition* 89.6 (2009): 1821-1827.

[31] Allen, Lindsay H. "B vitamins in breast milk: relative importance of maternal status and intake, and effects on infant status and function." *Advances in Nutrition: An International Review Journal* 3.3 (2012): 362-369.

[32] Valentine, Christina J., and Carol L. Wagner. "Nutritional management of the breastfeeding dyad." *Pediatric clinics of North America* 60.1 (2013): 261-274.

[33] Emmett, Pauline M., and Imogen S. Rogers. "Properties of human milk and their relationship with maternal nutrition." *Early human development* 49 (1997): S7-S28.

[34] Allen, Lindsay H. "B vitamins in breast milk: relative importance of maternal status and intake, and effects on infant status and function." *Advances in Nutrition: An International Review Journal* 3.3 (2012): 362-369.

[35] Greer, Frank R., et al. "Improving the vitamin K status of breastfeeding infants with maternal vitamin K supplements." *Pediatrics* 99.1 (1997): 88-92.

[36] "Gilmore JH, Lin W, Prasatwa MW, et al. Regional gray matter growth, sexual dimorphism, and cerebral asymmetry in the neonatal brain. Journal of Neuroscience. 2007;27(6):1255-1260.

[37] Allen, Lindsay H. "B vitamins in breast milk: relative importance of maternal status and intake, and effects on infant status and function." *Advances in Nutrition: An International Review Journal* 3.3 (2012): 362-369.

[38] Valentine, Christina J., and Carol L. Wagner. "Nutritional management of the breastfeeding dyad." *Pediatric clinics of North America* 60.1 (2013): 261-274.

[39] Graham, Stephen M., Otto M. Arvela, and Graham A. Wise. "Long-term neurologic consequences of nutritional vitamin B 12 deficiency in infants." *The Journal of pediatrics* 121.5 (1992): 710-714.

[40] Kühne, T., R. Bubl, and R. Baumgartner. "Maternal vegan diet causing a serious infantile neurological disorder due to vitamin B 12 deficiency." *European journal of pediatrics* 150.3 (1991): 205-208.

[41] Weiss, Rachel, Yacov Fogelman, and Michael Bennett. "Severe vitamin B12 deficiency in an infant associated with a maternal deficiency and a strict vegetarian diet." *Journal of pediatric hematology/ oncology* 26.4 (2004): 270-271.

[42] Sklar, Ronald. "Nutritional vitamin B12 deficiency in a breast-fed infant of a vegan-diet mother." *Clinical pediatrics* 25.4 (1986): 219-221.

[43] Allen, Lindsay H. "B vitamins in breast milk: relative importance of maternal status and intake, and effects on infant status and function." *Advances in Nutrition: An International Review Journal* 3.3 (2012): 362-369.

[44] Kühne, T., R. Bubl, and R. Baumgartner. "Maternal vegan diet causing a serious infantile neurological disorder due to vitamin B 12 deficiency." *European journal of pediatrics* 150.3 (1991): 205-208.

[45] Herrmann, Wolfgang, et al. "Vitamin B-12 status, particularly holotranscobalamin II and methylmalonic acid concentrations, and hyperhomocysteinemia in vegetarians." *The American journal of clinical nutrition* 78.1 (2003): 131-136.

[46] Davenport, Crystal, et al. "Choline intakes exceeding recommendations during human lactation improve breast milk choline content by increasing PEMT pathway metabolites." *The Journal of nutritional biochemistry* 26.9 (2015): 903-911.

[47] Meck, Warren H., and Christina L. Williams. "Metabolic imprinting of choline by its availability during gestation: implications for memory and attentional processing across the lifespan." *Neuroscience & Biobehavioral Reviews* 27.4 (2003): 385-399.

[48] U.S. National Library of Medicine. *"LACTMED: Lecithin"* TOXNET.

[49] Kim, Hyesook, et al. "Breast milk fatty acid composition and fatty acid intake of lactating mothers in South Korea." *British Journal of Nutrition* 117.4 (2017): 556-561.

[50] Ratnayake, WM Nimal, et al. "Mandatory trans fat labeling regulations and nationwide product reformulations to reduce trans fatty acid content in foods contributed to lowered concentrations of trans fat in Canadian women's breast milk samples collected in 2009–2011." *The American journal of clinical nutrition* 100.4 (2014): 1036-1040.

[51] Mohammad, Mahmoud A., Agneta L. Sunehag, and Morey W. Haymond. "Effect of dietary macronutrient composition under moderate hypocaloric intake on maternal adaptation during lactation." *The American journal of clinical nutrition* 89.6 (2009): 1821-1827.

[52] Innis, Sheila M., Judith Gilley, and Janet Werker. "Are human milk long-chain polyunsaturated fatty acids related to visual and neural development in breast-fed term infants?" *The Journal of pediatrics* 139.4 (2001): 532-538.

[53] Innis, Sheila M., Judith Gilley, and Janet Werker. "Are human milk long-chain polyunsaturated fatty acids related to visual and neural development in breast-fed term infants?." *The Journal of pediatrics* 139.4 (2001): 532-538.

[54] Carlson, Susan E. "Docosahexaenoic acid supplementation in pregnancy and lactation." *The American journal of clinical nutrition* 89.2 (2009): 678S-684S.

[55] Francois, Cindy A., et al. "Supplementing lactating women with flaxseed oil does not increase docosahexaenoic acid in their milk." *The American journal of clinical nutrition* 77.1 (2003): 226-233.

[56] Finley, Dorothy Ann, et al. "Breast milk composition: fat content and fatty acid composition in vegetarians

and non-vegetarians." *The American journal of clinical nutrition* 41.4 (1985): 787-800.

[57] Chang, Pishan, et al. "Seizure control by ketogenic diet-associated medium chain fatty acids." *Neuropharmacology* 69 (2013): 105-114.

[58] Muneta, Tetsuo, et al. "Ketone body elevation in placenta, umbilical cord, newborn and mother in normal delivery." *Glycative Stress Research* 3.3 (2016): 133-140.

[59] Desbois, Andrew P., and Valerie J. Smith. "Antibacterial free fatty acids: activities, mechanisms of action and biotechnological potential." *Applied microbiology and biotechnology* 85.6 (2010): 1629-1642.

[60] Rist, Lukas, et al. "Influence of organic diet on the amount of conjugated linoleic acids in breast milk of lactating women in the Netherlands." *British journal of Nutrition* 97.4 (2007): 735-743.

[61] Thijs, C., et al. "Fatty acids in breast milk and development of atopic eczema and allergic sensitisation in infancy." *Allergy* 66.1 (2011): 58-67.

[62] Helland, Ingrid B., et al. "Similar effects on infants of n-3 and n-6 fatty acids supplementation to pregnant and lactating women." *Pediatrics* 108.5 (2001): e82-e82.

[63] Friesen, Russell, and Sheila M. Innis. "Trans fatty acids in human milk in Canada declined with the introduction of trans fat food labeling." *The Journal of nutrition* 136.10 (2006): 2558-2561.

[64] Innis, Sheila M. "Trans fatty intakes during pregnancy, infancy and early childhood." *Atherosclerosis Supplements* 7.2 (2006): 17-20.

[65] Albuquerque, KT, Sardinha, FL, Telles, MM, Watanabe, RL, Nascimento, CM, Tavares do Carmo, MG et al. Intake of trans fatty acid-rich hydrogenated fat during pregnancy and lactation inhibits the hypophagic effect of central insulin in the adult offspring. *Nutrition.* 2006; 22: 820-829.

[66] Pimentel, GD, Lira, FS, Rosa, JC, Oliveira, JL, Losinskas-Hachul, AC, Souza, GI et al. Intake of trans fatty acids during gestation and lactation leads to hypothalamic inflammation via TLR4/NFκBp65 signaling in adult offspring. *J Nutr Biochem.* 2012; 23: 265-271.

[67] Elias, Sandra L., and Sheila M. Innis. "Bakery foods are the major dietary source of trans-fatty acids among pregnant women with diets providing 30 percent energy from fat." *Journal of the American Dietetic Association* 102.1 (2002): 46-51.

[68] Valentine, Christina J., and Carol L. Wagner. "Nutritional management of the breastfeeding dyad." *Pediatric clinics of North America* 60.1 (2013): 261-274.

[69] Bahl, Rajiv, et al. "Vitamin A supplementation of women postpartum and of their infants at immunization alters breast milk retinol and infant vitamin A status." *The Journal of nutrition* 132.11 (2002): 3243-3248.

[70] Gurgel, Cristiane Santos Sanzio, et al. "Effect of routine prenatal supplementation on vitamin concentrations in maternal serum and breast milk." *Nutrition* 33 (2017): 261-265.

[71] Hollis, Bruce W., et al. "Maternal versus infant vitamin D supplementation during lactation: a randomized controlled trial." *Pediatrics* 136.4 (2015): 625-634.

[72] Hollis, Bruce W., et al. "Maternal versus infant vitamin D supplementation during lactation: a randomized controlled trial." *Pediatrics* 136.4 (2015): 625-634.

[73] Mulrine, Hannah M., et al. "Breast-milk iodine concentration declines over the first 6 mo postpartum in iodine-deficient women." *The American journal of clinical nutrition* 92.4 (2010): 849-856.

[74] Azizi, Fereidoun, and Peter Smyth. "Breastfeeding and maternal and infant iodine nutrition." *Clinical endocrinology* 70.5 (2009): 803-809.

[75] Azizi, Fereidoun, and Peter Smyth. "Breastfeeding and maternal and infant iodine nutrition." *Clinical endocrinology* 70.5 (2009): 803-809.

[76] Leung, Angela M., Elizabeth N. Pearce, and Lewis E. Braverman. "Iodine nutrition in pregnancy and lactation." *Endocrinology and metabolism clinics of North America* 40.4 (2011): 765-777.

[77] Dasgupta, Purnendu K., et al. "Intake of iodine and perchlorate and excretion in human milk." *Environmental science & technology* 42.21 (2008): 8115-8121.

[78] Levant, Beth, Jeffery D. Radel, and Susan E. Carlson. "Reduced brain DHA content after a single reproductive cycle in female rats fed a diet deficient in N-3 polyunsaturated fatty acids." *Biological psychiatry* 60.9 (2006): 987-990.

[79] Veugelers, Paul J., and John Paul Ekwaru. "A statistical error in the estimation of the recommended dietary allowance for vitamin D." *Nutrients* 6.10 (2014): 4472-4475.

[80] Papadimitriou, Dimitrios T. "The big Vitamin D mistake." *Journal of Preventive Medicine and Public Health* (2017).

[81] Heaney, Robert P., et al. "Vitamin D3 is more potent than vitamin D2 in humans." *The Journal of Clinical Endocrinology & Metabolism* 96.3 (2011): E447-E452.

[82] Alexander, Erik K., et al. "2017 Guidelines of the American Thyroid Association for the diagnosis and management of thyroid disease during pregnancy and the postpartum." *Thyroid* 27.3 (2017): 315-389.

[83] Aceves, Carmen, Brenda Anguiano, and Guadalupe Delgado. "Is iodine a gatekeeper of the integrity of the mammary gland?." *Journal of mammary gland biology and neoplasia* 10.2 (2005): 189-196.

[84] Soto, Ana, et al. "Lactobacilli and bifidobacteria in human breast milk: influence of antibiotherapy and other host and clinical factors." *Journal of pediatric gastroenterology and nutrition* 59.1 (2014): 78.

[85] Rautava, Samuli, Marko Kalliomäki, and Erika Isolauri. "Probiotics during pregnancy and breast-feeding might confer immunomodulatory protection against atopic disease in the infant." *Journal of Allergy and Clinical Immunology* 109.1 (2002): 119-121.

[86] Baldassarre, Maria Elisabetta, et al. "Administration of a multi-strain probiotic product to women in the perinatal period differentially affects the breast milk cytokine profile and may have beneficial effects on neonatal gastrointestinal functional symptoms. A randomized clinical trial." *Nutrients* 8.11 (2016): 677.

[87] Young, Sharon Marie, "Effects of Human Maternal Placentophagy on Postpartum Maternal Affect, Health, and Recovery" (2016). *UNLV Theses, Dissertations, Professional Papers, and Capstones.* 2818.

[88] Young, Sharon M., et al. "Human placenta processed for encapsulation contains modest concentrations of fourteen trace minerals and elements." *Nutr Res* (2016).

[89] Abascal, Kathy, and Eric Yarnell. "Botanical galactagogues." *Alternative and Complementary Therapies* 14.6 (2008): 288-294.

[90] Silva, Fernando V., et al. "Chamomile reveals to be a potent galactogogue: the unexpected effect." *The Journal of Maternal-Fetal & Neonatal Medicine* (2017): 1-3.

[91] Chang, Shao-Min, and Chung-Hey Chen. "Effects of an intervention with drinking chamomile tea on sleep quality and depression in sleep disturbed postnatal women: a randomized controlled trial." *Journal of advanced nursing* 72.2 (2016): 306-315.

[92] Klier, C. M., et al. "St. John's Wort (Hypericum Perforatum)-Is it Safe during Breastfeeding?." *Pharmacopsychiatry* 35.01 (2002): 29-30.

[93] Palacios, Cristina, and Lilliana Gonzalez. "Is vitamin D deficiency a major global public health problem?." *The Journal of steroid biochemistry and molecular biology* 144 (2014): 138-145.

[94] Murphy, Pamela K., et al. "An exploratory study of postpartum depression and vitamin D." *Journal of the American Psychiatric Nurses Association* 16.3 (2010): 170-177.

[95] "Vitamin D Council | Testing for vitamin D."

[96] Le Donne, Maria, et al. "Postpartum mood disorders and thyroid autoimmunity." *Frontiers in endocrinology* 8 (2017).

[97] Stagnaro-Green, Alex. "Postpartum management of women begun on levothyroxine during pregnancy."

Frontiers in endocrinology 6 (2015).

[98] Le Donne, Maria, et al. "Postpartum mood disorders and thyroid autoimmunity." *Frontiers in endocrinology* 8 (2017).

[99] Le Donne, Maria, et al. "Postpartum mood disorders and thyroid autoimmunity." *Frontiers in endocrinology* 8 (2017).

[100] Le Donne, Maria, et al. "Postpartum mood disorders and thyroid autoimmunity." *Frontiers in endocrinology* 8 (2017).

[101] Stagnaro-Green, Alex. "Postpartum management of women begun on levothyroxine during pregnancy." *Frontiers in endocrinology* 6 (2015).

[102] Krysiak, R., K. Kowalcze, and B. Okopien. "The effect of vitamin D on thyroid autoimmunity in nonlactating women with postpartum thyroiditis." *European journal of clinical nutrition* (2016).

[103] Jeffcoat, Heather. "Postpartum Recovery After Vaginal Birth: The First 6 Weeks." *International Journal of Childbirth Education* 24.3 (2009): 32.

[104] Reimers, C., et al. "Change in pelvic organ support during pregnancy and the first year postpartum: a longitudinal study." *BJOG: An International Journal of Obstetrics & Gynaecology* 123.5 (2016): 821-829.

[105] Dennis, Cindy-Lee, et al. "Traditional postpartum practices and rituals: a qualitative systematic review." *Women's Health* 3.4 (2007): 487-502.

[106] Gyhagen, M. 1., et al. "Prevalence and risk factors for pelvic organ prolapse 20 years after childbirth: a national cohort study in singleton primiparae after vaginal or caesarean delivery." *BJOG: An International Journal of Obstetrics & Gynaecology* 120.2 (2013): 152-160.

[107] Wu, Jennifer M., et al. "Lifetime risk of stress incontinence or pelvic organ prolapse surgery." *Obstetrics and gynecology* 123.6 (2014): 1201.

[108] Kandadai, Padma, Katharine O'Dell, and Jyot Saini. "Correct performance of pelvic muscle exercises in women reporting prior knowledge." *Female pelvic medicine & reconstructive surgery* 21.3 (2015): 135-140.

[109] Price, Natalia, Rehana Dawood, and Simon R. Jackson. "Pelvic floor exercise for urinary incontinence: a systematic literature review." *Maturitas* 67.4 (2010): 309-315.

[110] Strang, Victoria R., and Patricia L. Sullivan. "Body image attitudes during pregnancy and the postpartum period." *Journal of Obstetric, Gynecologic, & Neonatal Nursing* 14.4 (1985): 332-337.

[111] Leahy, Katie, et al. "The Relationship between Intuitive Eating and Postpartum Weight Loss." *Maternal and Child Health Journal* (2017): 1-7.

[112] Fergerson SS, Jamieson DJ, Lindsay M. "Diagnosing postpartum depression: can we do better?" *Am J Obstet Gynecol* 2002 May; 186(5):899-902.

[113] Leung, Brenda MY, and Bonnie J. Kaplan. "Perinatal depression: prevalence, risks, and the nutrition link—a review of the literature." *Journal of the American Dietetic Association* 109.9 (2009): 1566-1575.

[114] Candela, C. Gómez, LMa Bermejo López, and V. Loria Kohen. "Importance of a balanced omega 6/omega 3 ratio for the maintenance of health. Nutritional recommendations." *Nutricion hospitalaria* 26.2 (2011): 323-329.

[115] Le Donne, Maria, et al. "Postpartum mood disorders and thyroid autoimmunity." *Frontiers in endocrinology* 8 (2017).

[116] Smits, Luc JM, and Gerard GM Essed. "Short interpregnancy intervals and unfavourable pregnancy outcome: role of folate depletion." *The Lancet* 358.9298 (2001): 2074-2077.

[117] Conde-Agudelo, Agustín, Anyeli Rosas-Bermudez, and Maureen H. Norton. "Birth spacing and risk of autism and other neurodevelopmental disabilities: a systematic review." *Pediatrics* (2016): e20153482.

[118] DaVanzo, Julie, et al. "Effects of interpregnancy interval and outcome of the preceding pregnancy on pregnancy outcomes in Matlab, Bangladesh." *BJOG: An International Journal of Obstetrics & Gynaecology* 114.9 (2007): 1079-1087.

[119] Conde-Agudelo, Agustín, et al. "Effects of birth spacing on maternal, perinatal, infant, and child health: a systematic review of causal mechanisms." *Studies in family planning* 43.2 (2012): 93-114.

[120] Conde-Agudelo, Agustín, et al. "Effects of birth spacing on maternal, perinatal, infant, and child health: a systematic review of causal mechanisms." *Studies in family planning* 43.2 (2012): 93-114.

[121] Conde-Agudelo, Agustín, Anyeli Rosas-Bermudez, and Maureen H. Norton. "Birth spacing and risk of autism and other neurodevelopmental disabilities: a systematic review." *Pediatrics* (2016): e20153482.

[122] DaVanzo, Julie, et al. "Effects of interpregnancy interval and outcome of the preceding pregnancy on pregnancy outcomes in Matlab, Bangladesh." *BJOG: An International Journal of Obstetrics & Gynaecology* 114.9 (2007): 1079-1087.

[123] Price, Weston A. *Nutrition and Physical Degeneration A Comparison of Primitive and Modern Diets and Their Effects.* New York: Hoeber. 1939. Print.

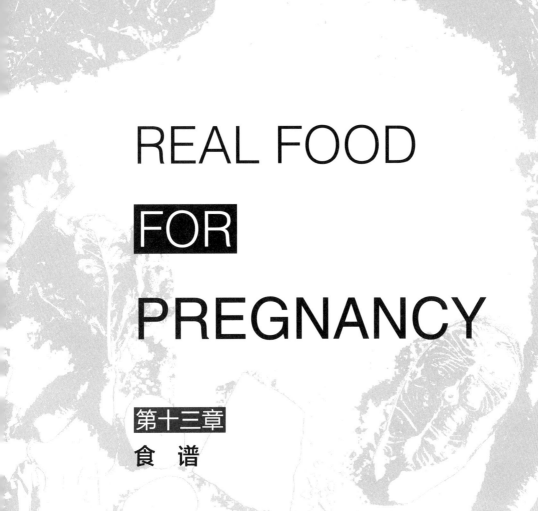

REAL FOOD
FOR
PREGNANCY

第十三章
食 谱

早餐

菠菜乳蛋饼

无谷物"燕麦"脆

主菜

柠檬胡椒烤三文鱼

三文鱼饼

无豆牛肉汤

骨头汤

鸡肉蔬菜汤

牛肉卷

低碳水牧羊人派

二次烘烤金丝瓜配肉丸

咖喱椰子鸡

墨西哥慢炖肉

蔬菜

无米花椰菜饭

烤抱子甘蓝

炒羽衣甘蓝

柠檬烤西蓝花

烤红薯条

咖喱烤花椰菜

烤南瓜

加餐、甜点等

菠菜酱

坚果能量棒

牛肝酱

自制浆果雪葩

椰子味马卡龙

法式枫糖布丁

酸樱桃橡皮软糖

莉莉自制电解质饮料

菠菜乳蛋饼

4~6人份

鸡蛋中的蛋白质和胆碱、奶酪中的钙以及菠菜中的叶酸搭配在一起，使这道菜成为孕期的明星菜品。你可以一次制作两大份，把其中一大份冷冻起来以后再吃（分装成小份储存）。

原料

- 1 汤匙椰子油或 1 汤匙黄油（不含抹蛋糕盘用的黄油）
- 1 个洋葱，切碎备用
- 300 g 市售的切碎的冷冻菠菜，解冻并沥干水分
- 6 个鸡蛋（最好来自牧场放养的母鸡）
- 3 杯奶酪碎（明斯特奶酪、切达奶酪或杰克奶酪）
- 1/2 茶匙盐
- 1/8 茶匙黑胡椒粉

做法

1. 在煎锅里加入椰子油或黄油，放入洋葱，炒至洋葱变软。
2. 加入菠菜，翻炒以去除其中的水分。
3. 取一个大碗，打入鸡蛋，加入奶酪碎、盐和黑胡椒粉，搅拌均匀。
4. 将菠菜和洋葱倒进碗里，搅拌均匀。
5. 在直径 23 cm 的烤盘内壁上涂抹黄油，将蛋菜混合物倒进烤盘里。
6. 将烤盘放进烤箱，调至 350 ℉（177 ℃）烤 30 分钟左右或烤至蛋液凝固。取出后冷却 15 分钟再食用。

说明：如果提前一天将菠菜取出放在冷藏室中解冻一整晚，这道菜做起来将更快。在菠菜包装上扎一个洞，挤出菠菜里的水分后再使用。你也可以用其他现做的蔬菜，如羽衣甘蓝或牛皮菜代替菠菜。

无谷物"燕麦"脆

10 人份（每份约 1/2 杯）

经常有人问我："我该用什么代替麦片呢？"的确，对遵循我推荐的饮食法的人来说，传统早餐麦片没有机会上桌。这道无谷物"燕麦"脆可以在不增加精制碳水化合物摄入的同时，给你以酥脆、微甜及满足的感觉。

原料

- 1/4 杯椰子油或黄油
- 3 杯无糖椰子片
- 1 杯巴旦杏仁碎
- 1 杯核桃仁、山核桃仁、榛子仁或夏威夷果仁（任选其一或混合其中的几种），切碎
- 2 汤匙整粒奇亚籽
- 2 汤匙枫糖浆
- 2 茶匙肉桂粉
- 1/4 茶匙肉豆蔻粉
- 1/2 茶匙海盐

做法

1. 在小锅中熔化椰子油或黄油。
2. 加入其他所有原料，搅拌均匀。
3. 将混合物倒在烤盘上并铺平，放入烤箱，调至 275 ℉（135 ℃）烤 25 分钟或烤至表面金黄、发出香味。切忌烘烤过度。冷却后会变酥脆。
4. 密封后放在室温下保存，最长可保存 1 个月。

说明：如果希望增加甜度，可以加入甜菊苷。

柠檬胡椒烤三文鱼

2 人份

野生三文鱼是 ω-3 脂肪酸的最佳来源之一。虽然很多人不习惯烹饪鱼类，但其实鱼类菜肴的做法非常简单。为获得最佳口感，我喜欢购买冷冻三文鱼，在烹饪前一晚取出放在冰箱冷藏室中解冻（毕竟商店中售卖的所有"新鲜"三文鱼基本上也都是在捕获后 24 小时内急冻的）。优质三文鱼没有腥味，而带有海洋的气息。

原料

- 2 片带皮的阿拉斯加野生三文鱼片
- 柠檬汁（取自 1/2 个柠檬）
- 3/4 茶匙柠檬胡椒粉（可酌情减少用量）
- 少许海盐
- 少许橄榄油

做法

1. 在三文鱼片表面涂抹橄榄油和其他原料。
2. 中火预热烤架。将三文鱼片直接放在烤架上，带皮的一面朝下（也可用底较厚的平底煎锅在灶台上制作），烤 3 ~ 5 分钟或烤至边缘不再透明。翻面，继续烤 1 ~ 2 分钟，可按你的喜好增减烤制时间。

说明：你可以在食用前去除鱼皮，也可吃掉它（毕竟它富含 ω-3 脂肪酸和甘氨酸）。如果你一次制作了 2 ~ 3 大份，可以用剩余的三文鱼片制作三文鱼饼。

三文鱼饼

12 ~ 14 人份（具体取决于每份的大小）

如果你不喜欢吃鱼或者觉得三文鱼有腥味，我推荐你尝试三文鱼饼。和大多数鱼饼的制作方法不同，我用土豆泥代替了面包糠，这样即使是不吃谷物或麸质的人也可以使用本食谱。制作鱼饼也是消耗吃剩的鱼的好方法。

原料

- 900 g 煮熟的阿拉斯加野生三文鱼（或者三文鱼罐头）
- 1 茶匙盐
- 1/2 茶匙黑胡椒粉
- 1/2 茶匙香蒜粉
- 柠檬汁（取自 1/2 个柠檬）
- 1 个大黄皮土豆，去皮、切块
- 1 个彩椒，剁碎（为了菜品色彩好看，最好选择红色、橙色或黄色的彩椒）
- 3 根葱，切碎（包括葱白和葱叶）
- 3 ~ 4 片厚切培根，煮熟后切碎
- 2 个鸡蛋（最好来自牧场放养的母鸡）
- 椰子油

做法

1. 在小锅中加水和盐，烧开后加入土豆，煮至可以被叉子轻易戳穿。捞出，沥干水分，然后将土豆捣成细腻的土豆泥。放在一旁冷却。

2. 待土豆冷却后，在大碗中加入除椰子油之外的所有原料（请确保完全剔除鱼刺。如果用的是三文鱼罐头则无须检查，因为鱼的骨头在罐头制作过程中已经变软，是很好的钙来源）。

3. 洗净双手，将混合物充分混合，然后捏成一个个肉饼，放在一旁备用（如果不立即烹制，需冷藏保存）。

4. 在铸铁锅里加 2~3 汤匙椰子油，中火加热，使其熔化。

5. 鱼饼下锅，每面煎 1~2 分钟或煎至两面金黄。注意，每制作一批鱼饼可能都需要重新加油。

说明：虽然从营养上看三文鱼是最优选择，但本食谱也可以用其他鱼制作。我们家还喜欢用大比目鱼和鳕鱼做。

无豆牛肉汤

6 人份

这道汤不含豆类，适合不喜欢汤中有豆类、喜欢碳水化合物含量低的汤或吃完豆类肠胃不适的人。如果你喜欢豆类，也可以在汤里加或随餐食用。

原料

- 1 根墨西哥干红辣椒，去蒂
- 1 杯开水
- 1 ½ 茶匙椰子油
- 1 杯黄洋葱碎
- 1 杯青椒碎
- 1 杯红甜椒碎
- 4 瓣蒜，切末
- 450 g 牛肉糜（来自草饲牛）
- 250 g 香薰猪肉肠，切碎
- 85 g 牛肝，切碎（可选）
- 1 汤匙辣椒粉
- 1 汤匙孜然粉
- 1 茶匙干牛至叶碎
- 1 茶匙无糖可可粉
- 1 茶匙伍斯特沙司
- 1 罐（800 g）番茄碎
- 1 ½ 茶匙海盐
- 1/2 茶匙黑胡椒粉

做法

1. 将干红辣椒在开水中浸泡 10 分钟左右或泡至辣椒变软，取出，切碎。
2. 中火加热大锅，倒入椰子油使其熔化。

3. 加入黄洋葱、青椒和红甜椒，翻炒 5 ~ 10 分钟或炒至其变软。

4. 加入蒜末和干红辣椒，炒 1 分钟左右，炒出香味。

5. 加入牛肉糜和猪肉肠，翻炒 10 ~ 12 分钟或炒至肉变得金黄。

6. 加入步骤 1 中的水和剩余原料，搅拌均匀。煮开后转小火，炖 10 分钟左右或炖至闻到香味。

7. 出锅，搭配全脂酸奶油、牛油果、腌红洋葱等碳水化合物含量低的食物食用。

说明：汤一般第二天食用风味更佳。你可以多制作一份并冷冻保存，以便在时间紧张时快速做出一道汤。

骨头汤

约 4 L，具体取决于汤锅或慢炖锅的大小

我这里给的是鸡骨汤或火鸡骨汤的食谱，但它也适用于制作牛骨汤或猪骨汤。我个人喜欢用煮熟的骨头炖汤，非常方便，炖出的汤风味十足。例如，在烤整鸡或制作一批鸡翅后，我会把骨头、皮、软骨等取下来，放在冰箱冷冻室内，留着做骨头汤。理想情况下，我会放半锅骨头以保证骨头汤浓郁。你可以用慢炖锅、高压锅制作，也可以用汤锅明火慢炖。炖好的骨头汤，每次食用前需要加盐调味。

原料

- 900 ~ 1 400 g 鸡或火鸡的骨头，如头颈骨、肩胛骨、胸骨、翅骨和爪（最好来自散养的鸡或火鸡）
- 1 汤匙醋或柠檬汁
- 1 个大洋葱，带皮切成 4 份
- 2 整根胡萝卜
- 2 根芹菜茎，最好保留叶子
- 1 片香叶
- 1 汤匙昆布片（可选，昆布是碘的优质来源）
- 1/2 茶匙黑胡椒粒（可选）
- 蔬菜边角料（比如羽衣甘蓝梗、欧芹）
- 适量姜、蒜
- 经过滤的自来水

做法

1. 将水之外的所有原料放入大汤锅、慢炖锅或高压锅。加水，没过所有食材并高出 3 cm 左右。盖上锅盖。

2. 如果是用慢炖锅炖或用汤锅明火慢炖，待水沸腾后转小火炖 12 ~ 24 小时。如果用的是高压锅，则烹饪 60 ~ 90 分钟。

3. 骨头变软时，骨头汤就炖好了，此时我们在鸡骨头或火鸡骨头的末端基本可以看到骨头渣，如果没有则需继续炖煮，最大限度提高骨头汤中矿物质的含量（猪骨或牛骨，尤其是带关节和骨髓的骨头可多次炖煮）。

4. 炖好后的骨头汤应呈浓郁的金黄色（鸡汤或火鸡汤的颜色稍浅）。

5. 在大锅或大碗上放一张金属滤网，过滤骨头汤，去除其中的骨头及渣滓。待汤稍微冷却后再冷藏保存。由于骨头汤非常容易滋生细菌，所以一定要在 2 小时内冷藏。

6. 最多可冷藏 3 天。如想长期储存，则需放入冰箱冷冻室。

说明：我每次都做一大锅骨头汤，冷冻其中的一部分。你如果不需要为一大家子做饭，那么可以把汤冻在冰格里，这样每次都可以快速解冻做一小份汤。别忘了多做一些，留待产后恢复期食用。

鸡肉蔬菜汤

4 人份

以骨头汤为基底，这道汤可以与可口又暖心的祖母鸡汤相媲美。家里现有的任何蔬菜都适合加在这道汤中。你可以试着加入羽衣甘蓝、卷心菜、西葫芦或甜椒。

原料

- 1 个大洋葱，切碎
- 3 根大胡萝卜，去皮、切碎
- 4 根芹菜茎，切碎
- 2 汤匙黄油
- 1 茶匙海盐（可酌情增减用量）
- 1/2 茶匙黑胡椒
- 1/2 茶匙干百里香
- 6 杯鸡骨头汤
- 450 g 从烤鸡上剔下来的肉（也可以是提前做好并切碎的鸡腿肉）
- 1/2 杯重奶油
- 1 汤匙柠檬汁
- 2 汤匙新鲜欧芹碎（可选）

做法

1. 在大锅里放入黄油、海盐、黑胡椒、百里香、洋葱、胡萝卜和芹菜茎，中火翻炒至蔬菜表面微焦、出现香味。
2. 加入鸡骨头汤，煮沸。
3. 加入烤鸡肉、重奶油和柠檬汁。转小火炖 5 分钟。调味，出锅，撒一点儿欧芹点缀。

说明：这道汤富含明胶和矿物质，有助于产后恢复。

牛肉卷

8 人份

这道牛肉卷味美、滋补性强又富含营养，含有胆碱、维生素 B$_{12}$、铁、维生素 A、叶酸、锌等许多有益于妈妈和宝宝健康的营养素。许多牛肉卷的制作用到了面包糠或麦片，但我喜欢肉味更重的版本，因此用巴旦杏仁粉或椰子粉代替了面包糠或麦片。

原料

牛肉卷

- 1 个小洋葱，切碎
- 230 g 蘑菇，切碎
- 2 瓣蒜，切末
- 2 汤匙椰子油
- 1 个小西葫芦，切碎
- 900 g 牛肉糜（来自草饲牛）
- 170 g 牛肝，细细切碎或打成糜（来自草饲牛，可用牛肝酱代替）
- 2 个鸡蛋（最好来自牧场放养的母鸡）
- 1/4 杯巴旦杏仁粉或椰子粉
- 2 茶匙海盐
- 1/2 茶匙黑胡椒
- 1 茶匙干牛至叶碎
- 1 茶匙干百里香

酱料

- 170 g（1 小罐）浓缩番茄酱
- 1 汤匙枫糖浆或蜂蜜
- 1 小包甜菊苷（如果希望酱料较甜，尝起来像调味番茄酱，可以选择性加入）
- 1 茶匙酱油

做法

1. 长柄煎锅中加入椰子油，放入洋葱、蘑菇和蒜末，中火翻炒至蔬菜表面微焦、水分完全蒸发。放在一旁冷却。

2. 取一个大碗，放入炒熟的蔬菜及做肉卷所需的其他所有原料，混合均匀。

3. 将混合物倒入肉卷模具，整成肉卷的形状。

4. 将做酱料所需的原料混合均匀，用勺子舀出来浇在肉卷上。

5. 将模具放进烤箱，调至 350 ℉（177 ℃）烤 45～60 分钟或烤至肉卷熟透。

说明：如果你不喜欢肝脏的味道，那么可以试试这道菜，它巧妙地把营养丰富的肝脏"藏"了进去。

低碳水牧羊人派

6～8人份

用花椰菜代替土豆，让人吃得既舒心，又不用顾忌摄入了太多的碳水化合物。

原料

馅料

- 450 g 牛肉糜（来自草饲牛）
- 85 g 牛肝，细细切碎（来自草饲牛，可选）
- 1 个小洋葱，切小丁
- 3 根胡萝卜，去皮，切小丁
- 2 根芹菜茎，切小丁
- 2 瓣蒜，切末
- 1 汤匙黄油
- 1 茶匙盐
- 1/2 茶匙黑胡椒
- 2 茶匙干百里香

派皮

- 1 棵大花椰菜，切碎
- 4 汤匙黄油
- 1 茶匙海盐（可酌情增减用量）
- 1/2 茶匙黑胡椒

做法

1. 制作馅料的同时蒸花椰菜，蒸 10～15 分钟，具体时间取决于花椰菜的大小。

2. 将牛肉糜放入平底煎锅，中火翻炒，可以额外加入少量黄油或椰子油以免炒煳（草饲牛的肉一般瘦肉较多）。

3. 用锅铲将牛肉糜炒散，炒至表面金黄后加入牛肝碎，继续炒 1～2 分钟。

4. 将肉从锅中转移到烤盘中。

5. 不换锅，不要去除从肉中煸出来的油脂，直接在炒肉的锅里加入黄油、洋葱、胡萝卜、芹菜茎、蒜末、盐、黑胡椒和干百里香。

6. 烹饪 10 分钟，连同金黄微焦的部分一起转移至烤盘中。

7. 在蒸熟的花椰菜里加入黄油、海盐和黑胡椒并碾碎，均匀地铺在肉和蔬菜上。

8. 烤盘放入烤箱，调至 400 ℉（204 ℃）烤 20 分钟左右或烤至花椰菜表面金黄。

说明：如果你不喜欢肝脏的味道，那么可以试试这道菜，它巧妙地把营养丰富的肝脏"藏"了进去。

二次烘烤金丝瓜配肉丸

6人份

将金丝瓜烘烤两次可以大大改善其风味。即使你原先不喜欢金丝瓜，这道菜也不会让你失望。

原料

金丝瓜

- 1个大金丝瓜
- 2汤匙特级初榨橄榄油
- 1茶匙盐
- 1罐高品质意大利面酱（或3~4杯自制意大利面酱）
- 170 g马苏里拉奶酪碎（原料最好是草饲奶牛产的奶）
- 170 g帕玛森奶酪碎（原料最好是草饲奶牛产的奶）

肉丸

- 1个小洋葱，细细切碎
- 230 g蘑菇，细细切碎
- 2瓣蒜，切末
- 2汤匙椰子油
- 450 g牛肉糜（来自草饲牛）
- 85 g牛肝，细细切碎或打成糜（来自草饲牛，可选）
- 1个鸡蛋（最好来自牧场放养的母鸡）
- 1茶匙海盐
- 1/4茶匙黑胡椒
- 1/2茶匙干牛至叶碎
- 1/8茶匙辣椒面（可选）

做法

1. 烤箱预热至400 ℉（204 ℃）。

2. 用锋利的长刀将金丝瓜纵向一切两半，去除里面的种子（可以收集起来烤着吃）。

3. 在金丝瓜内部涂抹橄榄油，撒一些盐。将金丝瓜切面朝下放在有一定深度的烤盘上，在烤盘里加 1/2 杯水，将烤盘放入烤箱，烤 30～45 分钟或烤至金丝瓜变软（表面有弹性就说明烤好了）。

4. 烤金丝瓜的同时制作肉丸。在一口大铸铁煎锅中加入椰子油，放入洋葱、蘑菇、蒜末，中火翻炒至蔬菜表面微焦、水分完全流失。放在一旁冷却。取一个大碗，放入炒好的蔬菜和做肉丸所需的其他原料，混合均匀，做出 12～15 个肉丸。将肉丸放在内壁涂抹了油的烤盘中，肉丸与肉丸之间间隔至少 3 cm。将烤盘放入烤箱，烤 15 分钟或烤至肉丸熟透。

5. 将烤熟的金丝瓜从烤箱中取出，在金丝瓜表面涂满意大利面酱，撒上奶酪碎，再放回烤箱中烤 20 分钟，或烤至你喜欢的程度。静置 10 分钟（如果你愿意等），让汁水充分吸收。

6. 用大勺挖出金丝瓜的瓜瓤（此时瓜瓤呈丝状，像意大利面一样）放在肉丸上，搭配肉丸食用。

咖喱椰子鸡

8 人份

不知道为什么，咖喱轻易就能让人满足。含有多种香料，还有浓郁的椰子味，这道菜太棒了！

原料

- 1 个中等大小的洋葱，细细切碎
- 1 杯新鲜的四季豆，择好，切成 5 cm 长的小段
- 1 个青椒，切细丝
- 1 个红甜椒，切细丝
- 2 瓣蒜，切末
- 2 汤匙现磨姜末
- 1 汤匙椰子油
- 2 汤匙微辣咖喱粉
- 1 茶匙海盐
- 1 罐 450 mL 的全脂椰子奶（检查配料表，选择无防腐剂等添加剂的产品）
- 470 mL 鸡骨头汤（最好是自制的）
- 450 g 熟鸡肉，切碎
- 3~4 杯新鲜菠菜
- 2 个酸橙，榨汁
- 少量酱油（比如日本酱油）
- 辣椒面或新鲜辣椒末（可选）

做法

1. 在中等大小的锅里加入椰子油和洋葱，中火翻炒至洋葱表面微焦。
2. 加入四季豆、青椒、红甜椒、蒜末、姜末、咖喱粉和海盐，炒 5 分钟。
3. 加入椰子奶、鸡骨头汤和鸡肉，小火慢炖 10 分钟。

4. 按个人口味加入酸橙汁和酱油，也可以根据需要加入辣椒面或新鲜辣椒末。

5. 出锅前加入新鲜的菠菜，搅拌至其变软。

说明：这道菜很适合冷冻保存。可以一次做两大份，将其中一大份冷冻保存，留待产后恢复期食用。

墨西哥慢炖肉

16 人份

手撕猪肉是一种很好吃的食物。手撕猪肉做好后，加入合适的调料，再在锅中快速煎一下使其边缘酥脆，就变成了墨西哥风味的美食。猪肩胛骨的肉富含甘氨酸、铁、锌、维生素 B_6 等营养素，但过去人们认为它并不健康，恕我不能赞同。

原料

- 1 800 ~ 2 300 g 猪肩胛骨肉（最好来自牧场散养的猪）
- 1 个洋葱，细细切碎
- 2 茶匙海盐
- 1 茶匙香蒜粉
- 1 茶匙辣椒粉
- 1 茶匙孜然
- 1 茶匙干牛至叶碎
- 2 个酸橙，榨汁（或 2 汤匙苹果醋）
- 2 汤匙椰子糖浆或枫糖浆（可选）

做法

1. 把洋葱铺在慢炖锅底部。
2. 将海盐、香蒜粉、辣椒粉、孜然和干牛至叶碎混合，涂抹在猪肩胛骨肉上，然后把肉放进慢炖锅。
3. 加入酸橙汁或苹果醋。
4. 高挡位炖 6 ~ 8 小时。
5. 肉要炖到可轻易用叉子撕开的程度，可根据需要调整烹饪时间。
6. 肉炖好后可以淋上椰子糖浆或枫糖浆直接食用。也可以取出肉，沥去汤汁，将肉放在铸铁煎锅中，加入猪油（慢炖锅的内壁上可能挂了一些，取用），大火翻炒，直到肉边缘变酥脆。

7. 装盘，开动!

说明：这道菜非常适合冷冻保存。除非要招待很多人，否则我做好后通常立刻把一半的肉分成小份冷冻起来。

无米花椰菜饭

大约 4 人份

花椰菜的烹饪方法多种多样。我最喜欢的一种是把它做成"米饭",每杯只含有 3 g 碳水化合物(而普通米饭每杯碳水化合物的含量超过 45 g)。毫无疑问,花椰菜饭是优选项。

原料

- 1 棵大花椰菜
- 1～2 汤匙黄油或猪油
- 适量海盐

做法

1. 将花椰菜切成 4 份。
2. 用刨丝盒将花椰菜擦碎,也可以用料理机打碎。
3. 用厨房纸巾或干净的纱布去除花椰菜中多余的水分。
4. 将花椰菜倒入大号平底煎锅,加入黄油或猪油,撒一小把海盐,中火翻炒 5～8 分钟。如果你还是觉得有点儿硬,可以盖上锅盖焖一会儿,使花椰菜变软。出锅。

说明:虽然新鲜的花椰菜很好,但你也可以在超市购买现成的花椰菜米。原始饮食和低碳水化合物饮食的流行使得越来越多的超市开始销售花椰菜米。无须解冻,直接翻炒,事前不用准备,事后也不用清理,花不了 5 分钟你就能做好一道菜。

烤抱子甘蓝

6 人份

抱子甘蓝有的时候可能不太好吃，但烤过之后简直可谓脱胎换骨。获得美味的秘诀是，把它切面朝下放在烤箱最下面的烤架上烤，这样既能使抱子甘蓝均匀受热，又能使切面酥脆、焦糖化。

原料

- 900 g 抱子甘蓝
- 1 个洋葱，切丝
- 几汤匙酥油、猪油或椰子油
- 1 茶匙海盐
- 1/2 茶匙黑胡椒
- 1 茶匙干百里香
- 1 茶匙香蒜粉

做法

1. 烤箱预热至 400 ℉（204 ℃）。
2. 去除抱子甘蓝的蒂和不好的叶子，一切两半（较小的可以不切）。
3. 取一个大碗，放入抱子甘蓝和洋葱，加入油和其他调料，充分搅拌，使调料均匀地包裹抱子甘蓝和洋葱。将混合物平铺在烤盘上（切面朝下可以使抱子甘蓝更好地焦糖化，受热也更均匀）。
4. 将烤盘放在烤箱最下层，烤 25～35 分钟或烤至抱子甘蓝变软、可被叉子戳穿、表面微焦。中途检查一下，如果发现表面颜色太深，就把烤盘从最下层挪到上层后再继续烘烤。

炒羽衣甘蓝

2 人份

羽衣甘蓝富含叶酸、抗氧化物和矿物质，是当之无愧的超级食物。但把它做得好吃需要一些技术。加入好吃的油脂（如黄油或培根脂肪），放足盐，加一些酸味调料就可以使羽衣甘蓝呈现最佳风味。如果觉得味道差了一点点意思，还可以加一些帕玛森奶酪。

原料

- 1 把新鲜的羽衣甘蓝，去茎，切碎
- 1 汤匙培根脂肪或黄油
- 1 瓣蒜，切片
- 1/4 茶匙盐
- 少量现榨柠檬汁

做法

1. 找一口带盖子的平底煎锅。中火热锅，加入油和蒜片，炒出香味。
2. 加入羽衣甘蓝、盐和 1 汤匙水，立即盖上锅盖，焖 1～2 分钟。
3. 揭开锅盖，翻炒一下，尝一尝，如果菜叶太硬则继续焖 1～2 分钟。
4. 当菜叶达到你喜欢的硬度时，加入少量柠檬汁，快速搅拌后出锅。

说明：羽衣甘蓝有许多品种。我个人最喜欢的是拉齐纳多羽衣甘蓝（深色甘蓝），它味道微甜，口感也更软嫩。本食谱适用于烹饪任意一种羽衣甘蓝或其他绿叶蔬菜。炒羽衣甘蓝的关键在于盖上锅盖中火焖煮，这使得羽衣甘蓝在变软的同时还能保持鲜绿。季节不同，烹饪所需的时间也有所不同。春天的羽衣甘蓝一般较嫩，所需的烹饪时间较短；在夏天则可能需要更长的时间。

柠檬烤西蓝花

4 人份

如果你经历过蒸煮西蓝花后满屋子充满难闻的硫黄味，或是为了健康强迫自己吃下软趴趴、水淋淋的西蓝花，那你一定要试一试这道菜。

原料

- 450 g 新鲜的西蓝花
- 1 茶匙盐
- 1 个柠檬，榨汁
- 1~3 瓣蒜，切末（具体用量取决于你的口味）
- 1 个小洋葱，切细丝
- 2 汤匙橄榄油、椰子油或酥油

做法

1. 西蓝花切小朵。尽量切得大小相近，以保证烘烤均匀（西蓝花梗也可以食用，将其切成小块即可）。
2. 取一个大碗，放入西蓝花，加入盐、一半的柠檬汁、蒜末、洋葱和油，搅拌均匀。将混合物铺在烤盘上，注意不要铺得太满。
3. 烤盘放入烤箱，调至 425 ℉（218 ℃）烤 25~35 分钟或烤至西蓝花变软、可被叉子戳穿。中途翻面。
4. 取出西蓝花，淋上剩下的柠檬汁即可食用。

说明：如果到了梅耶柠檬上市的季节，可以选择梅耶柠檬，它比一般的柠檬更甜，汁水也更多。

烤红薯条

4~6人份

烤红薯条是我最喜欢的"安慰性食物"。它们碳水化合物含量比较高，所以一定要与富含蛋白质的食物搭配食用。红薯的维生素 B_6 和钾含量很高，因此很适合恶心的时候吃。

原料

- 2 个大红薯
- 3 汤匙猪油、酥油或椰子油
- 1 茶匙海盐
- 1/2 茶匙香蒜粉
- 1/2 茶匙现磨胡椒粉

做法

1. 烤箱预热至 400 ℉（204 ℃）。
2. 红薯洗净并擦干（不去皮），切成厚约 3 cm 左右的长条，放在一个大碗里。
3. 碗里加入其余原料，搅拌均匀，然后将混合物平铺在一个大烤盘上。
4. 将烤盘放在烤箱最下层，烤 25 分钟。翻面后再烤 10~15 分钟或烤至红薯条可以轻易被叉子戳穿、表面微焦。

咖喱烤花椰菜

6 人份

这道菜所需的原料看上去比较多，千万不要因此望而却步。它是我们家最受欢迎的菜品。椰子奶和香料混合，风味浓郁（可能好吃到让你舔盘子）。

原料

- 1 棵大花椰菜（约 900 g）
- 1 个洋葱
- 1 个青椒
- 长 3～5 cm 的姜段，细细磨碎（或 1 茶匙姜粉）
- 满满的 2～3 汤匙微辣咖喱粉
- 2 瓣蒜，切末（或 1 茶匙香蒜粉）
- 2 茶匙海盐
- 1/2 茶匙现磨胡椒粉
- 470 mL 全脂椰子奶
- 1～2 汤匙椰子油或酥油
- 1 汤匙意大利香醋或石榴糖浆

做法

1. 花椰菜切小朵，洋葱和青椒切块，注意蔬菜需切得大小相近，切好后放进一个大碗里。碗里加入剩余原料，混合均匀。

2. 将蔬菜混合物平铺在一个大烤盘（比如千层面专用烤盘）中。注意，只能平铺一层，如果铺不下，则需要分两盘。蔬菜块越小，所需的烹饪时间越短。

3. 烤箱预热至 425 ℉（218 ℃），烤盘放入烤箱，烤 30 分钟左右或烤至花椰菜表面金黄、变软。可以现吃，也可以冷却后再吃。

说明：加意大利香醋或者石榴糖浆看上去有点儿奇怪，但没有它们，这道菜的味道就会变得很普通。你可以在中东食品专营店买到石榴糖浆。你还可以在这道菜里加其他蔬菜，或者加一些鸡肉、腰果来提高其中蛋白质的含量。

烤南瓜

6~8人份

南瓜富含镁和维生素 B_6，是很好的配菜，适合女性在怀孕早期感到恶心的时候吃。虽然南瓜很甜，但碳水化合物的含量只有红薯的一半。

原料

- 1 个大南瓜
- 2 汤匙软化的黄油
- 1 茶匙海盐
- 1/2 茶匙黑胡椒粉

做法

1. 烤箱预热至 425 ℉（218 ℃）。
2. 小心地把南瓜纵向一切两半。
3. 在南瓜内表面涂抹软化的黄油，撒上海盐和黑胡椒粉。
4. 将南瓜切面朝下放在大烤盘中，烤 35 分钟或烤至南瓜可被叉子戳穿。
5. 用大勺挖出南瓜肉，可搭配黄油食用。

菠菜酱

6 人份

做菠菜酱是在饮食中"夹带"蔬菜的好方法。这个食谱是我在冬天买不到优质绿叶蔬菜时自创的，所以我用了冷冻菠菜。我喜欢用它搭配新鲜的现切蔬菜。记住，脂肪可以促进人体对蔬菜中营养素和抗氧化物的吸收，所以你无须为吃下了一整块奶油奶酪而有罪恶感。

原料

- 300 g 冷冻菠菜，解冻
- 230 g 全脂奶油奶酪
- 1 瓣蒜，切末
- 1 茶匙橄榄油
- 1/2 杯帕玛森奶酪碎
- 适量海盐和黑胡椒

做法

1. 冷冻菠菜解冻后，在包装上扎一个洞，挤出菠菜里的水分。
2. 小锅中倒橄榄油，放入蒜末，中火炒香、炒软。
3. 加入菠菜和奶油奶酪，用木勺不时搅拌一下，使奶油奶酪软化。
4. 在蔬菜和奶油奶酪充分加热和混合均匀后，放入帕玛森奶酪碎。
5. 尝一下味道，根据口味加入适量海盐和黑胡椒。
6. 可以现吃，也可以冷却后再吃。建议搭配胡萝卜、芹菜、彩椒等新鲜蔬菜食用。

说明：菠菜酱最多可以冷藏一周。

坚果能量棒

约 24 根

大部分能量棒糖的含量很高，蛋白质的含量却较低。本食谱使用了坚果、种子、鸡蛋和胶原蛋白粉（可选），所以能量棒里含有大量蛋白质和微量元素。

原料

- 4 汤匙亚麻籽粉或奇亚籽粉
- 1/2 杯蜂蜜
- 满满 2 汤匙胶原蛋白粉（可选）
- 1 个鸡蛋（最好来自牧场放养的母鸡）
- 1 茶匙海盐
- 1 杯生巴旦杏仁碎
- 1 杯生核桃仁碎（或其他坚果碎）
- 1 杯无糖椰子片
- 1 杯无糖椰子碎

做法

1. 取一个大碗，放入亚麻籽粉（或奇亚籽粉）、蜂蜜和胶原蛋白粉（可选），混合均匀。加入剩余原料并充分搅拌。
2. 在烤盘上铺一张烘焙纸，把混合物倒上去。
3. 在混合物上方再铺一张烘焙纸，用手将混合物均匀地铺满整个烤盘。
4. 借助一个平面，比如锅底，将混合物用力向下压。
5. 取下上层的烘焙纸，将烤盘放入预热至 350 ℉（177 ℃）的烤箱。
6. 烤 24 分钟，中途翻一次面。
7. 冷却后切成 24 小份。

说明：如果希望保存更长时间，可以先把每根坚果棒分别包在烘焙纸（牛皮纸）或蜡纸中，再放进密闭容器，之后放入冰箱冷藏室。

牛肝酱

8 人份

说实话，我也不喜欢动物肝脏的味道。但如果从营养角度来给动物肝脏打分，满分是 10 分的话，它可以得 11 分。由于在营养上没有任何食物能取代它，我学会了把它巧妙地融入饮食。你也可以这么做。

原料

- 450 g 来自草饲牛的牛肝（或来自散养鸡的鸡肝）
- 1 汤匙木薯粉（或有机玉米淀粉）
- 4 汤匙黄油（原料最好是草饲奶牛产的奶）
- 1 个中等大小的洋葱，切丝
- 1/2 茶匙盐
- 1/2 茶匙干百里香
- 少量黑胡椒
- 1/2 杯鲜奶油（原料最好是草饲奶牛产的奶）

做法

1. 用厨房纸擦去牛肝多余的水分，撒上盐、干百里香、黑胡椒，最后加入木薯粉（木薯粉是面粉的无麸质替代品）。
2. 中火加热一口大平底铸铁煎锅，加入黄油。
3. 放入牛肝，翻炒至其两面微微金黄，转移至料理机中。
4. 锅里放入洋葱，炒至洋葱表面微焦、整体变软。
5. 加入鲜奶油，把锅上粘着的焦糖化的洋葱和牛肝用锅铲刮下来。
6. 把锅中的食物转移至料理机中。
7. 用料理机将所有食材搅打成细腻、浓稠的牛肝酱。尝一下味道，你如果觉得淡，可以额外加些盐。
8. 将牛肝酱转移至小玻璃瓶中，震去其中的气泡。你需要在一周内将牛肝酱吃完，也可以将其整罐冷冻留待日后食用。

说明：你如果不喜欢用牛肝酱配饼干或蔬菜吃，也可以把它加入任何使用肉糜的菜中。出于这样的原因，我通常一次做很多牛肝酱，把它们分成小份（分装在容积 120～250 mL 的玻璃瓶中，甚至直接用冰格冷冻）。等到我做肉卷、肉丸、肉汤或牧羊人派的时候，我可以快速解冻一小份牛肝酱，把它混进肉糜里。

自制浆果雪葩

2 人份

自制浆果雪葩用不了 1 分钟，但它能给人带来大大的满足感，你一定想要一做再做。

原料

- 1 杯冷冻浆果（蓝莓、树莓、樱桃、黑莓）
- 1/2 杯鲜奶油（原料最好是草饲奶牛产的奶）
- 1 汤匙胶原蛋白粉（可选）
- 1 小包甜菊苷或 5～10 滴香草精（可选）

做法

1. 将所有原料放入料理机，打碎。
2. 立即食用。

说明：市面上有许多来自草饲牛的胶原蛋白粉和明胶粉供你选择。我更喜欢胶原蛋白粉，因为它即使在冷水中也易于溶解。胶原蛋白粉为这道饮品贡献了蛋白质和甘氨酸，但它不是必需的食材。你如果不喜甜，也可以不加甜菊苷或香草精。

椰子味马卡龙

36 个

这款马卡龙含有来自椰子的健康脂肪和膳食纤维，以及来自鸡蛋的蛋白质，是令人饱足的甜点。蘸黑巧克力酱吃，风味更佳。

原料

- 5 个鸡蛋的蛋清 *
- 1/4 茶匙海盐
- 1/3 杯蜂蜜
- 1 汤匙香草精（或巴旦杏仁萃取液）
- 3 杯无糖椰蓉

做法

1. 将海盐和蛋清放在大碗中，打到硬性发泡状态（提起打蛋器时，上面挂有直立小尖角）。
2. 拌入其他原料。
3. 烤盘上铺一张烘焙纸，用勺子舀混合物倒在烘焙纸上。
4. 烤箱预热至 350 ℉（177 ℃），烤盘放入烤箱，烤 10 ~ 15 分钟或烤至马卡龙颜色变深。

* 蛋黄可以留着做法式布丁、炒蛋、肉卷、肉丸等，扔掉就太可惜了！

法式枫糖布丁

4 人份

法式枫糖布丁就好比去掉顶上的焦糖壳的焦糖布丁。它起源于法国，现在没那么受欢迎了。不过，它含糖量低且含有许多宝宝需要的关键营养素（如胆碱、维生素 B_{12}、维生素 A、DHA）。一小份即可满足你每日 60% 的胆碱需求。

原料

- 1½ 杯重奶油（原料最好是草饲奶牛产的奶）
- 1/4 杯枫糖浆
- 1/4 茶匙海盐
- 4 个鸡蛋的蛋黄（最好来自牧场放养的母鸡）*
- 1/2 茶匙香草精
- 1/4 茶匙枫糖精（可选）

做法

1. 烤箱预热至 300 ℉（149 ℃）。在有一定深度的烤盘（如布朗尼烤盘）中放 4 个布丁杯。
2. 小锅里加入重奶油、枫糖浆和海盐，加热至奶油混合物微微沸腾，关火。
3. 取一个碗，放入蛋黄和香草精（如果使用枫糖精，也在这个时候加入），搅拌均匀。
4. 用长柄小勺将热奶油混合物少量多次地舀到装蛋黄的碗中，注意，一次少加一点儿且不断搅拌（防止鸡蛋变成蛋花）。在加入约 1 杯热奶油混合物后，可以把剩余的热奶油混合物一次性加进去，搅拌均匀。
5. 将混合物用细筛过滤。
6. 用勺子将混合物装进布丁杯中（如果没有布丁杯，也可以用 250 mL 的广口玻璃瓶代替）。
7. 小心地在烤盘中倒入热水，高度至布丁杯的一半即可。
8. 烤 45～50 分钟或烤至布丁边缘凝固但中心仍有晃动感。

9. 将布丁杯从烤盘中取出，冷却至室温。你可以现吃，也可以冷藏一会儿再吃（我喜欢后者）。

* 蛋清可以用于制作其他菜肴，如蒸蛋、炒蛋或椰子味马卡龙。

说明：没吃完的布丁最多可以冷藏一周。

酸樱桃橡皮软糖

20 块

这就是你小时候吃过的"果冻摇摇乐"，只不过它更健康。传统的果冻绝不是健康食品，既含糖，又含食物色素。但使用了高品质明胶和果汁的酸樱桃橡皮软糖却是膳食明胶（及甘氨酸）的良好来源。它是用无糖酸樱桃汁制作的，因此酸酸甜甜。有的人恶心时想吃酸味糖果或橡皮糖，它就是最佳选择。一些研究人员认为酸樱桃汁有助于睡眠，因此它在你怀孕后期和产后初期可能有帮助。

原料

- 1 ½ 杯有机酸樱桃汁 *
- 4 汤匙明胶（原料最好来自草饲奶牛）
- 几滴甜菊苷或 1 汤匙蜂蜜（可选）

做法

1. 将所有原料均倒在小锅里，搅拌均匀，静置几分钟。
2. 中小火加热。
3. 边加热边用金属勺搅拌以使明胶充分熔化。
4. 当看不到明胶颗粒时关火，把混合物倒进玻璃容器，比如蛋糕烤盘中。
5. 冷藏 30 分钟，直至混合物凝固。
6. 可以用刀切成适口大小，也可以用饼干模具切成有趣的形状。放在密封容器中冷藏保存。

* 如果觉得酸樱桃汁不够甜，可以用更甜的果汁代替，或者加一些甜菊苷或蜂蜜。任何果汁都可以，除了菠萝汁（它含有可以分解蛋白质的菠萝蛋白酶，会破坏明胶，使它无法凝固）。

莉莉自制电解质饮料

4 人份

这款饮料非常适合脱水时或呕吐后饮用（分娩时也很适合）。在孕期补充液体和电解质是非常重要的。虽然许多人爱喝运动饮料，但它们含有人工色素、香精和防腐剂，并不是理想的选择。还是试一试这款饮料吧。

原料

- 950 mL 无糖椰子汁
- 1/4 茶匙海盐（如喜马拉雅玫瑰盐）
- 1/2 杯果汁（如 100% 菠萝汁、橙汁、樱桃汁、苹果汁）
- 1 个柠檬，榨汁
- 10 滴矿物质精华（可选）

做法

将所有原料倒在一个大水壶中，搅拌均匀后即可享用。剩余的需冷藏。

说明：矿物质精华提高了饮料中矿物质的含量，但它不是必需的。